临床医学适宜技术培训丛书

儿童哮喘规范化诊治技术

主　　审　申昆玲

主　　编　潘家华　周浩泉

副 主 编　严永东　沈照波

编 著 者　（按姓氏笔画排序）

丁圣刚　王雪松　计明红　田　曼　兰伟平

严永东　何丽婷　何金根　沈　暐　沈照波

宋文辉　张　兰　张　雪　张亚芥　陈名武

陈爱欢　林荣军　周　玲　周　瑞　周浩泉

殷　勇　黄　昊　黄　燕　曹佳颖　彭万胜

潘家华

视频制作　潘家华　何丽婷　王　要　陈乐园　李群超

汤　敏　刘　佳

科学出版社

北京

内 容 简 介

儿童哮喘的早期诊断、规范治疗、科学管理极为重要。本书内容包括儿童哮喘流行病学、病理生理学、临床表现、辅助检查、诊断与鉴别诊断、治疗、健康教育、哮喘门诊建设、信息及智能化管理等。既有基础理论，又有最新进展，同时贴近临床实际，实用性强。本书还针对相关技术精心制作了操作视频，读者可以通过扫描二维码观看学习，通过一目了然的视频操作，从而可以指导读者临床操作，快速上手。编写团队主要成员均是国内儿童哮喘领域知名专家，临床经验丰富。

本书适用于儿童呼吸专业的医护人员使用。

图书在版编目（CIP）数据

儿童哮喘规范化诊治技术 / 潘家华，周浩泉主编. —北京：科学出版社，2022.10

ISBN 978-7-03-073302-3

Ⅰ.①儿… Ⅱ.①潘…②周… Ⅲ.①小儿疾病–哮喘–诊疗 Ⅳ.①R725.6

中国版本图书馆CIP数据核字（2022）第181884号

责任编辑：王灵芳 / 责任校对：张 娟
责任印制：赵 博 / 封面设计：蓝正广告

科 学 出 版 社 出版
北京东黄城根北街16号
邮政编码：100717
http://www.sciencep.com

三河市春园印刷有限公司 印刷
科学出版社发行 各地新华书店经销
*

2022年10月第 一 版 开本：787×1092 1/16
2024年 1 月第三次印刷 印张：13 3/4
字数：323 000
定价：98.00元
（如有印装质量问题，我社负责调换）

前　言

　　支气管哮喘（简称"哮喘"）哮喘是儿童常见的慢性呼吸系统疾病，会导致呼吸急促、气喘、胸闷和咳嗽，干扰其日常生活、睡眠和体力活动，给患儿及其家庭带来痛苦及沉重的经济负担与精神压力。我国儿童哮喘发病率逐年增高，控制率有待提高，为了不断提高我国儿童哮喘控制率，临床早期诊断、规范治疗、科学管理极为重要。

　　我从事儿科医学医教研工作近40年，一直专注于儿科医学教育，目睹当前儿童哮喘诊疗过程存在的短板，为规范诊疗，组织国内儿童哮喘专家编写了《儿童哮喘规范化诊治技术》。本书全面阐述儿童哮喘临床诊疗及管理，介绍儿童哮喘诊治的新观点、新方法和新技术，具有实用性、指导性和参考性，可帮助读者提高诊疗思维和处理问题的实践能力。

　　全书共20章，以国内外进展为引导，理论联系实际，对儿科哮喘的诊断与治疗进行系统的分析与归纳，特别是在疾病管理方面强调规范与合理，同时也强调鉴别诊断及预防策略，为广大儿科医务工作者提供理论参考。本书还针对相关技术精心制作了操作视频，读者可以通过扫描二维码观看学习，通过一目了然的视频操作，从而可以指导读者临床操作，快速上手。

　　编写中，我们力求精益求精，但由于时间和精力有限，难免会有不足，请读者及同道们给予批评指正。

潘家华

中国科学技术大学附属第一医院（安徽省立医院）

中国民族卫生协会儿童哮喘规范化诊治技术推广学组组长

2022年7月

目　录

第1章

儿童哮喘的流行病学

支气管哮喘（简称"哮喘"）是由多种细胞，包括炎性细胞（嗜酸性粒细胞、肥大细胞、T淋巴细胞、中性粒细胞等），气道结构细胞（气道平滑肌细胞和上皮细胞等）和细胞组分参与的气道慢性炎症性疾病。这种慢性炎症导致易感个体气道高反应性，当接触物理、化学、生物等刺激因素时，发生广泛多变的可逆性气流受限，从而引起反复发作的喘息、咳嗽、气促、胸闷等症状，常在夜间和（或）清晨发作或加剧，多数患儿可经治疗缓解或自行缓解。

支气管哮喘是儿童常见的慢性呼吸系统疾病，会导致患儿呼吸急促、气喘、胸闷和咳嗽，干扰日常生活、睡眠和体力活动，给患儿及其家庭带来痛苦，以及一定的经济负担和精神压力。支气管哮喘的发病受多方面因素的影响，如今，关于支气管哮喘发病机制、流行病学、发病影响因素等方面的研究均有许多新进展。

【现状】

患病率及变化趋势　儿童哮喘是世界范围内一个严重的公共卫生问题。世界卫生组织（WHO）估计，目前全世界约3亿人患有哮喘，且患病率呈上升趋势，预计至2025年将达到4亿人。每年有近25万人因哮喘而过早死亡，其中大部分因哮喘导致的死亡是可预防的。目前，全世界儿童哮喘的病死率为（0～0.7）/10万人。在儿童中，哮喘是最常见的慢性疾病，在全世界儿童残疾调整生命年排名中居前20位。我国于1990年、2000年和2010年对儿童哮喘患病率进行了

三次全国性调查，结果显示，儿童哮喘的患病率分别为0.91%（1990年）、1.54%（2000年）和2.32%（2010年），终生患病率分别为1.97%（2000年）和3.02%（2010年），均呈上升趋势，也表明各个方面的负担都在增加。2010年对北京市、重庆市、广州市的同期调查资料显示，儿童哮喘的患病率分别为3.15%、7.45%、2.09%，与10年前的2.69%、4.63%、1.33%相比，也均呈明显上升趋势。

20世纪90年代，世界各地建立了一系列流行病学研究，以估计全球哮喘患病率和发病率，并确定与这些结果相关的风险因素。

全球儿童哮喘患病率存在显著差异。儿童和成人哮喘的发病率在某些地区可能已经达到峰值，主要是在高收入国家，而在低收入和中等收入国家，发病率可能仍在上升。

【分布】

1. 地区分布　1994～1995年国际儿童哮喘及其他过敏性疾病的对比研究（International Study of Asthma and Allergies in childhood，ISAAC）涉及56个国家的70多万名6～7岁和13～14岁的学龄儿童。这项研究显示哮喘患病率存在显著地域差异。哮喘患病率低（2%～4%）的国家主要位于亚洲、北非、东欧和东地中海地区，而患病率高（29%～32%）的国家主要位于东南亚、北美洲和拉丁美洲。在2000～2003年ISAAC涉及来自98个国家的110多万名学龄儿童。这项研究显示了哮喘患病率的显著地理差异。英语国家和拉丁美洲国家的人均哮喘发

病率最高，非洲、印度次大陆和东地中海地区的哮喘发病率较低，严重程度更高。这种结果是受多种因素影响的，在低收入国家和发达国家的少数民族中，人们可能很少意识到喘息可能是哮喘的一种症状，即使是那些经常发作的人也是如此。有些研究结果表明，在低收入国家中，哮喘儿童中未确诊的情况更为常见。另外，发展中国家的哮喘管理可能更差。最近的数据资料显示，哮喘管理不善是一个全球现象。

2. 性别分布　2009～2010年，在中国城区0～14岁儿童哮喘流行病学调查样本中，男童哮喘患病率为3.51%，女童哮喘患病率为2.29%，哮喘患病率男女比例约为1.5∶1，差异有统计学意义。希腊佩特雷市1978～2008年的儿童哮喘流行病学调查资料显示，儿童喘息率和哮喘患病率达到了一个平台期，近10余年无明显增长，但男女患病比例持续增长，且差异有统计学意义。国外有研究表明，12岁之前男性哮喘的住院率及严重程度要高于女性，青春期及成人期女性的疾病严重程度及住院率要高，发病机制目前尚不清楚。有研究表明，呼吸道高反应性在低龄男童中更常见且更严重，青春期后女性的呼吸道高反应性增加，成年期女性的特应质和呼吸道高反应性情况更常见且严重，而哮喘的发病与特应质和呼吸道高反应性密切相关。

【危险因素】

1. 遗传学和表观遗传学　在世界各地不同民族中观察到的哮喘患病率的差异可能由遗传易感性的差异造成。虽然遗传学对哮喘的具体贡献尚未完全阐明，但迄今为止，已经确定了大量与哮喘和气道炎症可靠相关的遗传标记。特别是发现染色体17q21基因座的不同多态性与哮喘有关。研究者认为此是哮喘最强的位点之一，尽管其功能尚不清楚。该位点的某些单核苷酸多态性（SNP）

的风险等位基因与哮喘患者气道壁活检中$CD4^+$细胞、嗜酸性粒细胞数量增加有关，表明这些基因参与了哮喘的Th2通路。在染色体16q12处发现了一个与哮喘发作时间相关的新位点。最近的一项研究表明，新的遗传因素有可能解释儿童期的性别特异性哮喘效应。此外，8号染色体上的单核苷酸多态性与早期肺功能下降有关。到目前为止，还没有确定具体的基因传播模式。

一个以基因和环境之间复杂关系为特征的多因子模型被提出。在这种情况下，近年来人们对表观遗传学越来越感兴趣，发现环境暴露能够在复杂的相互作用中调节基因表达，甚至可能从母亲遗传给孩子。最近，交通相关的空气污染对哮喘的影响被证明与10～11易位基因启动子区CpG位点的DNA去甲基化有关，该基因可能是儿童哮喘的生物标志物。

2. 微生物暴露　通过改善卫生条件和提高免疫接种率，从幼年开始减少微生物接触可能与儿童哮喘发病率增加有关。根据所谓的"卫生假说"，环境和（或）生活方式的改变被认为会改变免疫系统的发育，从而增加遗传易感受试者患哮喘的风险。因此，由于免疫系统的刺激不足，在缺乏自然微生物负担的现代环境中长大的儿童可能容易患过敏性疾病。事实上，最近的证据表明，接触一些微生物可以防止过敏，而另一些似乎会促进过敏性疾病的发生。除宿主的遗传易感性外，接触传染源的时间和性质可能会影响哮喘的未来发展。有证据表明，早期呼吸道病毒感染对哮喘的发展起关键作用，尤其是呼吸道合胞病毒（RSV）和人类鼻病毒（HRV），最常与学龄前儿童的喘息发作和未来几年的哮喘发展有关。在出生后的前12个月里，约50%由呼吸道合胞病毒引起的下呼吸道感染婴儿在学龄时出现了持续性哮喘。在哮喘高危儿童中，婴儿期HRV诱发的喘息是在儿童6岁时医师诊断哮喘的最强预测因子。除病毒原因外，一些研究表明，肺炎支原体和肺炎衣原体等非典型微生物感染可能在诱发和加重哮喘中发挥作用。

3.环境因素　国内外许多研究表明，空气污染、环境烟草暴露、居住环境潮湿和通风不良、接触变应原后机体被致敏、暴露于烟雾和有动物的环境、接触有毒化学物等环境因素是儿童哮喘发生的危险因素。

空气污染对儿童健康的危害风险最高，因为儿童每千克体重吸入的空气量高于成人。大量研究表明，生活在交通工具繁杂的环境中的哮喘儿童，其哮喘急性发作次数、哮喘症状加重、缺课、住院的风险增加，而且新发哮喘的风险也增加。近年来，中国在社会经济发展和城市化进程方面经历了前所未有的变化。为了更好地生活，人们从农村地区大量迁移到城市，这些变化与哮喘发病率的迅速增加有关，从而也给卫生保健系统带来巨大负担。

在诸多哮喘的诱发因素中，呼吸道感染是最重要的诱因，尤其是病毒感染。呼吸道病毒感染可促使上皮细胞释放炎性因子，使炎性因子在支气管发生聚集，引起呼吸道反应性增高。同时，释放破坏呼吸道上皮完整性的物质，使变应原更容易侵入呼吸道，从而诱发哮喘。摄入某些蛋白质食物，如鱼虾、牛奶、海鲜等，亦可诱发哮喘。刺激性烟草烟雾、空气中的污染物等可刺激支气管黏膜下感觉神经末梢，引起反射性咳嗽和支气管平滑肌痉挛，还可引起炎性介质释放而造成呼吸道炎症，从而诱发或加重哮喘。药物中诱发哮喘者有非甾体抗炎药（NSAID）。此类药物通过影响花生四烯酸的代谢，抑制前列腺素的合成，使地诺前列酮与前列腺素$F_{2\alpha}$失调，白三烯生成增加，导致支气管平滑肌强烈而持久地收缩，引起哮喘。此外，作用于心脏的β受体阻滞剂，如普萘洛尔等，能阻断支气管平滑肌上β_2受体而诱发哮喘。其他可引起变态反应的药物（如磺胺类药等）亦可诱发哮喘发作。天气变冷、运动、剧烈情绪变化也是儿童哮喘的诱发因素。

总之，在过去的30年里，儿童哮喘的患病率、发病率和病死率在世界范围内不断上升。作为一种通常始发于幼儿期的慢性疾病，它给个人、家庭和社区带来了一定的经济、精神负担。各国政府应致力于研究、干预和监测，以减轻世界范围内的哮喘负担，制定具有成本效益的创新策略，预防、缓解疾病，并采取更综合的治疗方法，从而避免过早和意外死亡，提高哮喘儿童及其家庭的生活质量。同样重要的是，继续努力在全球范围内监测哮喘的患病率和严重程度，并采取新的行动来减轻全球范围内的哮喘负担。

（沈照波）

第2章 儿童哮喘的病理生理学

支气管哮喘（以下简称"哮喘"）是儿童最常见的慢性气道炎症性疾病，其本质为气道慢性炎症、气道高反应性所导致的病理生理改变，如呼吸道平滑肌收缩，临床表现为咳嗽、气促、胸闷及喘息反复发作。儿童哮喘有两大类：特异性（过敏性）和非特异性，两者的相同之处在于典型特征都是支气管收缩。本章以过敏性哮喘为重点，讲述哮喘的病理生理学内容。

【器官系统】

气管是哮喘发生的主要受累器官。气管分为左支气管和右支气管，支气管起源于气管的末端。右支气管直径较宽、成角较大，而左支气管直径较细、成角较小；在肺门处，支气管进一步分为二级和三级支气管。肺由肺叶和肺段组成，其中右肺有10个肺段，左肺有8个或9个肺段。在生理功能上，气管及各段支气管、细支气管完成通气功能；肺泡完成换气功能。哮喘的典型特征之一是可逆性通气功能障碍，因此哮喘主要为支气管、细支气管部分的损害。支气管含有平滑肌和弹性纤维，以保持支气管壁和功能的完整性。当炎症发生或使用药物后，支气管将会相应地收缩或舒张，这是哮喘发生和治疗的病理生理学基础。

【发病机制】

1. 支气管收缩 在哮喘急性发作期间，炎症作用造成气道黏膜水肿与黏液分泌增加，同时平滑肌增生与收缩进一步阻塞气道，临床表现为喘息、胸闷、咳嗽、呼吸急促、呼吸困难。

气道慢性炎症是哮喘的本质。变应原（过敏原）侵入哮喘患者气道黏膜时，将被树突状细胞等抗原提呈细胞摄取、加工，并提呈给T细胞，促进其向Th2型细胞转化，进而分泌大量的IL-4、IL-5、IL-13等细胞因子。其中IL-4、IL-13通过促进B细胞增殖分化并分泌特异性IgE抗体，与嗜碱性粒细胞、肥大细胞表面特异性受体结合而附着在细胞表面。当患者再次吸入变应原，通过IgE识别结合，激活肥大细胞，释放组胺、5-羟色胺、白三烯等炎症介质，作用于气道平滑肌而使气道收缩，此为速发相反应；IL-5促进嗜酸性粒细胞等增殖分化，进一步导致黏膜水肿、气道黏膜新生血管形成、黏液分泌，进一步加重了气道慢性炎症，此为迟发相反应。

支气管的正常直径由自主神经系统来维持。副交感神经反射弧起自支气管内层下方的传入神经末梢。每当这些传入神经末梢受到刺激因素（如被灰尘、冷空气或烟雾）刺激时，冲动就会到达脑干迷走神经中枢，然后沿着迷走神经传出神经再次到达支气管小气道，传出神经末梢释放乙酰胆碱，导致支气管平滑肌细胞形成过量的1, 4, 5-三磷酸肌醇（IP3），引起支气管平滑肌收缩，进而导致支气管收缩。

2. 气道炎症 过敏性哮喘是指机体接触变应原后，由变态反应导致的Th2型炎症因子释放并诱发支气管平滑肌收缩，从而致哮喘反复发作与慢性气道炎症持续存在。无论是哮喘患者还是正常群体，吸入或接触变应原后都会被抗原提呈细胞（APC）摄取、加工。同时，APC将变应原的片段"提呈"给其他免疫细胞。在正常人群体中，免疫细胞在识别这些片段后，通常会忽略变应原分子。然而，在变应原特异性哮喘患者中，免疫细胞识别这些片段后将分化形成不同类型的细胞（如Th2），其中机制尚不完全清楚。一个可能的机制是肥大细胞释放IL-4，促进Th0细胞向Th2细胞分化。

由此产生的Th2细胞进一步激活体液免疫与细胞免疫系统，机体免疫系统产生了针对变应原的特异性抗体，并结合嗜碱性粒细胞、肥大细胞表面的特异性受体。当患者再次接触相同的变应原时，这些抗体会识别变应原并激活体液免疫反应，分泌大量炎症介质而导致气道壁增厚、成纤维细胞增殖，促进"气道重塑"；同时，黏液分泌细胞增生，产生更多的黏液，进一步造成通气功能障碍。

"卫生假说"指出，生命早期对T细胞类型的调节失衡导致参与过敏反应的细胞比参与抗感染的细胞占长期主导地位。因此，对于在婴幼儿阶段接触更多微生物、服用较少抗生素的儿童，会更多地刺激Th1反应并降低患哮喘的概率。

3. 气道高反应性　气道高反应是指在接触不同刺激后，引发剧烈的或过早出现的气道收缩，它是哮喘的一个典型特征。导致气道高反应的机制较为复杂，主流观点认为是肥大细胞释放组胺增加或气道平滑肌增生过多。此外，迷走神经张力及细胞内游离钙增加也进一步增强了气道平滑肌细胞的收缩力。具体机制如下所述。

（1）气道上皮炎性损伤：炎症介质本身可以造成气道上皮损伤，也可以激活嗜酸性粒细胞，促进其释放毒性物质，如嗜酸性粒细胞阳离子蛋白等，进而损伤气道上皮。气道上皮受损后引起的气道高反应机制主要有以下方面：①胆碱能神经元敏感性增强。气道上皮受损后，上皮下裸露的神经末梢受损，引起胆碱能神经元敏感性增强，从而导致气道高反应。②纤毛的清除功能受损。上皮受损造成纤毛清除功能受损，不能及时清除吸入的刺激物而造成大量沉积，进一步加剧了气道上皮的损伤。③气道狭窄。气道炎症导致气道壁水肿、炎性渗出增多，进而引起气道狭窄，使吸入的刺激物更容易在气道内沉积且不易被排出。同时，炎性水肿使气道的通透性增加，沉积在气道内的刺激物更容易透过气道壁，并加重气道损伤。④炎性介质。在气道炎症中，肥大细胞等免疫细胞被激活并释放炎性介质而引起气道高反应；同时，释放的炎性介质物质可以破坏气道壁的组织结构，使吸入的刺激物更容易刺激上皮下神经末梢和平滑肌，从而造成气道高反应。

（2）抗原：在日常生活中，吸入性变应原通常最多见，包括常见的宠物毛发、尘螨、真菌孢子和花粉等。食物过敏通常也非常常见，如牛奶、花生和鸡蛋。然而，哮喘很少是食物过敏的唯一症状，而且并非所有食物过敏的患者都会患哮喘。某些药物也会诱发哮喘的发生，甚至造成严重的后果，如阿司匹林、β肾上腺素能拮抗剂和青霉素等。

挥发性有机物造成的室内空气污染包括香水和加香产品；化石燃料相关的致敏性空气污染，如臭氧、烟雾、二氧化氮和二氧化硫等，这些均被认为是引发城市地区哮喘高发的主要原因之一。

4. 诱因

（1）运动：运动性哮喘（exercise-induced asthma，EIA）/运动性气道收缩（exercise-induced bronchoconstriction，EIB）的发生机制

与其他触发因素有所不同，通常被认为是气道上皮细胞因热能丢失而引发运动后气道上皮黏膜冷却，引起支气管血管收缩；冷暖交替可引起气道黏膜充血、血管通透性增加，出现气道水肿、狭窄，引起气流受限和哮喘发作；也有观点认为运动导致气道黏膜表面液体蒸发，形成高渗状态，从而刺激肥大细胞脱颗粒，以及包括嗜酸性粒细胞在内的多种细胞释放炎症介质，引起气道平滑肌的收缩和气道的狭窄，导致哮喘急性发作。也有观点认为免疫细胞参与释放T淋巴细胞、嗜酸性粒细胞、肥大细胞、嗜碱性粒细胞，进而诱发哮喘发作。当然，具体EIA的发病机制及危险因素尚有争议。

（2）感染：儿童早期感染，尤其是病毒性上呼吸道感染，将使患儿发生哮喘的风险大大增加。如在6岁之前患有频繁呼吸道感染的儿童患哮喘的风险更高，且远期预后不佳。有研究表明，哮喘的患病率具有性别差异。在儿童时期，男孩的患病率要高于女孩，这可能是因为男孩的气道直径较小。但有趣的是，总体上，女性的患病率更高，一个可能的原因是在青春期女孩和成年女性中，与月经周期相关的激素变化会导致哮喘恶化。

（3）心理压力：越来越多的证据表明，心理压力是哮喘的一个诱因。可能是它参与调节免疫系统，导致对变应原和污染物的炎症反应加剧，进而诱发了哮喘。

5. 迟发相哮喘反应与气道重塑　在速发相哮喘反应后的数小时内，迟发相哮喘反应将接踵而至。由于趋化作用，嗜酸性粒细胞、嗜碱性粒细胞、中性粒细胞及T细胞等免疫细胞逐渐在肺部募集，这些细胞及其分泌的细胞因子促进了支气管收缩并加重了炎症反应。肥大细胞和嗜酸性粒细胞在这一阶段起着至关重要的作用。随着炎症的加重，支气管内炎症细胞、炎性渗出物增多，气道

越发狭窄，患者通气功能进一步恶化。同时，成纤维细胞增殖分化，胶原蛋白分泌增多，从而导致上皮层增厚，而平滑肌层变窄，这称为气道重塑。此时，患者可能会出现不可逆的通气功能障碍。随着病程的延长，通过上皮细胞向间充质转化，平滑肌含量增加，气道重塑进一步发展。此外，嗜酸性粒细胞可通过与肥大细胞的相互作用释放转化生长因子-β和其他细胞因子，进一步加剧气道重塑。如果不早期及时治疗这些气道重塑机制，可能会加重哮喘，并给患者的预后带来不良影响。

6. 哮喘患者的换气功能障碍　已有研究表明，哮喘患者肺内通气分布是不均匀的，同时，在哮喘发作期和缓解期，肺内不同部位的血流灌注也是不均匀的。这为研究哮喘患者的换气功能障碍提供了病理学基础。中、重度的哮喘患者可能会发生低氧血症，这主要与通气量不足导致的通气与血流灌注比值失调有关。许多支气管扩张剂都有助于减轻支气管痉挛，但有时在改善患者通气的情形下，仍然无法改善患者的低氧血症，甚至还会造成PaO_2进一步下降。可能的原因是支气管扩张剂在扩张支气管的同时，也有扩张血管的作用，这造成肺内通气不良部位的原本缺氧收缩的血管异常扩张，导致通气与血流灌注比值情况没有好转，也因此无法减轻低氧血症。也可能与临床应用的大多数支气管扩张剂的扩张血管能力较弱，但扩张支气管的功能却较强，药物对机体产生极轻度的低氧血症而未引起临床医师的足够重视有关。

由于哮喘患者肺内支气管阻塞程度并不一致，哮喘患者的PCO_2多正常，只有在病情极为严重时，PCO_2才会升高。因此，临床上若发现哮喘患者出现PCO_2升高，往往表明病情严重，当进一步出现pH下降时，则表明可能存在呼吸性酸中毒，需要尽快治

疗并且密切观察病情发展。

【常用药物的病理生理作用】

哮喘的临床表现较为复杂，主要为喘息、咳嗽、气促、胸闷，常在夜间加重。上述各种刺激因素都可能加剧哮喘的发生。如果诊断和治疗不及时，哮喘患者可能发生严重后果。常用药物的作用机制如下。

1. 短效 $β_2$ 受体激动剂 是哮喘急性发作最常用、最有效的首选药物。其次是吸入性和全身性糖皮质激素、毒蕈碱受体拮抗剂。$β_2$ 受体激动剂的作用是在哮喘急性发作期间扩张患者的支气管。其机制是激活 G 蛋白受体，通过第二信使 cAMP 作用，使平滑肌松弛，进而快速缓解症状与改善肺功能。

2. 糖皮质激素 可用于抑制炎症反应和缓解气道重塑，其主要机制是使 IL-10 分泌增加。IL-10 可以抑制炎症介质，抑制 T 细胞和多种免疫细胞活化的功能。这些作用可以缓解炎症，并迅速改善肺功能与远期预后。毒蕈碱受体拮抗剂通过减少对炎症细胞的趋化作用抑制其活性，减少炎症介质释放来阻断炎症反应，减少黏膜渗出。

3. 毒蕈碱受体拮抗剂 可以与 $β_2$ 受体激动剂或糖皮质激素联合使用以产生协同作用，快速舒张气管，减轻黏膜炎症和水肿渗出，从而改善肺功能，缓解临床症状。

（丁圣刚）

哮喘是全球关注的健康问题。哮喘属于Ⅰ型超敏反应，能够引起Ⅰ型超敏反应的抗原称为变应原。

各种变应原诱导过敏的机制和途径大致相同。当变应原进入人体呼吸系统后，被呼吸道上皮细胞下的树突状细胞识别和吞噬，通过T细胞和B细胞表位分别提呈给T细胞和B细胞。前者导致Th2型细胞因子的高分泌，后者促进B细胞产生特异性IgE抗体。免疫球蛋白和变应原聚合物与肥大细胞和嗜碱性粒细胞上的高亲和力受体偶联，导致肥大细胞脱颗粒，并产生组胺等炎症因子。

引起儿童哮喘的变应原主要为吸入性变应原，同时食物过敏也与哮喘息息相关。吸入性变应原分为室内变应原和室外变应原。螨、蟑螂、动物皮毛及分泌物等属于室内变应原，花粉属于室外变应原，其中真菌兼具室内和室外变应原的特性。

【室内变应原】

室内变应原暴露是哮喘和过敏的重要危险因素。对室内变应原的敏感性与过敏性呼吸道疾病密切相关。室内变应原暴露在过敏性致敏和疾病发展中的作用很复杂且尚未完全了解，但家中（尤其是卧室）室内变应原水平升高会引发和加剧哮喘患者的症状。

1. 螨类（mites）　属于无脊椎动物，节肢动物门，蛛形纲，螨亚纲动物，已知约5万种。我国北部与中东部多数城市人居环境优势螨种以屋尘螨（*Dermatophagoides pteronyssinus*）、粉尘螨（*Dermatophagoides farinae*）为主。由于地理位置与气候，我国南部城市的优势螨种较为丰富。屋尘螨、粉尘螨仍为广州市、深圳市、西双版纳自治州的优势螨种，但环境调查显示热带无爪螨已经成为不可忽视的一大螨种。

尘螨属于蚍螨科，尘螨属，是一种微型生物。目前已记录34种。在中国，引起哮喘最常见的吸入性变应原是尘螨，其中屋尘螨和粉尘螨最为常见，也与人类生活息息相关。这两种螨类主要以人和动物的皮屑为食，主要分布在容易积聚灰尘和皮屑的家用床垫、被套、沙发和地毯上。螨虫的身体、粪便、卵和身体残留物都会引起严重的过敏反应。尘螨的变应原成分2、8、10、11、14和20主要存在于螨虫体内，而成分1、6、18和23主要存在于螨虫粪便中。螨虫的虫体大小一般为90～350μm，它们的粪便大小通常小于50μm。因此，当螨类在人类生活环境中大量繁殖时，它们很容易接触人体皮肤并进入呼吸道，从而引起过敏反应。

广州的一项研究显示，对粉尘螨敏感的儿童喘息症状的发生率从2001年的14.4%增加到2009年的30.9%。对屋尘螨过敏的儿童喘息症状的发生率也从2001年的15.3%上升为2009年的33.1%。对尘螨过敏的儿童喘息的发生率高于对尘螨未过敏的儿童。这已经证明，对尘螨的敏感性是儿童哮喘患病率增加的一个重要风险因素。

热带无爪螨属于食甜螨科，无爪螨属，主要分布在热带和亚热带地区，是我国南方地区仅次于尘螨的重要螨过敏源，目前已收录了21种致敏组分，Blot 1是最主要的致敏原。对海南468例哮喘患儿进行变应原检测发现螨类居第1位，屋尘螨阳性率为87.4%，粉尘螨阳性率为86.3%，热带无爪螨阳性率为66.3%。

2. 蟑螂（cockroach） 其变应原暴露是公认的哮喘风险因素，它们通常聚集在室内环境中的厨房。然而，许多研究证实卧室也是蟑螂变应原暴露的另一个重要来源。

在已知的4000多种蟑螂中，只有大约25种已经适应了人类栖息地，其中，德国（德国小蠊，*Blattella germanica*）和美洲（美洲大蠊，*Periplaneta americana*）两种蟑螂分别在温带和热带地区占主导地位，并且被确定为变应原暴露的主要来源。

德国小蠊属于蜚蠊科，小蠊属，其成虫的背腹均为扁平的椭圆形，分为头、胸、腹3部分，多数体长在1~3cm，以褐色为主，有黄褐色、红褐色或深褐色之分，四肢发达，强劲有力，移动速度较快。德国小蠊喜湿喜热，主要分布在热带、亚热带、温带的中低海拔湿润地区。我国各大省市均有分布。其致敏组分存在于皮蜕、排泄物、尸体及分泌物中。

美洲大蠊属于蜚蠊科，大蠊属，是蜚蠊科中体积最大的昆虫。成虫体长3~4cm，大多呈红褐色，翅较长。特征为分布于前胸与背板的大块褐色斑纹。大蠊食性广泛，喜食糖类，在污染食物的同时还会传播病菌和寄生虫，是世界性卫生害虫。南方分布较为广泛，主要生存于光照低、湿度高的环境，同德国小蠊一样善于爬行，但飞行能力差。

它们的主要变应原Bla g 1、Bla g 2和Per a 1存在于唾液、分泌物、外壳、蛋壳和粪便中。Bla g 1和Per a 1的分子结构由约100个氨基酸的串联重复组成，而Bla g 2是属于天冬氨酸蛋白酶家族的球状蛋白质。特别是Bla g 1和Bla g 2，曾经被认为主要由直径大于10μm的较大颗粒携带，存在于沉降的灰尘中。最近在空气采样中进行了研究，得出的结论是它们也存在于较小的颗粒上，并且通常在空气中传播。

2008年，一项全国多中心的研究显示，32.7%的过敏性哮喘患者对美洲大蠊过敏，22.8%的患者对德国小蠊过敏。同时研究还发现北方与东部地区过敏率低于南方地区。2020年，对山东省99例哮喘儿童进行皮肤变应原点刺试验，30.49%的患儿有阳性反应。2018年，河南省对203例支气管哮喘患儿进行吸入变应原检测显示，蟑螂的过敏率为25.87%。

3. 动物皮毛（animal fur）和分泌物（secretions） 随着经济高速发展，我国城市化水平提高，宠物已经从户外保护者逐渐成为室内家庭成员。其中猫和犬是最普遍的家庭宠物。2020年全国城镇养宠人数达6294万人，在所有宠物类型中犬占51%，猫占40%。

猫和犬变应原通过宠物毛发、皮屑、唾液和尿液排放到环境中。变应原积聚在室内材料上，包括地毯、室内装潢和床上用品。猫和犬携带的变应原通常附着在小颗粒上进行空气传播，也可以通过黏附在衣物表面进行扩散。在宠物最常居住处（如宠物窝和客厅软垫家具）是发现变应原浓度最高的地方。然而，即使宠物的出入受到限制，鞋子和衣服上的宠物变应原也在室内来回持续循环，从而传播到整个家庭。仅仅通过空气清洁等措施是很难去除的。

犬的上皮、皮屑、舌腺、前列腺和腮腺中都存在致敏蛋白组分。犬的主要变应原是Can f 1和Can f 5。脂质运载蛋白Can f 1在犬过敏人群中的致敏率为50%~90%。Can f 5也称为前列腺激肽释放酶，主要存在于人类男性体内。猫的主要变应原是Fel d 1

和 Fel d 4，但目前 Fel d 4 致敏组分的临床意义研究尚不清楚。猫的变应原来自唾液腺、皮脂腺和肛周腺。Fel d 1 与激素产生有关，并有子宫球蛋白的作用。其主要存在于唾液中，其次存在于皮肤的皮脂腺和雄性猫的尿液中。携带 Fel d 1 的空气传播颗粒的直径 < 5μm。这使猫的变应原更有可能到达小细支气管并诱发哮喘。

宠物变应原与哮喘发作相关。2020年甘肃地区519例支气管哮喘患者血清特异性IgE抗体结果分析显示，猫毛检出率为17.92%，犬上皮为7.32%。有研究表明，在对宠物敏感的哮喘患者中，每年有超过170万次哮喘发作和超过70万次哮喘紧急就诊与卧室中宠物变应原水平升高有关。

与宠物接触并不一定会增加患过敏性疾病的风险，有研究结果表明，产前和生命早期接触猫和犬与过敏性疾病风险增加无关，并且可能提供对过敏性疾病的保护。同时猫和犬可以改变宿主和家庭微生物组的丰富度和（或）多样性，进而可能影响儿童免疫系统的发育和对变应原的反应，从而支持"卫生假说"。

4. 真菌（fungus）　在室内和室外环境中都会遇到真菌暴露。暴露量因地理和气候区域而异，而住宅真菌暴露量通常反映室外类群，受室外特征（如植被、城市化）的影响很大，但家中的真菌暴露情况也受到住房特征和居住者行为的影响。室内暴露很常见，因为真菌孢子和碎片可以多种方式，如打开的门窗、衣服和宠物进入室内环境。同时过多的水分会促进真菌的生长，在缺乏空调或通风系统维护不当的室内会支持真菌的生长。

真菌的酶、细胞壁成分和次级代谢物包含许多致敏物质及生物活性分子，如毒素和挥发性有机化合物。变应原通过空气中的孢子和真菌碎片分散。大多数致敏菌属的孢子小于10μm，真菌碎片甚至更小，使其上负载的变应原组分能够深入呼吸道。

主要致敏菌种包括交链孢霉属（*Alternaria*）、分支孢霉（*Cladosporium herbarum*）、产黄青霉（*Penicillium chrysogenum*）、烟曲霉（*Aspergillus fumigatus*）等。真菌极易滋生在湿度和温度高的环境中，在夏季尤为常见。

（1）交链孢霉属：属于半知菌类，丛梗孢目，暗色孢科。其是土壤、空气、工业材料上常见的腐生菌。交链孢霉可以产生大量直径仅为 2 ～ 3μm 的孢子，极易在空气流动中传播，从而进入人体上呼吸道。交链孢为季节性变应原，主要在夏季和秋季传播孢子。致敏组分有12种，Alt a 1 是主要变应原。

（2）分支孢霉：属于枝孢霉科，枝孢属。菌落质地呈丝绒状，表面形成不规则同心环，边缘不整齐。多主枝孢的变应原组分有8种。Cla h 8 是主要致敏蛋白。

（3）产黄青霉：属于无性型真菌，半知菌亚门，丝孢纲丝孢目，丛梗孢科，青霉属。其分生孢子直径为 2 ～ 4μm，分布于土壤、空气及腐败的有机材料等。Pen ch13、Pen ch18 是主要变应原蛋白。

（4）烟曲霉：属于曲霉科，烟曲霉属，是一种重要的致病菌，也是引起食品腐败的一种真菌。孢子直径为 2.5 ～ 3μm。此菌嗜高温，在45℃或更高的温度下生长茂盛。其常大量出现在粮食发热霉变的中期和后期，促进粮温的升高和败坏。致敏组分为23种。其中 Asp f 6 是菌丝特异性表达的致敏蛋白。

一项北京地区回顾性分析对自2013年起收集的3160例住院儿童进行敏筛变应原检测结果显示，真菌混合阳性检出率为8.0%，居吸入类变应原种类第3位。辽阳地区变应性鼻炎/哮喘变应原检测显示吸入变应原阳性率最高的前2位为尘螨、真菌。同时一项研究还表明，与没有真菌致敏的哮喘患者相比，真菌致敏的哮喘患者对非真菌变应原的特异性IgE水平可能更高。由此可见，室内空气中和环境大气中的真菌是引起过敏的主要变应原。

【室外变应原】

能引起过敏性疾病的花粉主要是以风为传播媒介的气传花粉。我国春夏秋三季均有花粉散播，但主要在乔木开花的春季和草本植物开花的秋季。冬季气传花粉类植物较少开花、结籽，花粉量随之降低。大体表现为春秋季多，冬季少的趋势。

我国气传致敏花粉中较为重要的包括豚草（*Ambrosia artemisiifolia*）、艾蒿（*Artemisia vulgaris*）、葎草（*Humulus japonicus*）、藜（*Chenopodium album*）、欧洲白桦（*Betula verrucosa*）、杜松（*Juniperus ashei*）、英国梧桐（*Platanus acerifolia*）等。

1. 豚草　是菊科，豚草属。一年生草本植物，高20～150cm。原产于北美洲，1935年发现于我国杭州，我国除西北、西南、华南地区外，均有分布。花期在8～9月，花粉直径为17～19μm。Amb a 1是其主要致敏蛋白组分。

2. 艾蒿　是菊科蒿属。多年生草本植物。花果期为8～10月。在我国分布于陕西（秦岭）、甘肃（西部）、青海、新疆、四川（西部）等地区。花粉直径约25μm。Art v 1、Art v 3是主要致敏蛋白组分。

3. 葎草　是桑科，葎草属。一年生或多年生蔓性草本植物。株长1～5m，雌雄异株，群生，每年的花期为7～9月。花粉直径为27μm。除新疆和青海外，在全国各省份均有分布。葎草花粉是我国夏秋季花粉症的主要致敏原之一。Hum j 1、Hum j 2、Hum j 3是主要致敏蛋白组分。

4. 藜　是在温带地区广泛分布的杂草，多年生植物。其中某些物种被用作树篱和观赏植物，可产生高浓度的花粉并诱发花粉病。藜属植物是藜科中最受认可的致敏性成员之一，授粉季节从6月持续到10月。花粉直径为20～30μm。Che a 1、Che a1 2、Che a1 3是主要致敏蛋白组分。

5. 欧洲白桦　是桦木科，桦木属。属于落叶乔木，树皮呈灰色或黄白色，可高达25m。花期为4～5月。其分布于我国东北、华北、西南等地。花粉颗粒呈扁球形，大小平均为29μm×38μm。Bet v1是主要致敏蛋白组分。

6. 杜松　是柏科，刺柏属。属于常绿灌木或小乔木，高达10m。花期为3～4月。花粉直径约为36μm。其分布于我国黑龙江、吉林、辽宁、内蒙古、河北、山西、陕西、甘肃及宁夏等省份。Jun a 1、Jun a 2、Jun a 3是主要致敏蛋白组分。

7. 英国梧桐　又称为二球悬铃木，是悬铃木科，悬铃木属。属于落叶乔木。花期为4～5月。花粉直径为20～30μm，是三球悬铃木与一球悬铃木的杂交种。其为优良的行道树种，我国自东北、西北、华北至华中、西南、华东地区均广泛栽培。Pla a 1、Pla a 2、Pla a 3、Pla a 8是主要致敏蛋白组分。

我国北方致敏花粉以蒿属花粉为主，南方以禾本科植物花粉为主。近年来，随着物种入侵，北美洲发源的豚草花粉依靠其强致敏性，在我国的秋季花粉症中的地位也不容小觑。

艾蒿和葎草是北方秋季空气传播中的主要花粉，分别占31%和51%。蒿属和葎草花粉变应原日平均浓度分别为71g/m³和672g/m³。8～10月的蒿花粉季节平均为124g/m³。与此同时，对上海地区的过敏性哮喘合并鼻炎患者的变应原进行调查显示，艾蒿阳性检测率为18.95%，豚草阳性检测率为17.14%。一项关于对蒿属和葎草过敏的哮喘患者的研究表明，哮喘症状、呼气流量峰值（PEF）和花粉浓度之间存在显著相关性。花粉浓度越高，患者的PEF越低，哮喘症状评分和

PEF日变化越高。可见花粉在我国过敏性哮喘中起重要作用。

【食物类变应原】

哮喘和食物过敏之间的密切关联已得到广泛认可，但它们的确切相互作用和潜在机制仍在研究中。研究表明，哮喘儿童比普通儿童对食物变应原的敏感度更高，且随着敏感度的上升，哮喘的严重程度有所增加。

2020年，中国台湾一项研究显示，47.05%的哮喘患儿对食物和吸入变应原过敏，52.95%的仅对吸入变应原过敏。对食物和吸入变应原同时过敏的儿童有更严重的临床症状和总IgE值。而约50%的食物过敏儿童有呼吸道症状的过敏反应。

此外，食物过敏中并存的哮喘可能会导致严重的过敏反应，有时甚至危及生命。一项队列研究涉及12 301例年龄在5～54岁的受试者，他们发现食物过敏是"致命性"哮喘的独立危险因素（OR 5.1，95%CI 2.4～11.1）。

与非哮喘患者相比，哮喘患者对鸡蛋、牛奶、大豆、花生、小麦和海味品（seafood）的食物致敏频率高于非哮喘患者。

1. 鸡蛋　含有丰富的营养物质，是婴幼儿早期的重要辅食之一。完整的鸡蛋由蛋壳、壳膜、蛋白、蛋黄构成。Gal d 1～Gal d 4是鸡蛋清中的主要变应原，鸡蛋黄中主要的变应原是Gal d 5。

2. 牛奶　是婴幼儿早期常见的食物过敏物。牛奶中的主要变应原蛋白可分为乳清蛋白和酪蛋白两类。随着年龄的增长，对牛奶的耐受也会增加。

3. 大豆　是豆科，蝶形花亚科，大豆属。其富含蛋白质且营养价值丰富。它作为一种食物原料，广泛应用于各种食物中并加工成各种产品，如酱油、豆豉、豆浆和豆粉等。据报道，在人群中大豆过敏的发生率为0.3%～0.4%。根据世界变应原数据库资料显示，目前共有39种大豆变应原，可分为五大组，包括β-conglycinin、Glycinin、Gly m Bd 28K、Gly m Bd 30K和Trypsin inhibitor。

4. 花生　是豆科，蝶形花亚科，落花生属。导致对花生过敏的成分是花生种子蛋白，主要是花生球蛋白和花生半球蛋白。目前世界变应原数据库已收录18种花生过敏蛋白成分，主要变应原组分是Ara h 1和Ara h 2。

5. 小麦　是禾本科植物。小麦为中国居民经常食用的主食，通常在北方种植。小麦含有多种致敏蛋白可分为水溶性的清蛋白、球蛋白等，以及非水溶性的醇溶蛋白、谷蛋白等。其中Tri a 14属于非特异性脂质转移蛋白家族，是引起职业性哮喘的重要致敏蛋白。

6. 海味品　由脊索动物门中的鱼类（硬骨鱼和软骨鱼）、节肢动物门和软体动物门中的贝类（甲壳动物和软体动物）组成。鱼分为硬骨鱼和软骨鱼。硬骨鱼致敏相关度最高，而软骨鱼的变应原性研究较少，且与硬骨鱼相比，其变应原性较低。可食用的节肢动物属于甲壳亚门，该组包括对虾、蟹和龙虾。软体动物是动物界的第二大门，只有双壳类、头足类和腹足类三类是人类普遍食用的。双壳类主要包括牡蛎、贻贝、扇贝、蛤蜊和鸟蛤。而头足类包括墨鱼、鱿鱼、章鱼等。一项全球性调查显示，预估每40人中就有一位对海鲜产生食物过敏反应，且经常食用海鲜的地区，海鲜过敏现象也会随之增多。

（田　曼）

第4章　室外空气污染与支气管哮喘

交通、燃油和燃煤产生的气体是城市空气污染的主要来源。近几十年的研究表明，室外空气污染可以加剧哮喘发作，也有一些研究表明其对新发哮喘也有一定的作用。可吸入性颗粒物（PM），气体污染物（臭氧、二氧化氮、二氧化硫），以及与汽车尾气相关的空气污染对哮喘的影响越来越显著。空气污染可能会引起气道的氧化损伤，从而导致气道炎症反应、气道重塑及增加气道高敏反应。有些污染物与新发哮喘有一定的关系，应对其临床意义、防治策略予以关注。

根据《2010年全球疾病负担评估》显示，室外空气污染每年的致残率增加超过3%，这与2000年相比有了显著的提高。以往评估由空气污染带来的全球疾病负担仅限于市区或是粗略估计的空气浓度。欧洲10个城市的调查研究显示，儿童哮喘发病率为14%，而其中15%哮喘加重的患儿都与空气中排放的汽车尾气相关。城市化是哮喘的一个重要因素，其部分原因可能是室外空气污染日益严重。因为发展中国家的许多城市正在经历快速的人口增长，随之而来的就是室外空气的严重污染，哮喘的全球负担很可能也在随之增加。

鉴于哮喘负担归因于室外空气污染，这就更好地理解为什么哮喘患儿易受暴露因素的影响，从而需要设计有效的预防策略。近几十年的研究表明，空气污染可使原有哮喘加重，空气污染也可以引起新发哮喘。室外空气污染几乎都是以混合体出现，但由管理机构监测的空气质量问题大多针对其单个元素，意味着人类和动物的实验室研究都专注于个别污染物。因为流行病学研究本身就是针对混合污染物的研究，而大量研究通常鉴别混合污染物中单个成分的影响，其常掩盖在混合污染物对健康的影响中。

随着人们对交通相关性空气污染作为暴露变量关注度的提升，人们关注的焦点也有了转变，开始向混合污染物转变。几种气体污染物的影响（臭氧、二氧化氮、二氧化硫），以及以不同形式存在的可吸入性颗粒物的独立影响和将交通相关性空气污染作为混合体均为研究焦点。

室内空气污染对哮喘的潜在影响也是一个重要的问题，尤其在发展中国家，人们大多使用固体燃料进行家庭烹饪。

【机制】

1. 直接刺激　为什么哮喘患者易受到空气污染的影响？例如，印度和中国的那些特大城市，由于空气污染物浓度较高，污染空气可能会直接刺激气道神经受体和上皮细胞，但是这种情况很少发生在北美洲或欧洲。在高收入国家中更典型的特征是空气污染浓度较低，因此可能会有其他机制来诱发哮喘的发生。特定的污染物（如臭氧、二氧化氮，以及PM2.5）会导致气道炎症反应和气道高敏反应，这是哮喘的两大特征。另外，氧化应激（严重哮喘的特征）与暴露污染物（臭氧、二氧化氮，以及PM2.5）也有一定的关系。因此，暴露污染物可以使哮喘恶化甚至诱发哮喘发作。但到目前为止，污染物引起这些作用的机制还不完全清楚。

关于空气污染对医学的影响，英国专家委员会提出，空气污染导致哮喘的发展和恶化的主要机制：氧化应激和损害、气道重构、炎症通路和免疫反应，以及增加气道过敏反应的变应原。这些机制可能会增加新发哮喘的易感性，或者使暴露污染空气的哮喘患者病情加重。

2. 免疫机制　氧化污染物可以通过控制免疫应答导致哮喘加重。交通相关性空气污染为多环芳烃和柴油机排气颗粒，通过表观遗传机制影响调节性 T 细胞（Treg）的功能。长期暴露在多环芳烃或是柴油废气颗粒的环境中可抑制调节性 T 细胞的功能，增加哮喘严重性，并加重其症状和肺功能障碍。

暴露于可吸入性颗粒物（PM）中可以导致 Th2 和 Th17 细胞表型分化的过敏性炎症，在这一表型分化中，在可吸入性颗粒的环境中持续存在的自由基和多环芳烃占特殊地位。另外，暴露于柴油废气颗粒与血清中白细胞介素 17（IL-17）和儿童过敏性哮喘症状有关。

3. 致敏性增强　暴露于污染物对吸入性变应原具有潜在的促进作用，对肺功能和炎症有影响的污染物包括臭氧、二氧化氮及柴油废气颗粒。空气污染物可以提高对吸入性变应原的致敏性，增加变应原粒子运输时在呼吸道内的沉积，增加氧化损伤引起的上皮通透性，增加化学结构改变引起的蛋白质抗原性，以及增强一些直接辅助影响（包括影响人类的柴油废气颗粒）。

总之，空气污染可能会引起呼吸道的氧化损伤，从而引起气道的炎症和重塑，这在具有遗传倾向的个体中易导致临床哮喘。其中一个诱发因素可能是遗传性过敏症，空气污染物可能增加致敏的危险及哮喘患者吸入变应原的反应。

【可吸入性颗粒物】

环境中的可吸入性颗粒物（PM）是无处不在的大气气溶胶，其中包括人为的或是天然形成的各种吸入性颗粒物，与健康问题息息相关。可吸入性颗粒物的直径不同，根据其空气动力学及可沉积在特定的部位进行分类，粗颗粒物直径为 2.5～10μm，主要沉积在鼻腔、鼻咽和大气道内；细颗粒物（PM2.5）存在于整个呼吸道内，尤其是小气道和肺泡；超细颗粒物（＜0.1μm）主要沉积在肺泡内。PM10 包括粗颗粒物、细颗粒物和超细颗粒物。根据可吸入性颗粒物来源不同，其成分和直径也不同。金属颗粒、多环芳烃及环境中持续性存在的自由基为可吸入性颗粒物中特殊的组成元素，可以潜在地引起氧化应激，引发哮喘相关的表型变化。此外，可吸入性颗粒物常包含不同的免疫原性物质，如真菌孢子和花粉，它们可独自引起哮喘症状的发作。

试验证明，暴露于可吸入性颗粒物中可引起氧化应激、气道的高反应，以及气道重塑，它们或是独立或是联合作用引起过敏反应。

在儿童和成人哮喘前瞻队列研究中短期暴露于粗颗粒物和细颗粒物的环境与哮喘的发作相关，尤其是过敏体质的儿童。儿童和成人与长期暴露于可吸入性颗粒物的环境、哮喘控制不佳及肺功能降低有关。

一些证据提示，可吸入性颗粒物是诱发哮喘的原因。尽管一些研究已经确定哮喘的流行与暴露于室外可吸入性颗粒物有关，子宫内暴露于 PM10 与哮喘患儿之间有独立因果关系。此外，可吸入性颗粒物常与臭氧、氮氧化物、硫氧化物相联系，环境中可吸入性颗粒物水平可以加重哮喘症状，尤其是促进氧化应激和过敏性炎症，环境中的可吸入性颗粒物可诱发新发哮喘。

【气体】

氧化应激在哮喘发病率中的核心作用

与空气污染有关，氧化性气体持续成为研究的一个重要领域。在温暖的条件下和夏季最高温时，地面臭氧由光照与前体污染物之间的光化学反应产生，如氮氧化物和挥发性有机化合物。氮氧化物包括二氧化氮，其主要是在石化燃料燃烧时臭氧与一氧化氮反应产生，在靠近氮氧化物排放处（如公路），氮氧化物的浓度发生骤然变化，同时在这些地方臭氧的浓度也相对减少。室内的二氧化氮主要来源于天然气的燃烧。在发达国家，硫氧化物主要来源于能源或工业生产释放。

暴露在臭氧中可以导致气道的炎症、气道高反应性及健康和哮喘者的肺功能减低，此外，二氧化硫可以引起气管显著收缩，尤其是哮喘患者。暴露于二氧化氮环境中可引起轻度气道炎症效应，虽然在非实验条件下很难使二氧化氮浓度达到一个较高的水平，但是在日常的环境浓度下足以引起肺部炎症。

二氧化氮在哮喘发作时起着举足轻重的作用，其引发的哮喘发病率正在持续增长。过去5年关于儿童和成人哮喘患者研究显示二氧化氮与哮喘症状之间具有一定的相关性，可降低支气管扩张，导致肺功能减低，以及引起哮喘发作。值得注意的是，一些研究表明哮喘发病率增加与暴露在二氧化氮环境中有关。二氧化氮可增加肺部中性粒细胞性炎症，促进Th2/Th17表型，通过广泛的接触和对不同个体的观察结果一致性提示，二氧化氮与哮喘发病率有显著的联系，其可能是诱发哮喘发病的重要原因。

虽然短期暴露于臭氧环境中是诱发成人和儿童哮喘发作的原因已得到很好的证明，但是长期暴露于臭氧环境是否可以诱发新发哮喘，目前还不清楚。关于成人哮喘的研究显示，暴露于臭氧环境可使男性患哮喘的风险增加。在儿童期，臭氧与过敏性事件的发生有关，众所周知，这是诱发随后哮喘发作的危险因素，特别是暴露在臭氧环境进行体力活动的儿童。

虽然发达国家在燃煤电厂使用洗涤设备及使用其他能源，其空气中二氧化硫含量已大幅度减少，但是在发展中国家，此仍是个问题。一项来自我国的研究显示，二氧化硫与儿童，尤其是具有过敏性家族史的患儿的哮喘流行和症状有关。

【交通相关性空气污染】

交通相关性空气污染（TRAP）是由来自燃烧产物（包括元素或煤炭）和非燃烧产物（如道路扬尘、轮胎磨损和刹车片磨损），以及包括氮氧化物在内的主要气体组成的一种复杂的混合物。这些主要的气体排放导致次二代污染物的产生，如臭氧、硝酸盐及有机气溶胶。在TRAP中，许多污染物的空气浓度随着离公路距离的增加而迅速减少。2010年的一篇报道指出，距离公路300～500m远的地方对人类健康的影响最大。在美国北方的一些城市，有30%～45%的人群居住在这个范围内，该城市靠近道路的污染物暴露程度甚至要高于欧洲的一些城市。

接触柴油废气颗粒导致氧化应激、气道高反应性，增加中性粒细胞和嗜酸性粒细胞性气道炎症，以及向Th2/Th17表型转变。产前暴露于柴油废气颗粒中的小鼠，在产后可导致较严重的过敏性哮喘，因其致敏性增加，以及涉及氧化应激效应和多环芳烃代谢的基因表达上调。哮喘患者暴露在柴油废气颗粒中可以增强非特异性气道高反应性，但其并不是气道的炎症反应，而健康个体发生气道炎症，并无气道高反应性。

TRAP暴露可增加呼吸系统的症状，引起肺功能的改变，增加儿童和成人医疗保健费用。值得注意的是，儿童和青少年哮喘症状（永久性哮喘，现阶段的喘息和严重的哮喘症状）与暴露在交通废气中有剂量关联性。短期暴露在PM2.5、氮氧化物和一氧化碳环境中对机体的影响与汽车尾气量的增加有关，减少交通相关性二氧化氮和臭氧至较低水平将会使哮喘患者的支气管炎发作降低36%～70%。暴露在TRAP环境中，尤其是市区，对哮喘发病率有很大的影响。

越来越多的证据表明，暴露在TRAP环境中与哮喘发病率有关。最近的一些前瞻性研究显示，对于入学时从未患过哮喘的儿童，其哮喘的发病率随在TRAP环境中暴露程度的增加而升高。对于从未患过哮喘的成人，其哮喘发病率风险的增加与TRAP有关。哮喘患者中至少14%与附近道路TRAP有关，哮喘发作总数中约8%与交通尾气有关。鉴于越来越多的证据支持TRAP在诱发潜在哮喘中所扮演的角色，以及其可能会引起新发哮喘，建议应该将焦点放在减少这些风险的策略评估上。

【风险修饰】

患有哮喘的幼儿肺发育还不成熟，因此其肺功能也不成熟。随着户外活动时间的增加，该群体一直以来被视为极易受到污染空气影响的一个群体。孕母接触到污染空气，也可能增加产后儿童哮喘及哮喘发作的风险。低出生体重儿气管相对狭窄，因此增加了空气污染与哮喘发作的风险因素。

对于哮喘的发病率及其严重程度，男孩要高于女孩，这种差异的原因之一是由于早期的气道狭窄。对男孩和女孩来说，空气污染对哮喘的影响并没有明显的区别。在成人中，女性活动性哮喘的发病率要高于男性，但同样空气污染对哮喘的影响并没有显著的性别差异。

饮食因素在易受污染物影响的独立社会经济地位中占有一席之地。有证据显示，水果蔬菜及抗氧化维生素中富含保护因子，其足以在氧化应激的通路上起到重要作用。肥胖也可能会增加对污染空气不利影响的易感性。

二手烟的烟雾是一个混合体，包括气体、可吸入性颗粒物，对哮喘产生不利影响，可增加哮喘风险。

【临床意义】

降低空气污染对哮喘发作影响的重要方法是预测臭氧或是PM2.5浓度，并及时发放烟雾预警。哮喘患者和其他具有心肺疾病的患者应在空气污染期间待在室内。临床医师应该鼓励那些哮喘患者并建议哮喘患儿的父母，在空气污染程度较高期间，尽量避免不必要的室外活动，特别是需要剧烈运动，以致需要增加每分通气量和增加药物吸入总剂量。在空气质量较差时，避免户外运动，此要求应该纳入哮喘患者管理计划中。由于这一规避策略的有效性，相关机构应该每天大范围检测空气质量并予以公布。

TPAP能够加重哮喘的症状，机动车辆释放的如超细粒子和黑碳颗粒的浓度在距离超过300m后会大幅度减少。哮喘患者的理想居住环境应该位于距离交通主干道，尤其是那些重型交通工具至少300m以外的地方。在上下班打开车窗时其TRAP的接触率也很高。

与空气污染相关的哮喘急性发作的治疗与平时的治疗无差别。除避免在空气污染较严重时外出外，哮喘的发作可通过长期吸入糖皮质激素来预防，此可以减少由空气污染所带来的不良反应。但具有严重哮喘的患者在接触污染空气时可能更易出现呼吸系统的症状。由于空气污染物与变应原或是二手烟雾的潜在关系，避免接触这些污染物是必要的，尤其在污染较严重期间，这可能与暴露在季节性变应原是一致的。

【政策问题】

在发达国家，机动车辆尾气排放和发电厂是主要污染物（如氮氧化物、细颗粒物及超细颗粒物）和二次污染物（如臭氧、硝酸盐、硫酸盐和有机气溶胶）的主要来源。污染对健康的不利影响提示我们想要达到良好的空气质量，应使用环保车辆和不依赖于石化燃料能源进行生产。减缓气候的变化和石油储备的消耗也需要降低石化燃料的燃烧，制定相关政策措施来激励新型动力汽车或可再生能源生产的发展。

努力减少温室气体排放量，即降低空气污染的主要排放量和次要排放量。加大统筹缓解气候变化及加大清洁空气调节力度，可以采取优先缓解措施，如通过集中碳源如煤和柴油机燃烧来提高人类从清新空气处获得的健康益处。消除燃煤，而不是安装除尘器，才能最大限度地减少二氧化碳和PM2.5释放，增加非化石燃料的电力产量是降低以煤燃烧获得能量的关键。

在发展中国家，既要加快经济增长，又要控制空气污染，能源生产和环境控制措施二者都要兼顾。低效能固体燃料（如木柴、粪便、秸秆和煤）成为室内空气污染源。在经济和人口快速增长的国家，燃煤量巨大，道路上机动车辆的数目也在快速增长，因此成为严重的公共卫生问题。建议采用分散式或分布式发电来减少发展中国家中那些欠发达农村依靠煤炭供能，或是靠近使用地建立电力生产。

有效的策略是降低发展中国家和发达国家中大城市的车辆行驶。高效的公共交通系统，以及沿交通走廊的节能住宅的投资将会获得长期的经济和公共健康效益。改善公共交通通常并不足以抵消由增加的人口密度而带来的交通拥堵，为了解决这个矛盾，一些城市正在实施集约化管理，伴随实施停车限制、道路交通管控、拥堵收费和无车区等措施。

【展望】

尽管在过去关于空气污染和哮喘进行了诸多研究，但对其认识方面我们还有较大的差距，最主要的差距是对暴露于污染空气诱发哮喘发作机制的认识，尤其是无过敏家族史的成人和儿童。基因与环境的相互作用将是未来研究的焦点。空气污染和心理压力之间关系的生物学基础是另一个需研究的领域，我们对其认识还比较少。

鉴于空气污染对诱发病情加重的重要性，我们需要加深对病情是如何加重机制的理解，从而制订策略来阻止它们发生。虽然暴露在PM2.5和TRAP环境中与增加哮喘发作的风险有关，但微粒混合物中起主要作用的成分还不清楚（如细颗粒物和超细颗粒物）。二氧化氮在正常的环境温度下是一个相对稳定的氧化剂，在流行病学研究中其被认为是与哮喘发作最密切的污染物，但是其原因还不清楚。二氧化氮仅仅是TRAP的一个良好指标或是参与了某个生物途径导致哮喘的发作；多环芳香烃是另一类需要了解更多信息的污染物。最近的一些报道显示，这些化合物在儿童过敏和哮喘的表观遗传中发挥作用。

除空气污染物中的特殊化学物外，另外一个关键问题是短期的峰值暴露（如1小时）和长时期超过时间暴露是否都与增加哮喘不良结果的风险增加有关。一些证据指出，峰值暴露要比长时间暴露重要。此外，对于暴露于空气污染物至临床症状出现需要滞后多长时间的问题，一些研究显示，暴露在高浓度的污染空气中1天就可以产生强烈的不良影响。

人们几乎总是暴露在混合污染物中。污染物的暴露与其他因素（如压力、不良的饮食习惯或吸烟）共同累积、共同发挥影响；监测室内微环境污染物暴露，如学校、工作场所、交通站点的暴露风险评估的新技术正在研制中。

暴露于空气污染物中的不利影响在整个生命过程中可能会有所不同，以至于未来的研究方向应该针对处于不同发展阶段的不同影响。即使是产前暴露于污染物中，也可能会影响包括哮喘在内的疾病风险。

气候的变化可能导致环境中污染物浓度的增加，如臭氧（直接的）、二氧化氮和PM2.5（继发于对空调的需求而增加）；延长植物生长季节和增加花粉产量，预计可以增加吸入性变应原的暴露风险。我们需要更好地了解污染物作为接触变应原的相互作用，用气候变化的影响去预测哮喘恶化的预期风险。

【结论】

空气污染对哮喘的影响已被广泛认识。目前，短期暴露于臭氧、二氧化氮、二氧化硫、PM2.5和TRAP被认为可增加哮喘恶化的风险。越来越多的证据表明，长期暴露于污染空气中，尤其是TRAP及其衍生物二氧化氮可诱发儿童和成人的新发哮喘。更多关于由污染物诱导的哮喘急性加重的机制需要进一步研究，氧化应激和免疫失调有可能参与其中。患有哮喘的儿童，尤其是那些在经济上处于不利地位的社区成长的儿童，暴露在污染空气中所带来的不利影响的风险增加，阐明交通污染混合物中的成分对诱发哮喘发作的重要意义。改善空气质量以防止哮喘病情加重，减少哮喘的新发病例增加，这需要政府采取强有力的政策去推动经济的发展，无论是发达国家还是发展中国家，都应尽量减少石化燃料的运输和生产，这也有利于减缓气候变化。

（兰伟平　潘家华）

第5章 儿童哮喘的诊断

哮喘是儿童时期最常见的慢性呼吸系统疾病。近年来，我国儿童哮喘的诊治虽已取得较大进展，但仍有约30%的城市儿童哮喘未能得到及时诊断，并有20%以上的儿童哮喘未达到良好控制。因此，哮喘早期诊断并进一步规范化管理是提高儿童哮喘控制水平和改善预后的重要手段。

哮喘是由多种细胞，包括炎症细胞（嗜酸性粒细胞、肥大细胞、T淋巴细胞、中性粒细胞等）、气道结构细胞（气道平滑肌细胞和上皮细胞等）和细胞组分参与的气道慢性炎症性疾病。这种慢性炎症导致易感个体气道高反应性，当接触物理、化学、生物等刺激因素时发生广泛多变的可逆性气流受限，从而引起反复发作的咳嗽、喘息、气促、胸闷等症状，常在夜间和（或）清晨发作或加剧，多数患儿可经治疗缓解或自行缓解。呼吸道症状的具体表现形式和严重程度具有随时间而变化的特点，并常伴有可逆性呼气气流受限和阻塞性通气功能障碍。

【危险因素】

影响儿童哮喘发生、发展和发作严重程度的危险因素较为复杂。哮喘危险因素可导致哮喘急性发作，或症状的持续存在或加重。

1. 遗传因素 特应性体质是指机体接触环境变应原后产生过多的IgE，再次接触变应原后即可产生Ⅰ型超敏反应。绝大部分哮喘患儿具有特应性体质，特应性体质具有遗传性。患儿有过敏史，有特应性皮炎和（或）过敏性鼻炎史，既往有咳嗽、喘息性疾病史，嗜酸性粒细胞及IgE水平升高及直系亲属或家族中有过敏或哮喘病史（一级、二级亲属）均会增加哮喘发病风险。

2. 环境因素 环境触发因素在儿童哮喘发生、发展中的作用可能比儿童特应性体质更为重要。

3. 变应原 包括吸入性和食物性。灰尘螨、粉尘螨、猫毛、犬毛、蟑螂、真菌、花粉、食物添加剂等变应原在儿童哮喘中比较常见。

4. 烟雾环境 儿童被动吸烟或在烟雾环境（尤其是细颗粒物）中是导致哮喘急性发作的重要因素。环境污染物如烟雾颗粒、汽车尾气、黑炭燃烧后颗粒、室内外工业气体等可加重儿童哮喘症状，增加哮喘急性发病及住院风险。研究表明，孕妇主动或被动吸烟，其子女出生后哮喘的发病率明显升高。全球13%的儿童哮喘的发生可能与交通相关性空气污染有关。

5. 感染因素 几乎所有的呼吸道病原体感染均可增加儿童哮喘发作的风险。婴幼儿呼吸道合胞病毒感染、年长儿鼻病毒感染在儿童哮喘的发生、发展中占重要地位。肺炎支原体感染与哮喘之间存在共同免疫病理基础，在哮喘发展过程中发挥重要作用，两者关系密切。细菌性感染与儿童哮喘的关系至今争论较大，有学者认为细菌感染时释放的毒素可诱导气道炎症反应，也有学者认为哮喘儿童的细菌感染主要为继发感染。

6. 运动或通气过度（婴幼儿大笑或哭闹）　运动时由于过度通气可刺激气道肥大细胞等释放炎症介质，或气道水分丢失的增加，导致支气管平滑肌痉挛引起哮喘发作。

7. 肥胖　一项Meta分析的结果表明，肥胖可能是儿童哮喘和喘息发生的重要危险因素。

8. 气候变化　换季时或早晚温差变化较大，过分潮湿或干燥的环境容易引起儿童哮喘发作。

9. 精神因素　激动、紧张、恐惧、生气等极端情绪变化可为哮喘发作的触发因素。

10. 药物因素　阿司匹林及其他非甾体抗炎药有可能诱发儿童哮喘发作。

11. 疾病因素　胃食管反流、慢性鼻-鼻窦炎、鼻息肉、腺样体肥大等可诱发儿童哮喘发作。

12. 其他　现代化生活方式、过于清洁的环境等也可能诱发哮喘发作。

【临床表现】

儿童哮喘的诊断主要依赖临床表现的反复性和气流受限的可逆性证据，并排除可能引起相关症状的其他疾病。中国《儿童支气管哮喘诊断与防治指南（2016年版）》强调了哮喘诊断的两个主要依据：可变的呼吸道症状和可变的呼气气流受限。咳嗽、喘息、气促、胸闷等症状为儿童期非特异性呼吸道症状，既可见于哮喘，也可见于非哮喘性疾病。因此，哮喘的诊断需要依据呼吸道症状、体征及肺功能检测证实存在可变的呼气气流受限，并排除可引起相关症状的其他疾病。重视特异性皮炎、变应性鼻-鼻窦炎等其他过敏性疾病的病史或哮喘等过敏性疾病的家族史可增加哮喘诊断的准确性。

1. 典型哮喘表现　典型哮喘的呼吸道症状及体征具有反复发作性、诱发多样性、时间节律性、季节性和气流受限可逆性的特征。

（1）大部分患儿有过敏史（牛奶蛋白过敏、湿疹、过敏性鼻炎等病史）及过敏家族史（有过敏或哮喘疾病史）。

（2）反复发作咳嗽、喘息、气促、胸闷，多与接触变应原、冷空气、物理或化学性刺激、呼吸道感染、运动及过度通气（如大笑和哭闹）等有关，常在夜间和（或）清晨发作或加剧。临床症状也可因引起哮喘发作的变应原的不同而不同。由感染引起的哮喘者，多起病较急，胸部常可闻及干、湿啰音，并可伴发热、白细胞总数增多等现象。若为吸入变应原引起哮喘者，多先有鼻痒、流清涕、打喷嚏、干咳，然后出现喘憋。对食物高度敏感者，大多数不发热，除发生哮喘症状外，常有呕吐、腹痛、腹泻、皮疹及口唇或面部水肿等，有明确进食敏感食物史。

（3）发作时呼吸困难，可闻及以呼气相为主的喘鸣音，伴有呼气相延长。

2. 严重表现（哮喘持续状态）　哮喘持续状态是指哮喘发作，经合理应用常规缓解药物后仍有严重或进行性加重的呼吸困难表现。患儿表现为面色苍白/青灰、鼻翼扇动、口唇及指甲发绀、烦躁不安、呼吸困难且以呼气困难为著，通常不能平卧，坐位时耸肩屈背，呈端坐样呼吸，甚至冷汗淋漓，面容惶恐不安。严重时患儿可有意识障碍、心肺功能不全，由于肺通气量减少，两肺几乎听不到呼吸音，哮鸣音反而消失，称为"闭锁肺"（silent lung），是支气管哮喘最危险的体征。

3. 难治性哮喘　是指采用包括吸入中高剂量糖皮质激素和长效β_2受体激动剂2种或更多种的控制药物规范治疗至少3～6个月仍不能达到良好控制的哮喘，患儿症状好转不明显，仍有运动后或早晚咳嗽加重，肺功能改善不明显。

诊断难治性哮喘应注意以下方面：

（1）是否诊断明确，是否存在可逆性气流受限及其严重程度。

（2）判断药物治疗是否有效使用，了解用药的依从性和是否掌握药物吸入技术。

（3）判断是否去除诱发哮喘加重的危险因素。

（4）判断是否存在使哮喘控制不良的并存疾病，如胃食管反流、肥胖伴或不伴睡眠阻塞障碍、过敏性鼻-鼻窦炎等。

4. 不典型哮喘

（1）咳嗽变异性哮喘（cough variant asthma，CVA）：是儿童慢性咳嗽常见原因之一，以咳嗽为唯一或主要表现，是特殊类型哮喘，其咳嗽的临床特征与典型哮喘相同，同样存在慢性气道炎症、气道高反应性和气道重塑等典型哮喘的病理生理改变。肺通气功能检测可出现第一秒用力呼气量（FEV_1）不同程度下降，支气管舒张试验阳性是支持CVA诊断的依据。临床表现为：①以反复咳嗽为唯一或主要表现，不伴有喘息，常在夜间和（或）清晨发作或加重，以干咳为主；②临床上无感染征象，或经较长时间抗生素治疗无效；③个人或一、二级亲属有过敏性疾病史，或变应原检测阳性；④部分患儿最终可发展为典型哮喘。

目前我国咳嗽变异性哮喘有明显诊断过度现象。一方面，喘息认知度随不同地区、不同文化背景不同，家长只描述患儿咳嗽，医师如果不详细询问病史，就问不出反复喘息病史；另一方面，如果患儿同时合并鼻-鼻窦炎，临床除以咳嗽为主要表现外，部分有轻微或偶发喘息、有痰、流涕等症状，按照哮喘治疗效果达不到预期效果。

（2）胸闷相关性哮喘：近年来发现存在以胸闷或叹息为唯一或主要症状的不典型哮喘，很多临床医师对此认识不足，有的医师误将其当作心肌炎住院治疗，而做了很多心肌炎方面的检查和治疗，应加以注意。胸闷相关性哮喘以青少年多见，起病隐匿，胸闷可在活动后诱发，部分患者夜间发作较为严重，没有反复发作的咳嗽、喘息、气促等典型哮喘表现，肺部听诊没有哮鸣音；年龄较小的患儿则表现为深呼吸、反复叹气等，甚至以长叹气为唯一或主要临床表现，起病隐匿，不合并咳嗽、喘息、气短或者肺部听诊哮鸣音等典型哮喘表现，多因家长发现患儿频繁长叹气或长出气而来就诊。胸闷相关性哮喘具有气道高反应性、可逆性气流受限及典型哮喘的病理特征，对哮喘治疗有明显效果。

【诊断】

目前儿科临床中存在的哮喘诊断不足和诊断过度的现象应引起重视，一般专科医师有诊断过度、非专科医师存在诊断不足现象，甚至有些医师将哮喘当作肺炎治疗。哮喘的临床诊断基于详细询问现病史、特应性疾病史、家族过敏史，并结合临床症状及体检结果。可逆性呼气气流受限的客观依据有利于提升诊断的准确性。但相当一部分哮喘儿童的临床症状不典型，此时诊断比较困难。婴幼儿哮喘的诊断更困难，至今仍争论不休。

1. 典型儿童哮喘诊断　典型儿童哮喘的呼吸道症状具有反复发作性、诱发多样性、时间节律性、季节性和气流受限可逆性的特征。《儿童支气管哮喘诊断与防治指南（2016年版）》推荐的哮喘诊断标准如下：

（1）反复发作喘息、咳嗽、气促、胸闷多与接触变应原、冷空气、物理或化学性刺激、呼吸道感染、运动及过度通气（如大笑和哭闹）等有关，常在夜间和（或）清晨发作或加剧。

（2）发作时在双肺可闻及散在或弥漫性的以呼气相为主的哮鸣音，呼气相延长。

（3）上述症状和体征经抗哮喘治疗有效或自行缓解。

（4）除外其他疾病所引起的喘息、咳嗽、气促和胸闷。

（5）临床表现不典型者（如无明显喘息或哮鸣音），应至少具备以下1项。

1）证实存在可逆性气流受限：①支气管舒张试验阳性：吸入速效 β_2 受体激动剂后15分钟 FEV_1 增加≥12%；②抗炎治疗后肺通气功能改善：给予吸入糖皮质激素和（或）抗白三烯治疗4周，FEV_1 增加≥12%。

2）支气管激发试验阳性。

3）最大呼气峰流量（PEF）日间变异率（连续监测2周）均值≥13%。

符合（1）～（4）条或（4）、（5）条者，可以诊断为哮喘。

2.学龄前儿童哮喘诊断　目前尚无特异性的检测方法和指标可作为学龄前儿童哮喘诊断的确诊依据，而且学龄前儿童哮喘的临床表现常不典型，并通常无法配合进行用力肺通气功能检测以获得可变呼气气流受限的客观诊断依据，因此诊断要慎重。诊断思路是依据症状或发作的频度、严重程度及是否存在哮喘发生的危险因素，结合潮气呼吸肺功能测定、脉冲震荡肺功能测定及呼出气一氧化氮（fractional exhaled nitric oxide，FeNO）测定来评估患儿发展为持续性哮喘的可能性，并依据治疗反应做出最终诊断。

目前临床常用的哮喘预测指数可预测≤3岁反复喘息婴幼儿发展为哮喘的危险性。哮喘预测指数为过去1年反复喘息≥4次，符合1项主要危险因素或2项次要危险因素。

主要危险因素如下：

（1）父母有哮喘病史。

（2）患儿经医师诊断为特应性皮炎。

（3）有吸入变应原致敏的依据。

次要危险因素如下：

（1）有食物变应原致敏的依据。

（2）外周血嗜酸性粒细胞≥4%。

（3）与感冒无关的喘息。

哮喘预测指数阳性提示发展为学龄期哮喘危险性高，但不是确诊哮喘的依据。

具有以下临床症状特点时，高度提示哮喘的诊断：

（1）多于每月1次的频繁发作性喘息。

（2）活动诱发的咳嗽或喘息。

（3）非病毒感染导致的间歇性夜间咳嗽。

（4）喘息症状持续至3岁以后。

（5）抗哮喘治疗有效，但停药后又复发。

如怀疑为哮喘，可尽早参照哮喘治疗方案开始试验性治疗，并定期评估治疗反应，如治疗4～8周无明显疗效，建议停药并做进一步诊断评估。

3.婴幼儿哮喘诊断（＜3岁）　婴幼儿喘息病因复杂，多与遗传、环境、病毒感染、支气管发育不良、畸形等因素有关，各类不同病因（气道腔内物体堵塞、气道壁外压迫、气道本身引起的狭窄）所致的喘息性疾病具有类似于哮喘的症状和体征，可出现发绀、气急、呼吸困难、肺部喘鸣音等情况。因此，婴幼儿哮喘诊断需慎重。婴幼儿喘息临床上可分为婴幼儿暂时性喘息、非过敏性持续性喘息和过敏性喘息（哮喘）3种表型。目前，临床上较常用的婴幼儿哮喘诊断标准如下：

（1）年龄＜3岁，喘息发作≥3次。

（2）发作时双肺闻及呼气相哮鸣音，呼气相延长。

（3）具有特应性体质，如过敏性湿疹、过敏性鼻炎等。

（4）父母有哮喘病或其他过敏史。

（5）除外其他引起喘息的疾病。

凡具有以上（1）、（2）、（5）条即可诊断哮喘。如喘息发作2次，并具有第（2）、（5）条，诊断为可疑哮喘或喘息性支气管炎，如同时具有第（3）条和（或）第（4）条时，可考虑给予哮喘治疗性诊断。

4.咳嗽变异性哮喘　对于"只咳不喘"的慢性咳嗽患者，要依据肺通气功能水平选择支气管激发试验或支气管舒张试验，如果

FEV$_1$在正常范围，选择支气管激发试验，如果FEV$_1$已有不同程度下降，选择支气管舒张试验，支气管激发试验阳性或支气管舒张试验阳性均是支持咳嗽变异性哮喘诊断的依据，抗哮喘药物治疗明确有效是确诊的依据。

咳嗽变异性哮喘的诊断依据如下：

（1）咳嗽持续＞4周，常在夜间和（或）清晨发作或加重，吸入冷空气或特殊气味可加重，以干咳为主。

（2）临床上无感染征象，或抗生素治疗无效。

（3）抗哮喘药物诊断性治疗有效（基本诊断条件）。

（4）支气管激发试验阳性和（或）PEF每日变异率（连续监测1～2周）≥20%。

（5）个人或一、二级亲属有过敏性疾病史，或变应原检测呈阳性。

（6）排除其他原因引起的慢性咳嗽性疾病。

鉴于很多鼻-鼻窦炎被误诊为哮喘而进行治疗，建议对咳嗽变异性哮喘治疗效果欠佳者尽快调整诊疗思路，重新评估诊断，进而合理治疗。

5.胸闷变异性哮喘　对于以胸闷或叹息为主要临床症状的患儿，应仔细询问患儿病史（包括胸闷位置、胸闷易发作的时间、原因及有无伴随症状等），合理检查，避免漏诊和误诊。

胸闷变异性哮喘的诊断依据如下：

（1）胸闷或叹息作为唯一或主要临床症状，无咳嗽、喘息、气急等典型哮喘的症状和体征。

（2）抗生素治疗无效。

（3）抗哮喘治疗可缓解胸闷发作（基本诊断条件）。

（4）同时具备诊断哮喘可变气流受限客观检查中的任何一条。

（5）有过敏史或过敏性家族史，或变应原检测阳性。

（6）除外其他引起胸闷的疾病。

【病情评估及分期】

根据患儿临床表现和肺功能，将哮喘划分为急性发作期、慢性持续期和临床缓解期。

1.急性发作期　是指接触变应原、呼吸道感染或未规范治疗等所导致喘息、气急、胸闷或咳嗽等症状突然发生，或原有症状加重，伴有呼气流量降低。≥6岁儿童的哮喘急性发作严重程度分为轻度、中度、重度和危重4级（表5-1）。6岁以下儿童的哮喘急性发作的严重程度仅分为轻度和重度（表5-2）。哮喘急性发作时严重程度不一，可在数小时或数天内出现，偶尔可在数分钟内即危及生命，故应慎重对待，对病情做出正确评估，以便及时给予有效的紧急治疗。

表5-1　哮喘急性发作时病情严重程度分级（2022年全球哮喘防治GINA）

临床特点	轻度	中度	重度	危重
气促	步行	稍事活动	休息时	－
体位	可平卧	喜坐位	端坐呼吸	－
讲话方式	连续成句	单句	单词	不能讲话
精神状态	尚安静	时有焦虑或烦躁	常有焦虑、烦躁	嗜睡或意识模糊
出汗	无	有	大汗淋漓	－
呼吸频率	轻度增加	增加	常大于30次/分	－
辅助呼吸肌活动及三凹征	常无	可有	常有	胸腹矛盾呼吸

临床特点	轻度	中度	重度	危重
哮鸣音	散在，呼气末期	响亮、弥散	响亮、弥散	减弱乃至无
脉率（次/分）	<100	100~120	>120	脉率变慢或不规则
奇脉	无，<10mmHg	可有，10~25mmHg	常有	无，提示呼吸肌疲劳
首次使用支气管扩张剂后PEF占预计值或个人最佳值百分比	>80%	60%~80%	<60%	
PaO_2（空气，mmHg）	正常	≥60	<60	<60
$PaCO_2$（mmHg）	<45	≤45	>45	>45
SaO_2（吸空气，%）	>95	91~95	≤90	≤90
pH	正常	正常	下降	下降

注：GINA. 全球哮喘防治倡议

只要符合某一严重程度的某些指标，而不需满足全部指标，即可提示为该级别的急性发作；1mmHg=0.133kPa；-为无反应或无变化

表5-2　6岁以下儿童哮喘急性发作严重程度分级

症状	轻度	重度
精神意识改变	无	焦虑、烦躁、嗜睡或意识不清
血氧饱和度（治疗前，%）	≥92	<92
讲话方式	能成句	说单字
脉率（次/分）	<100	>200（0~3岁）>180（4~5岁）
发绀	无	可能存在
哮鸣音	存在	减弱，甚至消失

注：血氧饱和度是指在吸氧和支气管舒张剂治疗前的测量值；需要考虑儿童的正常语言发育过程；判断重度发作时，只要存在一项就可纳入该等级

2. 慢性持续期　是指相当长的时间内总是不同程度和（或）不同频度出现咳嗽、喘息、气急、胸闷等症状。慢性持续期根据日间症状、夜间症状及肺功能情况可将哮喘病情严重程度分为间歇发作、轻度持续发作、中度持续发作、重度持续发作（表5-3）。哮喘初始治疗时即对病情进行正确评估，根据病情调整哮喘用药，对于疾病控制具有重要意义。

3. 临床缓解期　是指哮喘的症状、体征消失，FEV_1或PEF≥80%预计值，并维持3个月以上。根据患者的临床症状、用药情

表5-3　哮喘慢性持续期病情分度（2022年GINA）

分级	白天症状	夜间症状	PEF
间歇发作（第1级）	<1次/周	≤2次/周	PEF占预计值百分比≥80%，PEF变异率<20%
轻度持续发作（第2级）	≥1次/周，但<1次/天可能影响活动和睡眠	>2次/月，但<1次/周	PEF占预计值百分比≥80%，PEF变异率为20%~30%
中度持续发作（第3级）	每日有症状，影响活动和睡眠	≥1次/周	PEF占预计值百分比为60%~79%，PEF变异率>30%
重度持续发作（第4级）	连续有症状；体力活动受限	频繁出现	PEF占预计值百分比<60%，PEF变异率>30%

注：GINA. 全球哮喘防治倡议

况、肺功能检查结果等复合指标可以将患者分为良好控制（或临床完全控制）、部分控制和未控制（表5-4），正确评估哮喘控制水平是制订哮喘治疗方案和调整治疗药物的基础。肺通气功能测定是提供患儿气流受限严重程度的客观指标，并有助于预测疾病的远期转归，需定期检测。哮喘未控制、接触变应原、用药不规范、依从性差，有鼻-鼻窦炎、肥胖、呼吸睡眠暂停综合征等合并症，以及过去1年曾有哮喘急性发作急诊或住院等都是未来哮喘急性发作的危险因素。

表5-4　哮喘控制水平分级（2022年GINA）

临床特征 （过去4周）	良好控制	部分控制	未控制
日间症状＞2次/周	无	—	—
活动受限	无	—	—
夜间症状/憋醒	无	存在1～2项	存在3～4项
需要缓解药物次数＞2次	无	—	—

虽然哮喘尚不能根治，但是通过正确诊断、规范治疗及有效管理，通常可使哮喘病情得到满意的控制。

（周　玲　潘家华）

第 6 章

儿童哮喘的鉴别诊断

咳嗽和喘息的临床表现多种多样，不同的疾病特点不同，仔细区分出各种疾病咳嗽喘息的细微差别，才能掌握正确的诊断和治疗方法。常见儿童反复咳嗽和喘息相关疾病的鉴别诊断如下所述。

【喘息的鉴别】

1. 急性细支气管炎　为好发于1岁以下尤其是6个月内婴幼儿的急性下呼吸道感染性疾病，冬春季较多见，主要由病毒（最常见呼吸道合胞病毒）感染引起，年龄＜3个月，早产儿（胎龄＜35周）、有基础心肺疾病及免疫缺陷的患儿更容易发生。其临床表现为起病急，持续性咳嗽及阵发性喘憋，咳嗽和喘憋同时发生为本病特点，伴有呼气性喘鸣音，严重病例有烦躁不安、面色苍白、口唇发绀、呼吸衰竭等。胸部X线检查可见双肺纹理增粗，或有不同程度的肺气肿、肺不张，部分患儿可有散在的点状或条索状实质性阴影。急性细支气管炎患儿日后喘息反复发作，与哮喘发生存在密切联系。

2. 闭塞性细支气管炎（bronchiolitis obliterans，BO）　是由于各种因素导致的炎症和免疫反应损伤细支气管上皮及上皮下组织，机体对以上炎症和损伤的不正常修复所造成。感染（最常见的是腺病毒）是BO的首位发病因素，临床表现为持续或反复咳嗽或喘息达6周以上，可有呼吸急促、运动不耐受、两肺可闻及持续存在的广泛喘鸣音、湿啰音，对支气管舒张剂反应差。胸部X线片无特异性改变，可表现为两肺过度充气，

随着病情进展，可出现斑片状肺泡浸润影，呈磨玻璃样，边缘不清。肺部高分辨率CT（呼气相CT能更好地显示小气道病变）可见马赛克灌注、支气管扩张及支气管壁增厚，马赛克灌注是BO的特异性改变，可作为临床诊断表现。肺功能显示小气道阻塞性通气功能障碍或混合型通气功能障碍，支气管舒张试验多为阴性。

3. 儿童结核病　临床表现多种多样，多数临床表现为亚急性和慢性。常见临床症状包括：①咳嗽，持续咳嗽超过2周，多为干咳，肺部体征不明显，与肺内病变亦不成比例；②发热，原因不明的发热超过2周，多为间歇性或午后低热或夜间潮热、盗汗；③肿大的淋巴结压迫支气管或支气管结核使管腔狭窄，导致喘息、呛咳、气促等症状；④反复呼吸道感染，反复感冒，且短期内不易恢复；⑤抗生素治疗无效；⑥食欲、体重，不明原因的食欲缺乏、乏力、体重不增或下降；⑦淋巴结肿大，无压痛肿大的淋巴结，尤以颈部及纵隔淋巴结肿大多见。患儿有支持结核感染的证据（未接种卡介苗、PPD试验呈阳性反应、有结核病接触史等），结合胸部X线、CT检查可发现肿大淋巴结和支气管结核征象进行综合判断。对常用抗菌药物治疗无反应，抗结核治疗有效。

4. 支气管肺炎　多由感染引起，见于各种病毒、细菌及肺炎支原体感染，起病较急，临床表现为咳嗽多伴有发热，可有气促、喘息、精神不振、食欲缺乏、烦躁不安等。体格检查有呼吸增快，肺部可闻及固定

的干、湿啰音，严重时可发生循环、神经和消化等系统功能障碍。胸部X线检查早期表现为肺纹理增强，透光度减低，以后可出现大小不等的点状或斑片状阴影，或融合成大片状阴影，可有肺气肿、肺不张，然而，并发脓气胸时患侧胸腔可见液平面，肺大疱时可见完整薄壁、无液平面的大泡。

5. 支气管肺发育不良 主要见于早产婴儿、低出生体重儿，出生时有呼吸困难，需要长时间吸氧（＞28天）或机械通气者。表现为出生后数天或数周逐渐出现进行性呼吸困难、三凹征、肺部干湿啰音、呼吸功能不全等症状，病程可达数月甚至数年之久。肺发育不成熟、急性肺损伤和损伤后异常修复是引发支气管肺发育不良的3个关键环节。对于重度支气管肺发育不良的患者，肺功能异常可持续至成人期，同时伴有运动耐力减低及喘息，严重者可导致呼吸衰竭甚至死亡。近年来，中国科学技术大学附属第一医院（安徽省立医院）潘家华教授团队在临床实践中发现，早产儿支气管肺发育不良（bronchopulmonary dysplasia，BPD）患儿日后反复喘息，临床酷似儿童哮喘，但与儿童哮喘不同的是，BPD发生日后喘息有以下特点：①极早早产儿；②符合BPD诊断标准；③反复喘息；④按哮喘治疗效果有限；⑤持续阻塞性通气功能障碍；⑥生长发育落后；⑦预后不良。为了临床医师对小儿喘息性疾病的鉴别，将符合上述特点的患儿拟定为早产儿-支气管肺发育不良-喘息综合征（preterm infant-bronchopulmonary dysplasia-wheezing syndrome，PBPDWS），以便于对这类患儿进行长期管理。

6. 异物吸入 高发年龄为1～3岁，咳嗽是异物吸入后最常见症状，一般有异物吸入和剧烈呛咳史，在进食或玩耍期间剧烈咳嗽和（或）喘鸣，以后有反复咳嗽和肺部感染病史，喘息为持续性，有时喘鸣音局限，儿童支气管异物有明确异物吸入史者不超过30%。胸部X线、CT（三维重建）检查显示支气管异物征象，纤维支气管镜检查发现异物可明确诊断，但10%～15%的患儿胸部X线检查可正常或无相应改变（异物位于气管、纵隔区或异物小），而是表现为长期咳嗽或反复肺炎，而且是同一位置的肺炎，治疗效果不佳。因此，即使没有肺部影像学改变，也需要警惕支气管异物的可能。

7. 原发性纤毛运动障碍（又称为纤毛不动综合征） 属常染色体隐性遗传病，常见的是呼吸道纤毛功能异常，可引起反复的上、下呼吸道感染，包括反复性发作的中耳炎、鼻窦炎，以及支气管炎、肺炎、支气管扩张，常见耳道流脓、鼻腔脓性分泌物、咳嗽、咳痰、咯血，严重时喘憋，50%的患者有内脏转位。支气管扩张、鼻窦炎或鼻息肉和内脏转位（主要为右位心）为其三联征。

8. 血管环 血管环畸形是由于主动脉弓或分支发育异常，或肺动脉分支发育异常造成气管和（或）食管被压迫的一组先天性的血管畸形，包括完全性血管环（如双主动脉弓畸形等）和不完全性血管环（如肺动脉吊带等），这些血管环会对气管和（或）食管造成一定的压迫，出现相应的临床症状，表现为反复性上呼吸道感染、吞食困难、吞咽受阻、呼吸快、打鼾、持续性呼吸音异常、吸入性喘鸣音，或患者不喜欢头过伸或过屈的动作。症状严重者可以出现喂养困难和呼吸困难。细菌感染、过敏、异物刺激、运动等都会导致咳痰和咳嗽，如果压迫较为严重，需要进行手术治疗。

9. 胃食管反流性咳嗽 胃食管反流在婴儿中是非常常见的情况，健康婴儿发生率为40%～65%，出生后1～4个月为发生高峰期，12个月时缓解；小儿呼吸道症状突出而消化道表现易被忽视。以咽、喉、支气管症状为主要表现，主要症状为干咳、夜咳或进食后加重，为反射性支气管痉挛性咳嗽（迷走神经反射），部分婴儿仅在夜间喘息。辅助检查：24小时pH食管监测的诊断敏感性最高，钡剂检查和胃镜检查对胃食管反流性咳嗽的诊断价值有限，但能明确有无局部解剖结构异常。治疗时抬高床头15～20cm；忌酸、甜、冷、高脂食物，宜少食多餐、稠厚食物；可予以促胃动力药（莫沙必利）、H_2受体阻滞剂（雷尼替丁）及质子泵抑制剂（奥美拉唑）等治疗。

10. 先天性气管狭窄、气管畸形　该病新生儿期即有反复发作的咳嗽、喘息，以及阵发性或持续性的呼吸困难，安静睡眠时减轻，而在哭闹时或继发感染时加剧，并在喉喘鸣时出现吸气性三凹征，肺部可听见双相喘鸣音。临床症状的轻重取决于管腔狭窄程度及是否合并其他畸形，病情严重者可危及患儿的生命。肺部CT（三维重建）及纤维支气管镜检查可协助诊断。

11. 囊性纤维化　为常染色体隐性遗传病，主要影响呼吸系统和胃肠道。呼吸系统主要表现为反复支气管感染和气道阻塞，出生后不久就开始咳嗽，反复肺部感染、肺不张，查体可见营养不良、生长发育迟缓（吸收不良）、杵状指（趾），肺部产生广泛纤维化和肺气肿后有喘鸣、活动后气急，常有自发性气胸或纵隔气肿。粪便呈大量松散油腻状，并伴有恶臭。

12. 先天性心脏病　容易发生反复上呼吸道感染及肺炎，患儿哭吵、运动和进食时可有口唇发绀，生长发育异常，声音嘶哑；查体可见呼吸急促，吸气性喘鸣，心动过速，心脏杂音或有肝大；心脏彩超检查可明确诊断。

【慢性咳嗽的鉴别】

1. 鼻-鼻窦炎　又称为上气道咳嗽综合征（UACS），曾称为鼻后滴漏综合征（PNDS）等。临床表现为发作性或持续性咳嗽，伴或不伴咳痰，咳嗽以清晨或体位改变时为重，入睡后较少，常伴有鼻塞、流涕、咽干，并有异物感、反复清咽。鼻窦区可有压痛，鼻窦开口处或咽后壁处可有黄白色分泌物，咽后壁滤泡明显增生，呈鹅卵石样改变，有反复鼻炎、鼻窦炎等病史。体格检查有腺样体、扁桃体增大。X线或CT检查可见腺样体肥大及鼻窦炎的相应改变。伴哮喘者单用抗哮喘药治疗效果欠佳，要同时抗鼻炎治疗，如鼻腔喷入激素及减充血剂、白三烯受体拮抗剂、抗组胺药等有效。

2. 过敏性咳嗽　易与咳嗽变异性哮喘相混淆，患者以刺激性干咳为主，阵发性，白天或夜间咳，接触某些刺激原（油烟、灰尘、冷空气、讲话）特别是被动吸烟容易诱发其咳嗽、咽痒。有下列特征之一应考虑过敏性咳嗽：①过敏物质接触史；②皮肤点刺试验阳性；③血总IgE或特异性IgE增高。肺功能通气功能正常，支气管激发试验阴性（并不存在气道高反应性）。这种咳嗽是受体敏感性增强，而不是直接与支气管张力有关。因此，支气管扩张剂治疗无效，抗组胺药和（或）糖皮质激素治疗有效。

3. 感冒后咳嗽（感染后咳嗽）　多见于＜5岁学龄前儿童，有上呼吸道感染史，于上呼吸道感染其他症状消退后干咳持续4周以上；为刺激性干咳或咳少量白色黏痰，X线检查正常；由病毒感染诱发的暂时性气道高反应性，患儿虽非哮喘，但可伴有哮鸣音及可逆性气道阻塞，并常有细胞或体液免疫功能低下；肺通气功能正常，一般有自限性，可自行缓解，抗菌药物治疗无效，可短期使用抗组胺药及中枢镇咳药，必要时可短期吸入或口服激素进行治疗。

4.嗜酸性粒细胞性支气管炎　以气道嗜酸性粒细胞浸润为特征的非哮喘性支气管炎，不伴哮喘的嗜酸性粒细胞性支气管炎是近年报道较多的慢性咳嗽的原因之一。咳嗽特点为顽固性干咳或晨咳少许黏痰，对油烟、灰尘、冷空气、异味比较敏感；痰液中嗜酸性粒细胞比率>3%，支气管激发试验阴性，无可逆性气流受限的证据，激素治疗（吸入或口服）有效。

5. 迁延性细菌性支气管炎（PBB）　系细菌引起的支气管内膜持续感染。本病与细菌在气道中形成生物被膜及气道的黏液纤毛清除功能障碍、全身免疫功能缺陷和气道畸形等密切相关。咳嗽为持续性湿性（有痰）咳嗽，支气管肺泡灌洗液检查中性粒细胞升高和（或）细菌培养阳性，肺部高分辨率CT检查可见支气管壁增厚和疑似支气管扩张，但很少有肺过度充气；抗菌药物治疗2周以上咳嗽可明显好转。

6. 百日咳　主要由百日咳鲍特菌感染引起的一种具有高度传染性的急性呼吸道疾病。人类是百日咳鲍特菌的唯一宿主，感染通过空气传播。其特征性临床症状为阵发性痉挛性咳嗽伴吸气"鸡鸣"样回声，发作时咳嗽成串出现，咳十余声或数十声，直到咳出痰液或吐出胃内容物，紧跟着深长吸气，发出"鸡鸣"样吸气回声。患者可因夜间迷走神经兴奋，咳嗽较白天更为显著，咳嗽剧烈时可有大小便失禁、双手握拳屈肘、双眼圆睁、面红耳赤、涕泪交流、头向前倾、张口伸舌、唇色发绀、球结膜充血、舌系带溃疡等，外周血白细胞总数及淋巴细胞分类增高。病程可迁延数月，常引起流行。类百日咳样综合征（pertussis-like syndrome）是指由支原体、衣原体、巨细胞病毒、腺病毒等病原体引起，临床表现难以与百日咳区分，也是引起儿童慢性咳嗽的病因之一。需做相关病原学检查以进一步确诊。

7. 多发性抽动症　学龄前儿童居多（6～9岁占78.3%），表现为清嗓、干咳、嗅鼻、叹息、打呼噜等，白天发作多，睡眠时消失，精神紧张时更甚，部分伴有运动性抽动症状（眨眼、咧嘴、耸肩、皱额等头面颈部怪异动作）。

8. 药物诱发性咳嗽　血管紧张素转化酶抑制剂（ACEI）如卡托普利，肾上腺素受体阻滞剂如普萘洛尔等可诱发咳嗽，特点为慢性持续性干咳，夜间或卧位时加重，停药3～7天可使咳嗽明显减轻乃至消失。

9. 耳源性咳嗽　中耳发生病变时，迷走神经受到刺激会反射引起慢性咳嗽。患者一般会同时伴有发作性眩晕、听力减退及耳鸣等症状，部分患者咳嗽与体位改变有一定关系，比较严重的患者还会伴有恶心、呕吐、出汗、面色苍白等症状。例如，患者躺在床上会有坐船的感觉，大多数患者发作时神志都比较清醒。

10. 精神性咳嗽　大多为年龄>5岁、聪敏伶俐的患儿，其咳嗽的特点是音响大，似鹅叫。多种心理社会应激原可触发或加剧咳嗽，这些应激原包括学校恐惧症、对成绩的认知性压力及紧张、焦虑等，父母及其他人越注意，咳嗽越频繁，夜眠时或注意其他事物时则一声不咳，同学、老师及家长等因其频咳而不安，特别是家长常因其咳嗽到许多医院就诊，反而加重其咳嗽并形成恶性循环。患者常伴有焦虑症状，不伴有器质性疾病。本病诊断时需除外引起慢性咳嗽的其他原因。治疗时给予止咳药物通常无效，可采用暗示疗法、心理咨询或精神干预治疗，适当应用抗焦虑药物。

11. 先天性气管食管瘘　由于先天性胚胎发育异常，气管与食管间有瘘管相连通，新生儿出生后即唾液过多，不断从口腔外溢，频吐白沫（好像螃蟹吐沫），经咳嗽或迅速清除咽部积液后，症状可暂时消失，但很快又反复出现。出生后每次喂奶、喂水时均发生呕吐、呛咳或发绀、呼吸困难甚至窒息等现象。碘剂造影可帮助明确瘘管部位和形态。

12. 先天性气管软化 是由于气管缺乏应有的软骨硬度和支撑力造成管腔不同程度塌陷的一种病理现象。气管软化的特点是随着呼吸期间主气管动态开放和塌陷，会在呼气时出现口哨声或呼噜声，活动时明显，典型表现为自出生后经常出现呼气相喉鸣、剧烈咳嗽，进食、活动或感冒后加重。支气管镜检查可发现气管塌陷，随着年龄的增长，气道口径增加和软骨发育，症状可能在6～12月龄逐渐减轻。

（周　玲　潘家华）

第1节　胸闷变异性哮喘

【定义】

胸闷变异性哮喘（chest tightness variant asthma，CTVA）是以胸闷为唯一临床表现的特殊类型哮喘，病程＞4周，可在活动后诱发，无典型喘息表现或发作时哮鸣音，但存在气道高反应或可逆性气流受限，给予吸入性糖皮质激素联合支气管扩张剂治疗有效，且支气管镜活检可发现哮喘的病理改变，是一种新的比较隐匿的哮喘。潜在发病机制尚不明确，可能由呼吸道/气道炎症浸润或者气道痉挛引起。

【临床表现】

胸闷或长叹气为主要或唯一的临床表现，夜间及晨起明显，不伴喘息、气促等典型哮喘症状。年长儿能主动表述胸闷不适感（如胸部憋闷感、紧缩感、胸部不适、胸部闷胀、有重物压在胸口、自觉呼吸不畅），多伴随深呼吸或长叹气，年龄较小的儿童可能表现为叹气、出长气、深呼吸、叹气样呼吸等。

胸闷症状持续或反复出现，多与接触变应原或刺激性气体吸入（包含冷空气），物理或化学性刺激，以及运动、情绪变化等有关。需行肺功能检查证实存在气道高反应性或可逆性气流受限，给予 β_2 受体激动剂或吸入性糖皮质激素的诊断性治疗有效，并需排除其他疾病。

【辅助检查】

1. 肺功能检查

（1）支气管舒张试验阳性（证实存在可逆性气流受限）：吸入速效 β_2 受体激动剂（如沙丁胺醇压力定量气雾剂200～400μg或吸入沙丁胺醇/特布他林2.5～5mg）后15分钟，第一秒用力呼气量（FEV_1）增加≥12%。

（2）支气管激发试验阳性（存在气道高反应性）：是诊断不典型哮喘，尤其是肺通气功能正常患者的重要证据，肺通气功能在正常预计值70%以上的患者行支气管激发试验后，第一秒用力呼气量占用力肺活量百分率（$FEV_1\%$）下降≥20%为激发试验阳性。

可以用组胺、醋甲胆碱或运动激发。累积激发剂量（PD）是目前常用的定量指标，$PD_{20}\text{-}FEV_1$ 是指 FEV_1 下降20%时累积吸入刺激物的剂量。例如，醋甲胆碱支气管激发试验：使用醋甲胆碱为激发物时，依 $PD_{20}\text{-}FEV_1$ 的不同可分为5级，＜0.035mg为重度气道高反应性，0.035～0.293mg为中度气道高反应性，0.294～1.075mg为轻度气道高反应性，1.076～2.500mg为可疑或极轻度气道高反应性，＞2.500mg为正常。此检查应该在 FEV_1 不低于预计值的70%时进行。

（3）FEV_1 实测值/预计值降低：连续监测2周内平均呼气流量峰值（PEF）每日变异率升高，且≥13%。

（4）小气道功能：测定最大呼气流量-容积曲线（MEFV），其中第一秒用力呼气量占用力肺活量百分率（FEV₁%）降低，相应的用力呼气中段流量（FEF_{50}、FEF_{75}）显著低于正常值。最大呼气中期流量（MMEF）下降明显者，气道高反应更显著。部分患者可有轻度阻塞性通气功能障碍，表现为FEV₁下降，FEV₁小于正常预计值的80%。

2. 外周血检查　嗜酸性粒细胞增高超过6%，血液标本中嗜酸性粒细胞计数增多，可达（0.4~0.6）×10⁹/L及以上。

3. 特异性过敏原诊断　皮肤点刺试验阳性或静脉血血清特异性IgE定量检测阳性。

4. 痰液检查　可行痰细胞分类和痰内可溶性物质检测反映气道分泌物的情况，痰标本细胞学检查时可见嗜酸性粒细胞计数增多（＞2.5%），并可见到嗜酸性粒细胞脱颗粒。近来有研究表明，在鉴别哮喘方面，嗜酸性粒细胞脱颗粒比嗜酸性粒细胞计数更重要。

5. 呼出气一氧化氮（eNO）检测　我国学者认为eNO检测对不典型哮喘诊断价值有限，亦有学者认为eNO水平高于健康儿童，但低于典型哮喘患儿，与咳嗽变异性哮喘组患儿eNO水平无显著性差异，故其在CTVA中是否具有预测价值有待进一步研究。

6. 胸部X线检查　多无明显异常，部分患者可有肺纹理加重，需鉴别有无气胸、间质性肺改变等。

7. 心电图检查　无明显异常。心肌酶谱及肌钙蛋白均正常。

8. 部分CTVA成人患者支气管镜下呼吸道黏膜活检　存在典型哮喘病理特征，包括嗜酸性粒细胞浸润、基底膜增厚、上皮细胞及上皮下炎症，腺体高分泌。但在支气管镜下呼吸道黏膜活检标本中也发现CD3、CD4及CD8阳性的淋巴细胞和巨噬细胞计数明显升高。

【诊断及误诊漏诊】

1. 诊断　胸闷或长叹气/长出气持续或反复发作＞4周，以反复胸闷或长出气为主要或唯一临床症状，部分可有少许咳嗽，但无喘息。

（1）胸闷发作时肺部查体无喘鸣音/哮鸣音。

（2）既往无喘息、气急、慢性咳嗽等典型哮喘的症状。既往无慢性咳嗽及喘息病史。

（3）胸部X线和（或）CT检查无明显器质性改变。

（4）支气管激发试验阳性、支气管舒张试验阳性、2周内平均PEF日间变异率≥13%，应至少符合1项。

（5）初诊后给予吸入性糖皮质激素联合长效β₂受体激动剂（支气管舒张剂）治疗有效。

（6）排除心血管系统、消化系统、神经系统、肌肉及精神因素等导致的胸闷。

2. 误诊漏诊　胸闷是临床上常见的主诉（为一种非特异性临床症状，常可描述为胸部憋闷感、紧缩感、胸部不适、有重物压在胸口、自觉呼吸不畅，常通过深呼吸或叹气样呼吸缓解），该症状可见于多系统的器质性因素或功能性因素，包括呼吸系统、消化系统、心血管系统、神经系统疾病，以及贫血、中毒、骨骼引起的疼痛、直立不耐受及精神心理因素等，也可由医源性和物理因素导致。以胸闷为主诉或唯一表现的不典型哮喘患儿由于缺乏肺部体征，易被误诊为"心肌炎"、"抽动症"或"精神心理问题"。随着更多的前瞻性研究指出，儿童胸痛、胸闷、气短、叹气、乏力等症状极少由心脏本身引起，与其他相关器官组织相比，心血管疾病反而是引起以上症状最少见的原因。在急性胸闷、胸痛患儿中，感染因素及急性起病的器质性病变相对常见，而在反复发作性胸闷、胸痛患儿中，不典型哮喘是重要原因。对于成人CTVA患者，其痰液中嗜酸性粒细胞增多，焦虑和抑郁的发生率更高。

【治疗】

1. 教育和管理 CTVA是一种特殊类型的哮喘，可能是哮喘的前驱表现，因此应该像对待哮喘患儿一样，对CTVA患儿及家长进行早期教育、管理。内容包括疾病的本质、对疾病的认识、避免接触诱发因素（如规避可疑致敏原、避免接触鱼虾、避免吸烟等烟雾刺激）、常用药物的正确吸入方法、规律用药、按时随诊等，增加患儿及家长的依从性和自信心。

2. 药物治疗 给予吸入性糖皮质激素或β₂受体激动剂或白三烯受体拮抗剂进行诊断性治疗1～2周，若治疗有效，则支持诊断。一旦确诊CVTA，治疗时间至少8周以上。治疗过程中根据哮喘控制水平确定和调整治疗方案，若患儿停药后复发，需要长期治疗。CTVA患儿初诊时通常未经规范治疗，且症状顽固，不易缓解，应直接选择吸入性糖皮质激素/长效β₂受体激动剂复合制剂或联合白三烯调节剂。CTVA患儿可能会发展为典型哮喘，病程长、气道反应性高，长期吸入激素可有助于预防疾病的进展。

（黄 燕）

第2节 咳嗽变异性哮喘

咳嗽变异性哮喘（cough variant asthma，CVA）是由呼吸道慢性炎症引起的特殊哮喘，以咳嗽为唯一或主要表现，持续（包含反复发作）超过1个月是儿童慢性咳嗽常见的原因之一，为特殊类型的哮喘。

发病机制相当复杂，普遍认为是多种细胞（中性粒细胞、嗜酸性粒细胞、免疫球蛋白E、呼吸道上皮细胞、T淋巴细胞、肥大细胞等）介导和参与的过程，其中重要环节包括嗜酸性粒细胞介导病理过程，免疫球蛋白E介导呼吸道变态反应及感觉神经末梢C类纤维分泌物质等。

咳嗽变异性哮喘的影响因素多元化，如变应原或刺激性气体吸入（包含冷空气），食入过敏原，季节的改变，强烈的情绪变化，运动和过度通气，呼吸道感染，鼻炎或鼻窦炎，以及药物影响等。

【诊断】

1. 临床表现 咳嗽为主要或唯一的临床表现，常为刺激性干咳，咳嗽较剧烈，夜间和运动后、情绪激动时咳嗽发作频率最高。不伴有喘息，临床上无感染征象。体格检查时无喘鸣音，肺部查体无哮鸣音。

2. 辅助检查

（1）外周血检查：嗜酸性粒细胞计数增多，超过6%，血液标本中嗜酸性粒细胞计数增多，可达$(0.4 \sim 0.6) \times 10^9/L$及以上。

（2）痰诱导试验：可行痰细胞分类和痰内可溶性物质检测反映气道分泌物的情况，痰标本细胞学检查时可见嗜酸性粒细胞计数增多（>2.5%），并可见到嗜酸性粒细胞脱颗粒，近来有研究表明，在鉴别哮喘方面，嗜酸性粒细胞脱颗粒比嗜酸性粒细胞计数更重要。

（3）特异性过敏原诊断：皮肤点刺试验阳性或静脉血血清特异性IgE定量检测阳性。

（4）肺功能检查：①最大呼气流量-容积曲线（MEFV）、第一秒用力呼气量占用力肺活量百分率（FEV₁%）降低，相应的FEF_{50}、FEF_{75}显著低于正常值。②最大呼气峰流量（PEF）日间变异率（连续监测2周）≥13%。③支气管舒张试验阳性，吸入速效β₂受体激动剂（如沙丁胺醇压力定量气雾剂200～400μg或吸入沙丁胺醇/特布他林2.5～5mg）后15分钟，FEV₁增加≥12%。④支气管激发试验阳性（存在气道高反应性）是诊断不典型哮喘尤其是肺通气功能正常患者的重要证据，肺通气功能在正常预计值70%以上的患者支气管激发试验后FEV_1%下降≥20%，为支气管激发试验阳性。

可以用组胺、醋甲胆碱或运动激发。累积激发剂量（PD）是目前常用的定量指标，PD_{20}-FEV_1是指FEV_1下降20%时累积吸入刺激物的剂量。例如，醋甲胆碱支气管激发试验时，使用醋甲胆碱为激发物，依PD_{20}-FEV_1的不同可分为5级，<0.035mg为重度气道高反应性；0.035～0.293mg为中度气道高反应性；0.294～1.075mg为轻度气道高反应性；1.076～2.500mg为可疑或极轻度气道高反应性；>2.500mg为正常。此检查应该在FEV_1不低于预计值的70%进行。

（5）影像学检查：胸部X线检查多无明显异常，部分患者可有肺纹理增加。

（6）呼出气一氧化氮（eNO）检测：研究认为，CVA患儿eNO值较正常儿童高，但低于典型哮喘患儿，学者认为eNO检测对不典型哮喘的诊断价值有限。

3.诊断

（1）咳嗽持续>4周，常在运动、夜间和（或）凌晨发作或加重，以干咳为主，不伴有喘息。

（2）临床上无感染征象或经较长时间抗生素治疗无效。

（3）抗哮喘药物诊断性治疗有效。

（4）排除其他原因引起的慢性咳嗽。

（5）支气管激发试验阳性和（或）PEF

日间变异率（连续监测2周）≥13%。

（6）个人或一、二级亲属有过敏性疾病史，或变应原检测呈阳性。

第（1）～（4）项为诊断基本条件。

【治疗】

1.教育和管理　CVA是一种特殊类型的哮喘，可能会进展为典型哮喘，因此应该像对待哮喘患儿一样，对CVA患儿及家长进行早期教育、管理。内容包括疾病的本质、对疾病的认识、避免接触诱发因素（如规避可疑致敏原、避免接触鱼虾、避免吸烟的烟雾刺激等）、常用药物的正确吸入方法、规律用药、按时随诊等，增加患儿及家长的依从性和自信心。

2.药物治疗

（1）吸入性糖皮质激素：剂型主要有气雾剂、干粉剂、雾化溶液。

（2）β_2受体激动剂：吸入给药，如福莫特罗或特布他林或沙丁胺醇。

（3）抗白三烯类药物：如白三烯受体拮抗剂孟鲁司特。

3.试验性治疗　对于顽固性阵发性咳嗽，夜间加重、常规抗生素治疗无效者，可试验性给予支气管舒张剂治疗，如β_2受体激动剂等，若咳嗽症状减轻，则支持CVA的诊断，可给予吸入性糖皮质激素治疗，多数CVA患儿症状可在1～2周缓解。

（黄　燕）

第8章 与喘息相关性疾病

第1节 急性细支气管炎

急性细支气管炎（acute bronchiolitis）又称急性感染性细支气管炎，是婴幼儿期常见的急性下呼吸道感染性疾病，是婴幼儿喘息的最常见原因，主要发生于2岁以下婴幼儿，发病高峰年龄为2～6月龄。临床主要表现为咳嗽、阵发性喘息、呼吸急促、吸气性凹陷、听诊呼气相延长、可闻及哮鸣音及细湿啰音。部分患儿会反复发作甚至发展为典型哮喘。

【病原学】

婴儿细支气管管壁薄、无软骨支撑，容易导致气流不畅、感染等；另外，细支气管黏膜血管丰富，黏液腺分泌弱、纤毛运动差，不能有效排出微生物。

细支气管炎由多种病原体感染所致，病毒感染为最常见的病因，尤其是呼吸道合胞病毒（RSV），住院患儿中RSV检测阳性率达50%～80%。其他病毒有人鼻病毒（HRV）、流感病毒（IFV）、副流感病毒（PIV，以PIV3最常见）、人偏肺病毒（HMPV）、人博卡病毒（HBoV）、人腺病毒（HAdV）、人冠状病毒（HCoV）、肠道病毒（EV）等。HRV感染阳性率仅次于RSV，常见于1岁以上儿童。病毒混合感染也不少见。以RSV与HRV混合感染最常见。除病毒外，肺炎支原体、肺炎衣原体、沙眼衣原

体等感染也可引起细支气管炎。

【病理】

感染主要累及直径75～300μm的细支气管，其病理生理特征是小气道广泛的急性炎症、管壁淋巴细胞浸润，黏膜水肿、气道上皮细胞坏死脱落、黏液分泌增加，伴有支气管平滑肌痉挛，导致细支气管腔狭窄与阻塞，进一步引起气促、三凹征、喘憋等临床表现。病变重者引起管壁的瘢痕修复、管腔内渗出物机化、细支气管阻塞，气道阻塞导致远端肺组织不张（肺不张）或气体滞留（过度充气），形成闭塞性细支气管炎。

【诊断】

1. 临床表现　细支气管炎早期表现为病毒性上呼吸道感染症状，包括流鼻涕、打喷嚏、轻微咳嗽，可有低至中等度发热，2～3天后逐渐出现气促、吼喘、咳嗽、呼吸困难等临床表现。随着病情进展，咳嗽加剧伴阵发性喘息，症状轻重不等，重者有明显的呼吸急促、呼吸困难，5～7天后达到疾病高峰。呼吸困难明显时可进一步引起喂养困难、烦躁不安，小婴儿、低体重儿甚至出现呼吸暂停。体格检查示呼吸频率增快、呼气相延长，可闻及哮鸣音及细湿啰音，严重时可出现发绀、心动过速、吸气三凹征及鼻翼扇动等表现。

2. 临床病情评估　临床分度见表8-1。

表8-1　急性细支气管炎临床分度

项目	轻度	中度	重度
喂养量	正常	下降至正常的50%	下降50%以上或拒食
精神状态	正常	轻微或间断烦躁、易激惹	嗜睡、昏迷、极度烦躁不安
呼吸窘迫	无	有	严重
血氧饱和度	＞92%	88%～92%	＜88%

注：呼吸窘迫=气急+呼吸困难+发绀

3. 重症高危因素　重症细支气管炎的危险因素包括日龄小于1个月的早产儿伴或不伴有支气管肺发育不良（BPD）、低出生体重、年龄＜12周、有明显血流动力学改变的先天性心脏病、原发性免疫缺陷、神经肌肉疾病、先天性气道发育畸形、咽喉功能不协调、唐氏综合征、被动吸烟、过敏体质、HRV感染等。

4. 辅助检查

（1）胸部X线检查：不用常规检查，病情严重或治疗不顺利时考虑检查。X线片示两肺纹理增粗，肺部过度充气，有小点片状阴影和支气管周围炎，约1/3的患儿有局部肺不张。

（2）外周血检查：白细胞总数及分类多在正常范围。病情严重者有呼吸困难，怀疑有呼吸衰竭时可以做血气分析，患者可有代谢性酸中毒，部分患者有呼吸性酸中毒。重症患者可以做肝肾功能、心肌酶谱检查。

（3）病原学检测：呼吸道分泌物病毒抗原或核酸检测有助于明确病原种类。

（4）氧饱和度检测：经皮氧饱和度检测能够快速发现低氧血症患儿，氧饱和度越低预示着病情越重、住院时间越长，也可用于判断患儿是否需要住院、氧疗、转入重症监护室、机械通气治疗，以及判断是否能够出院等。

【鉴别诊断】

根据2岁以下（尤其6月龄以内婴幼儿）感染性喘息发作（多为第一次），肺部闻及哮鸣音或伴有细湿啰音，一般可诊断。胸部X线检查示肺部过度充气征，有助于诊断。若反复发作多次且有过敏性体质或变态反应性疾病家族史，则有哮喘可能。

1. 支气管哮喘　临床上婴儿第一次喘息发作多为细支气管炎，如有反复喘息病史，自身或家族中有过敏性体质病史，则有可能为支气管哮喘。

2. 肺结核　有时呈喘息发作，但肺部一般无啰音，支气管淋巴结结核压迫气道可出现喘息，需根据结核接触史、结核中毒症状、PPD试验及肺部影像学检查等进行鉴别。

3. 其他　异物吸入、先天性气道畸形、纵隔占位等可根据体征及胸部X线片、肺部CT+气道重建等进行鉴别。

【治疗】

细支气管炎主要由病毒感染所致，大多数患儿临床表现为轻度，疾病呈自限过程，中重度患儿需住院治疗。目前缺乏有效的特异性治疗措施，以对症、支持治疗为主，包括监测病情变化、供氧、保持水电解质内环境稳定及保持呼吸道通畅。

1. 氧疗　建议急性期可应用脉搏血氧监测仪经皮监测血氧饱和度，有呼吸窘迫或血氧饱和度降至90%以下，则为氧疗指征；若持续低于90%，评估气道通畅情况，予以足够（辅助通气）的氧疗使血氧饱和度升至90%或以上；对有明显血流动力学异常的心肺疾病史或早产史的患儿放宽氧疗指征。辅助通气可采取无创持续气道正压通气（noninvasive continuous positive airway pressure，NCPAP）或经鼻高流量氧疗，可减少气管插管率。

2. 保持呼吸道通畅　有痰液时随时吸

出；痰液黏稠者可予以 *N*-乙酰半胱氨酸进行治疗，以稀释痰液，中国科学技术大学附属第一医院（安徽省立医院）潘家华教授倡导的无创吸痰技术对解决婴儿细支气管炎痰堵问题有非常好的应用价值。患儿烦躁时可予以镇静剂，如5%水合氯醛，每次1ml/kg，口服或灌肠。

3. 药物治疗

（1）支气管舒张剂：可雾化吸入短效 β_2 受体激动剂（如沙丁胺醇或特布他林）或联合应用M受体阻滞剂（溴化异丙托品），尤其是过敏性体质或有变态反应性疾病家族史者，可有助于缓解临床症状。硫酸镁静脉滴注具有解痉平喘、镇静的作用，严重喘憋者可尝试使用，应缓慢输注。该药会引起一过性面色潮红、恶心等不良反应，临床使用等渗硫酸镁雾化比较安全有效。

（2）糖皮质激素：不推荐常规使用全身糖皮质激素治疗，喘息严重者可用甲泼尼龙 $1\sim2mg/(kg\cdot d)$ 或琥珀酸氢化可的松 $5\sim10mg/(kg\cdot d)$ 静脉滴注。目前主张采用雾化吸入糖皮质激素，如布地奈德、丙酸倍氯米松等进行治疗。雾化吸入治疗可以起到抗炎、平喘、化痰等作用，轻度者每天 $2\sim3$ 次，中度者每天 $3\sim4$ 次，重度每30分钟一次，连续做3次，然后每天 $3\sim4$ 次。疗程一般为 $5\sim7$ 天。

（3）3%高渗盐水雾化吸入：此治疗细支气管炎的有效性尚未完全明确，住院患儿在严密监测下可试用，使用前可雾化吸入支气管舒张剂，使用中若咳喘加重，需立即停用，并注意吸痰、保持气道通畅。

（4）抗病毒药物：发病早期可以用利巴韦林气雾剂（信韦林）局部喷雾。我国研究表明，干扰素雾化吸入时肺部浓度高，可抑制病毒复制，治疗小儿急性细支气管炎时有助于减轻症状，缩短病程，但目前缺乏高质量的临床多中心研究。剂量和疗程参照：

IFN-α2b每次20万～40万/kg或IFN-α1b每次 $2\sim4\mu g/kg$，每天2次，连续 $5\sim7$ 天。干扰素注射液肌内注射易发生流感样副作用，不建议使用。

（5）白三烯受体拮抗剂：国内共识建议，在细支气管炎发作期，短程服用孟鲁司特可有效缓解患儿临床症状，降低气道高反应性，减少住院天数。在恢复期对于有咳喘迁延，尤其是过敏体质或家族遗传倾向者，持续服用孟鲁司特治疗 $4\sim12$ 周，可减少喘息反复发作，可在6个月以上儿童中试用，但使用疗程未达成一致意见，其作用和安全性需要通过更多研究加以验证。

（6）抗菌药物：除非有合并细菌感染的证据，否则不作为常规使用。在继发细菌或支原体感染时可酌情加用抗生素治疗。

（7）其他药物：对于重症病例或以上治疗效果不佳时尝试使用硫酸镁、静脉注射免疫球蛋白（IVIg），IVIg的使用剂量为每天400mg/kg，连续使用 $3\sim5$ 天。

【预后】

大多数细支气管炎患儿经过临床治疗可以康复，但有部分患儿可能遗留气道反应性持续性增高、喘息反复发作，甚至发展为支气管哮喘。大量研究已表明，儿童哮喘和呼吸道合胞病毒关系密切，严重感染的病理损伤主要是机体产生IgE与病毒相互作用引起 I 型变态反应的结果，病毒侵入气道上皮细胞，引起炎症因子的释放，抑制干扰素反应，加重气道炎症反应，引起气道高反应性，诱导哮喘的发生。早期感染呼吸道合胞病毒的婴幼儿，在学龄前期或学龄期发生哮喘的风险增高，具有遗传易感性的患儿表现得更为明显。细支气管炎发展为支气管哮喘的主要危险因素包括易感基因、初次喘息时病毒种类、病情轻重、特应性体质、变应原致敏的年龄与种类、维生素D缺乏、呼吸道微生态失衡、早期是否充分抗感染治疗、家族过敏及哮喘史、烟草烟雾暴露等。针对高危人群应给予积极的预防和干预措施，可能会改善预后。

（严永东　潘家华）

第2节　牛奶蛋白过敏

过敏在世界上是一种公认的流行疾病，并且患病率越来越高。WHO数据提示过敏已经位居全球疾病第6位，位居儿童疾病第3位。近年来，随着生活方式和环境的改变，过敏性疾病呈快速增长趋势。

牛奶蛋白过敏（cow milk protein allergy，CMPA）多见于婴幼儿，为牛奶蛋白引起的异常或过强的免疫反应，可由IgE介导、非IgE介导或两者混合介导。CMPA患病率报道不一，欧美发达国家的发生率为2.0%～7.5%，我国部分城市报道的0～3岁婴幼儿CMPA的发生率为0.83%～3.5%。CMPA常可累及多个器官和系统，如皮肤黏膜、胃肠道及呼吸系统等，从而引起相应的临床症状，同时伴有喂养困难、辅食添加不顺利，造成婴儿营养及发育迟缓。就呼吸系统而言，与婴幼儿喘息发作、反复喘息甚至哮喘有一定的关系。由于医师和家长认识不足，常被忽视。

【发病机制】

健康的免疫系统对自身抗原具有耐受性，只对外来抗原，如细菌、病毒等病原体等产生免疫反应。食物过敏（food allergy，FA）的婴儿在辅助性T2细胞（Th2细胞）反应的介导下，可以对特定的食物抗原产生过敏反应。而CMPA占FA的1/5，是婴儿时期最常见的食物过敏，是指肠道黏膜对牛奶中酪蛋白、乳清蛋白成分产生过敏反应，主要的变应原为酪蛋白中的4种蛋白质，包括α_{s1}-酪蛋白、α_{s2}-酪蛋白、β-酪蛋白和κ-酪蛋

白，以及α-乳白蛋白和β-乳球蛋白。CMPA包括IgE介导、非IgE介导、混合介导3种机制，CMPA的IgE介导、非IgE介导的临床表现有所区别。

1. 变应原　牛奶中最主要的变应原是乳清蛋白和酪蛋白，经煮沸、巴氏消毒、高温处理或脱水蒸发成奶粉仍保持其抗原性。

2. 宿主因素　①婴儿肠道屏障发育不成熟，变应原易透过黏膜细胞进入血液引起过敏；②婴儿肠道免疫功能（包括口服耐受）不成熟，且易受其他因素影响；③婴幼儿处于Th2占优势的不平衡状态，食物抗原激活B细胞分泌IgE，导致食物过敏。

3. 免疫学机制

（1）IgE型：IgE型牛奶蛋白过敏是牛奶蛋白刺激B细胞产生IgE抗体，IgE抗体可与肥大细胞上的ϵ受体结合产生炎症反应介质，从而引发一系列过敏反应。牛奶蛋白中α_{s1}-酪蛋白、κ-酪蛋白、β-乳球蛋白与IgE有强烈反应。有研究表明，IgG4与牛奶蛋白表位结合强度的增加与IgE结合强度的降低同时发生，即IgG4可通过阻断特异性IgE与变应原的结合来诱导耐受性；IgE介导的CMPA是临床最常见的Ⅰ型超敏反应，即速发型超敏反应，通常发生在婴幼儿第一次接触牛奶、婴儿配方奶粉或其他谷物时，当婴儿在摄入乳制品后2小时内出现过敏症状时，通常会出现红斑、血管性水肿、荨麻疹或呼吸道症状，这些症状会很快消失，随后在接触牛奶或谷物抗原再次进入致敏机体时，与IgE结合，导致肥大细胞与嗜碱性粒细胞释放预存的组胺、缓激肽酶、嗜酸性粒细胞趋化因子等，引起毛细血管扩张，血管通透性增加，平滑肌收缩，腺体分泌增加，嗜酸性粒细胞增多、浸润，从而引起荨麻疹、血管性水肿、支气管哮喘、过敏性休克等临床表现。IgE介导的CMPA与生命后期发生多种食物过敏和过敏性疾病如哮喘的风

险较高有关。

（2）非IgE型：非IgE型CMPA的机制仍不明确，目前认为是由体液免疫、T细胞及其炎性介质共同参与，参与细胞众多，如T淋巴细胞、调节性T细胞、树突状细胞等。非IgE型CMPA包括食物蛋白诱导的小肠结肠炎综合征（food protein-induced enterocolitis syndrome，FPIES）、食物蛋白诱导的过敏性直肠结肠炎（food protein-induced allergic proctocolitis，FPIAP）、食物蛋白诱导的肠病（food protein-induced enteropathy，FPE）、嗜酸性粒细胞性食管炎（eosinophilic esophagitis，EoE）、功能性胃肠病、特应性皮炎等。FPIES少见，其机制是激活的T细胞可能通过释放促炎细胞因子如TNF-α和IFN-γ介导局部肠道炎症，导致肠道通透性增加和体液转移；FPIAP多为母乳喂养，以血便为主，其病理生理学仍未知；FPE较少见，以小肠吸收功能降低、反复腹泻为主，严重时可伴有生长发育障碍。有研究表示FPE食物变应原特异性抑制CD8 T细胞的参与，同时FPE有食物特异性IgE抗体的局部产生和全身性食物特异性IgE的缺乏，表明可能涉及局部黏膜IgE；EoE的发病机制为将饮食抗原提呈给T细胞，导致由Th2细胞和IL-13介导的炎症反应。非IgE介导的CMPA表现为迟发型超敏反应，常发生于接触变应原后2～48小时甚至更长时间，与新合成的前列腺素D_2、白三烯、肝素、血小板活化因子及细胞因子相关，早期引起黏膜渗出，长期反复发作造成组织损伤和慢性炎症，通常伴有FPIES、FPIAP及慢性皮肤或胃肠道症状。非IgE介导的CMPA没有稳定的症状，也无有效的诊断方法可用。由于症状与其他婴儿疾病相似，其延误诊断和误诊在临床实践中很常见。

（3）混合型：混合型CMPA是IgE和非IgE介导的CMPA的组合，在诊断和治疗方面非常复杂。当患者为混合型CMPA时，食物耐受可能会延迟。

【临床表现】

CMPA常累及皮肤黏膜、消化道和呼吸道等多个系统，症状复杂多样，轻重缓急不一，常1个或几个系统同时受累，表现出的症状如下：①皮肤，如湿疹、荨麻疹、瘙痒、红斑、皮肤干燥、血管性水肿；②胃肠道，如呕吐、腹泻、便秘、便血、腹胀、腹痛/肠绞痛等；③呼吸系统，如流涕、鼻塞、鼻痒、打喷嚏、眼痒、慢性咳嗽、反复喘息；④严重过敏反应，如急性喉头水肿或呼吸困难，症状进展迅速，累及2个以上器官或系统，尤其是心血管系统，出现如血压下降及心律失常等表现，甚至过敏性休克；⑤严重者常伴有生长障碍、低蛋白性贫血或缺铁性贫血。

【诊断】

1. 临床表现 CMPA常累及消化道、皮肤黏膜和呼吸道，症状多样，无特异性。病史采集应重点询问牛奶摄入及回避与临床表现的关系，此外，还应关注牛奶蛋白过敏的高危因素：自身特应性体质及过敏性疾病家族史，已有的过敏性疾病如湿疹、变应性鼻炎、哮喘、食物过敏、药物过敏等。可疑的病史和临床表现可为诊断提供线索。非IgE介导的牛奶蛋白过敏症状通常表现为胃肠道表现与皮肤症状；IgE介导的牛奶蛋白过敏症状还包括呼吸道症状。

（1）胃肠道表现：反复反流、呕吐、腹泻或便次增多、便秘、便血或黏液便、腹痛或肠痉挛等症状，严重时会出现肠病和溃疡性结肠炎。

（2）呼吸道表现：反复流涕、慢性咳嗽等急性鼻炎症状；严重会出现急性喉头水肿或严重支气管阻塞导致的呼吸困难、喘息等症状。

（3）皮肤表现：干燥、瘙痒、红斑和丘

疹、荨麻疹样风团、血管性水肿、急性弥漫性特应性湿疹等症状，严重时出现糜烂等严重渗出样湿疹表现。

（4）其他：常有易怒哭闹、生长发育落后等一般情况，严重时出现体重不增、生长障碍、缺铁性贫血、低蛋白血症等表现。

2. 病情分度　CMPA可根据临床表现分为轻中度和重度CMPA，但病情轻重的标准不是根据临床表现的轻重划分，而是根据是否因为CMPA导致生长发育障碍、缺铁性贫血、低蛋白血症等营养不良，急性喉头水肿或严重支气管阻塞等呼吸困难，是否伴有血压下降、心律失常的过敏性休克，以及是否发生病理性病变的消化道疾病等。

3. 辅助检查

（1）皮肤点刺试验（SPT）：是一种体内诊断试验，采用商品化牛奶蛋白变应原提取液进行皮肤点刺，亦可采用新鲜牛奶行点刺试验，但还存在标准化、感染等问题，需要谨慎对待。目前的研究表明，SPT和体外特异性IgE测试相当一致，但对每种变应原具有不同的敏感性和特异性。如果从患者的临床病史中得知先前存在严重的全身反应，则应选择体外血清IgE检测，事实上，SPT很少出现全身不良反应。市售牛奶和蛋清提取物的阳性SPT定义比阴性对照至少大3mm的风团。阳性SPT表示为体内牛奶特异性IgE＞5000U/L，可以辅助IgE型CMPA的诊断。皮肤点刺试验阴性可基本排除IgE介导的CMPA；阳性尚不能确诊，需排除假阳性及致敏状态。皮肤点刺试验对非IgE介导的CMPA（如牛奶蛋白诱导的肠炎、结肠炎等）不具诊断价值。

（2）血清牛奶特异性IgE抗体测定：牛奶特异性IgE抗体阳性对诊断IgE机制介导的CMPA具有一定价值。目前有半定量和全定量检测，ImmunoCAP™检测被定义为体外变应原检测的金标准，可以检测到极微量的变应原IgE。Cuomo等综合了31篇研究进行的系统评价结果，提示小于2岁的儿童中sIgE＞5000U/L对于诊断CMPA的价值很高。变应原组分诊断是目前变应原检测的热点，重组或纯化的牛奶变应原组分sIgE检测可更精确地诊断CMPA并预测其进程。近期有研究表明，唾液特异性IgE水平与血清食物特异性IgE水平一致，与血清食物特异性IgE相比，其无创性有优势，但即使IgE阴性也不能排除非IgE型CMPA。

由于食物蛋白进入人体后都会诱导机体产生食物特异性IgG抗体，因此临床上不能以食物特异性IgG或IgG4检测作为筛查和诊断食物过敏的方法。

（3）特应性贴片试验（atopy patch test，APT）：虽然特异性IgE和SPT对诊断IgE型CMPA有用，但这些试验不适用于非IgE介导或混合型CMPA，APT可用于非IgE和混合型食物过敏的测定。研究表明，APT对特应性皮炎患者的诊断准确性高于有胃肠道表现的患者。

（4）试验性饮食回避-口服食物激发（experi-mental dietary avoidance-oral food challenge，EDA-OFC）试验：是确诊CMPA的"金标准"。试验性饮食回避（experimental dietary avoidance，EDA）即无论母乳喂养或配方奶喂养，都予以母亲或患儿严格回避牛奶蛋白、奶制品、鱼虾海鲜等蛋白2～4周，以氨基酸配方奶粉代替喂养2～4周，如有症状改善则为EDA阳性；回避期后再次喂养母亲未回避食物蛋白的母乳或食物蛋白，婴幼儿再次出现相应CMPA症状即为口服食物激发（oral food challenge，OFC）阳性。值得注意的是，CMPA的诊断标准一定是在EDA后症状改善＋OFC后症状再次出现为最终的诊断标准。其次，需注意的是EDA不要求症状完全消失，只要症状改善即为EDA成功。但OFC试验费时、费力，存在一定风险，故需要在具有急救设备的医院内由专业人员实施。对于曾发生过严重CMPA反应的患儿，不宜进行此试验。

CMPA包括IgE介导、非IgE介导、混合介导3种机制。IgE介导CMPA的SPT通常阳性，血清食物特异性IgE也高；非IgE介导CMPA无法通过SPT、血清食物IgE水平辅助诊断，无论是IgE介导，还是非IgE介导，其金标准均是EDA-OFC。

（5）嗜酸性粒细胞测定：外周血、局部体液（鼻分泌物、支气管肺泡液等）中嗜酸性粒细胞数增高可辅助诊断过敏性疾病。

（6）肺功能检查：有喘息者肺功能测定可协助诊断哮喘，评估疾病严重度和控制水平，并指导药物调整。

（7）内镜检查：若高度怀疑CMPA，但经饮食回避2～4周，症状仍不缓解或其他检测方法不能确诊，可考虑行胃镜和（或）肠镜及组织病理学检查，若黏膜下嗜酸细胞每高倍视野超过15～20个，可诊断为嗜酸细胞浸润。

（8）牛奶相关症状评分（cow milk-related symptom score，CoMiSS）：可作为牛奶蛋白过敏诊断工具的评估。CoMiSS工具是由专家小组在2015年提出的，作为评估婴儿牛奶相关症状的工具。CoMiSS工具根据胃肠道、皮肤、呼吸系统和一般症状（总分0～33分）生成评分。一项初步研究表明，CoMiSS≥12分，牛奶蛋白（cow milk protein，CMP）饮食回避后评分下降≥50%，可提示CMPA的诊断。一些研究评估了CoMiSS在预测CMPA及追踪回避饮食的临床反应方面的诊断准确性，以及CoMiSS可能有助于监测回避饮食的临床反应。一项在中国的关于CoMiSS的研究显示，CoMiSS作为CMPA的独立诊断试验缺乏准确性，提示是早期识别与牛奶相关症状婴儿的一个临床有用的认识工具。2022年，中国婴儿轻中度非IgE介导的牛奶蛋白过敏诊断和营养干预指南在CoMiSS评分基础上进行了改良用于对非IgE性CMPA的功能性胃肠病的诊断评分，使其简单易行。

4. 诊断标准　我国最新的循证建议诊断标准：①胃肠道症状、皮肤、心血管及呼吸系统等临床表现；②牛奶蛋白回避试验阳性；③开放性牛奶蛋白口服激发试验阳性。

【治疗】

1. 饮食管理　治疗牛奶蛋白过敏的最佳方法是回避牛奶蛋白，同时给予低变应原性配方奶替代治疗，以提供生长所需的能量及营养。

（1）母乳喂养与膳食回避：母乳依旧是婴幼儿的最佳喂养策略。继续母乳喂养，母亲回避牛奶及其制品，在断乳后给予深度水解奶粉（extensively hydrolyzed protein formula，eHF）或氨基酸配方奶粉（amino acid formula，AAF）替代。如母亲饮食回避无效，可考虑采用eHF或AAF替代。

婴幼儿的肠黏膜薄弱，肠道免疫功能差，摄入的食物蛋白可以渗入肠壁，诱发免疫反应的发生。肠道菌群在肠道免疫反应中起到了举足轻重的作用，肠道菌群的改变可能发生在CMPA症状之前。同时，有研究表明，通过改变CMPA患儿的肠道菌群可以改善CMPA症状及引导其免疫耐受。而母乳在婴幼儿肠道菌群中起到关键作用，母乳中的人乳低聚糖（human milk oligosaccharide，HMO）可以很好地帮助婴幼儿的菌群定植，HMO是母乳中最关键的生物活性成分之一，可以阻止病原体与上皮细胞黏附，促进肠道黏膜和肠上皮细胞的成熟，从而调节肠道免疫力。

有研究显示，母乳中含有许多免疫因子，可以增强新生婴儿肠道的防御机制，4个月以上的纯母乳喂养可以有效预防婴幼儿特应性疾病和减轻中后期的CMPA症状。

CMPA的过敏严重程度常与蛋白分子结构和大小有关。酪蛋白分子极小，乳清蛋白次之，鸡蛋、花生、鱼虾蛋白分子大，对牛奶中酪蛋白、乳清蛋白过敏的婴幼儿通常对其他鸡蛋、花生、鱼虾中的蛋白分子也容易发生过敏。母亲所摄入的鸡蛋、牛奶、海鲜等外源性变应原可在母乳中少量出现，而这种低剂量表达的变应原可在纯母乳喂养儿中诱导IgE免疫应答的发生，导致CMPA的发生。避免蛋白变应原是规避CMPA症状的有效方法，嘱咐母亲忌口牛奶、鸡蛋、鱼虾、海鲜等高敏蛋白是使母乳喂养的CMPA患儿规避食物变应原的有效方法。

对母乳喂养过敏的儿童，首先要排查母乳以外的过敏因素，如皮肤过敏要注意沐浴露、护肤霜，包括母亲的化妆品；如消化道过敏要注意含牛奶、海鱼等制品如鱼肝油、维生素D_3、钙剂、益生菌等；如呼吸道过敏要注意气传变应原、空气过干或过湿等。

对于轻度过敏的儿童，坚持继续母乳喂养，嘱咐母亲忌口牛奶、鸡蛋、鱼虾、海鲜等高敏蛋白是母乳喂养过敏患儿规避食物变应原的有效方法。对于严重过敏的儿童，可以考虑暂停母乳喂养，予以氨基酸奶粉替代治疗，于2～4周症状好转后再试喂母乳，如有轻微症状，可以继续母乳喂养。

（2）配方奶喂养者：≤2岁患儿应完全回避含有牛奶蛋白成分的食物及配方奶，采用eHF或AAF替代；>2岁患儿，因食物来源丰富，可不必用替代配方奶，做到均衡膳食，满足生长发育需要。

水解蛋白奶粉由于水解后缺乏IgE结合表位，可减轻过敏反应；同时水解蛋白能够降低肠道通透性，改善的屏障功能可能会减少抗原摄取和抗原与固有层中肠道免疫细胞的接触，减轻过敏反应；有研究提示水解蛋白产物可通过不同的机制调节CMPA免疫系统，通过许多免疫调节机制增强上皮屏障的能力，如增加调节细胞因子IL-10或降低炎症标志物，包括环氧合酶2（COX-2）、NF-κB和IL-8，以及编码紧密连接蛋白基因的表达；除此之外，蛋白质水解物还可作用于肠系膜淋巴结，增加调节性T细胞的数量，这对于诱导口服耐受至关重要。有不少母乳喂养患儿在母乳忌口的情况下仍不可避免地发生反复湿疹、便秘等症状，其原理可能是对母乳中的酪蛋白过敏，因此水解蛋白奶粉是患儿首推的替代乳品。蛋白多肽的水解程度与其致敏程度相关，肽链越短，致敏程度越低。根据蛋白多肽的水解程度，可分为部分水解奶粉、深度水解奶粉、氨基酸水解奶粉。水解蛋白奶粉可有效回避婴幼儿食物蛋白变应原的同时保证婴幼儿的营养摄入。与母乳相比，水解奶粉仍有不少缺陷，可以通过各种添加物如HMO、益生菌等使水解奶粉质量接近于母乳。

有研究表明，部分水解奶粉喂养可以显著提升婴幼儿体重，深度水解奶粉、氨基酸水解奶粉可以增加婴幼儿体重，不会表现出生长障碍。但由于水解奶粉的口味不佳，会对婴儿的食欲与进食产生影响，从而导致其生长速度不佳。对于喂养深度水解奶粉、氨基酸水解奶粉的CMPA患儿，如何保证其生长速度，避免其生长落后越来越引起临床关注。

（3）治疗误区：国外有学者对CMPA的其他母乳替代品，如羊奶、驴奶、马奶进行研究表明，羊奶、驴奶、马奶的致敏性比牛奶低，但长期使用羊奶容易贫血，而驴奶的酪蛋白含量低，酪蛋白与乳清蛋白的比例介于人乳和牛奶之间，其致敏性较牛奶低。与其他类型的奶相比，驴奶成分类似于人乳。驴奶中含有大量的α-乳球蛋白，与人乳中的α-乳球蛋白相似。驴奶中的α-乳清蛋白与牛乳和人乳中的值非常接近，α-乳清蛋白具有良好的消化率和低过敏性，且人乳和驴奶中溶菌酶的含量远远高于牛奶。但驴奶含有高水平的β-乳球蛋白，这是牛奶的主要变应原，在人乳中是没有的，β-乳球蛋白能够结合特定的营养分子如维生素 D_2/维生素 D_3/胆固醇，在其消化过程中充当保护基质。综上所述，国外专家认为，驴奶比水解奶粉美味，有同母乳一样的良好营养价值，以及低过敏性的特性，可作为CMPA患儿的奶替代品，提高CMPA患儿与家属的生活质量，但驴奶的脂肪含量低，作为CMPA患儿单一的营养来源不够，需要适当补充营养。在我国主要以水解蛋白牛奶粉作为CMPA患儿的喂养替代品，偶有用羊奶喂养CMPA患儿，但效果存疑。考虑到营养因素及交叉过敏反应的影响，不推荐采用大豆蛋白配方奶粉进行替代治疗。

（4）替代治疗喂养原则：对于轻度CMPA，母乳喂养者，在母亲忌口相应食物蛋白2~4周可再次尝试母乳喂养，如无症状保持母亲忌口状态的母乳喂养即可；牛奶喂养者，在回避牛奶蛋白、奶制品、鱼虾海鲜的同时予以深度水解奶粉替代治疗。

对于中、重度CMPA者，回避牛奶的同时，患儿可使用氨基酸配方奶粉替代治疗。替代治疗4~6个月后即可逐渐转奶，依次为氨基酸配方奶粉、深度水解奶粉，乃至部分水解奶粉；如患儿转奶过程反复出现过敏症状，继续返回上一级别特配奶粉喂养，间隔3个月可以再次尝试转奶粉。如患儿转奶后无异常症状，直至转为部分水解奶粉喂养至幼儿断奶。

2. 辅食添加

（1）辅食添加时机：对于辅食添加时机，关于早期营养和过敏预防的新指南建议，辅食不应在4个月之前引入，而应在6个月之后为所有婴儿引入固体辅食。因此，4~6个月可对婴儿进行辅食添加的过渡，在6个月时方可保证婴幼儿的营养摄入与体重增加。但对于CMPA患儿，建议在相应治疗、待CMPA症状缓解后在医师评估指导下进行，尤其是致敏的固体食物。许多研究表明，在婴儿饮食中早期添加和持续添加过敏性食物包括那些风险较高的食物具有保护作用。有数据支持，年龄在6~8月龄时添加煮熟的鸡蛋，可以减少对鸡蛋过敏的风险。

（2）辅食添加原则：CMPA辅食添加的建议是食物形态从汤汁、泥、碎片到团块状；先从蔬菜开始添加，每样蔬菜都可以进行尝试；从蔬菜到鸡肉、鸭肉、牛肉、猪肉；每添加一样辅食时，需观察3天是否有过敏反应出现，对添加的每样辅食进行记录，做一个宝宝的饮食记录本；对于有过敏反应的食物进行规避，3个月内不要进行尝试，避免体内长期处于高敏状态，再次尝试需在医师指导下进行。

对于过敏蛋白的添加需要格外注意，建议在患儿的CMPA症状稳定时添加，先从低敏蛋白添加。以鸡蛋为例，可以从蛋黄开始添加，无不良反应后再尝试添加煮熟的鸡蛋蛋白；可以将烹饪时间延长，让高温将蛋白结构加以破坏，降低蛋白的致敏性。以牛奶为例，有研究表明食用烤牛奶可以改变牛奶过敏的致敏性，促进机体对牛奶的耐受性，消除不必要的饮食限制，提高生活质量。对牛奶和鸡蛋加热会破坏蛋白质折叠产生的构象表位，并降低免疫识别。70%~80%的对牛奶和鸡蛋过敏的儿童可以安全地摄入高温加热的鸡蛋和奶制品。

3. 口服免疫耐受　蛋白作为三大基础能量物质之一，在添加辅食的过程中不可避免地出现在CMPA患儿的辅食食谱中，对于CMPA患儿，辅食添加是一道难关，尤其是蛋白食物的添加。

规避蛋白饮食是在CMPA急性期时改善症状的有效措施之一，但在生活中严格回避变应原是很难做到的事情，通过早期免

视频
8-1

口服免疫
耐受

疫治疗既可以满足其体重增长与营养需求，又可以减少CMPA进展。迄今为止，大多数免疫治疗方法都通过口服免疫耐受（oral immune tolerance，OIT）和舌下免疫治疗（sublingual immunotherapy，SLIT）调节免疫反应。

免疫治疗原理是逐渐增加变应原的暴露剂量，使机体对抗原产生暂时性低反应，最终导致长期耐受，类似疫苗接种，在摄入变应原后产生一定的免疫反应，不会导致临床反应，通常指婴幼儿早期食物自然暴露的耐受。有研究表明，IgE介导的CMPA对接受免疫耐受性发展有负面影响。相反，由非IgE介导的CMPA或与胃肠道不适相关的CMPA对接受免疫耐受性的发展有积极的影响。

OIT的重点包括初始剂量、增加剂量、增加剂量的观察时间、目标维持剂量（CMPA已发表的试验范围为300～4000mg）、持续时间等。CMPA患儿通常不仅仅只对牛奶中的酪蛋白、乳清蛋白过敏，对于辅食中的鸡蛋蛋白、其他的食物蛋白也会存在过敏性。CMPA蛋白变应原大多数源自花生、牛奶和鸡蛋等高敏蛋白。使用多变应原OIT同时治疗多种食物蛋白过敏是一个重要的研究领域，多变应原口服免疫治疗的安全性和有效性是其主题，如何为下一代设计出安全、有效、可耐受的食物过敏免疫调节疗法是当前的热点。与SLIT相比，OIT临床效果更好，但OIT有可能出现不可耐受的、限制治疗的副作用。但多变应原的最佳剂量、持续时间、开始年龄、治疗反应尚没有统一标准，如何最大限度地提高疗效，最大限度地减少风险，并制订个性化、有效的靶向方法是未来的热议点（视频8-1）。

蛋白辅食添加的过程即OIT的过程，多变应原（匙倍乐）OIT可以帮助加快解决多食物蛋白过敏的辅食添加进程。以多变应原补充剂为例，该辅食含有30mg来自17种常见致敏食物的蛋白质，由17种最常见的蛋白变应原食品（大豆、杏仁、腰果、榛子、山核桃、开心果、核桃、小麦、燕麦、牛奶、鸡蛋、鳕鱼、虾、三文鱼、芝麻、大米）各30mg，以及400U的维生素D，糖和天然调味料组成。辅食的成分及每种变应原蛋白的含量水平既可以保证CMPA患儿的安全营养摄入，同时也能够通过训练饮食暴露调节免疫反应。在添加辅食前，通过添加多变应原补充剂，保证健康婴儿早期、持续接触潜在的食物变应原，从而提高患儿对蛋白的耐受程度，加快CMPA患儿的蛋白辅食添加进程。有研究显示，早期、持续的低剂量食物抗原喂养可降低机体对该抗原发生食物过敏的风险，在婴儿的饮食中早期引入少量过敏性食物即通过OIT来减少食物过敏的发展。婴儿出生第一年的食物多样性的增加与过敏性疾病成反比，在出生后一年内接触更多种类的食物，在6岁前患哮喘、食物过敏和对食物变应原过敏的风险也会降低。

多样化饮食有利于免疫耐受多样化，饮食暴露多种过敏性食物蛋白质有利于加快蛋白过敏免疫训练，高度多样化的蛋白质混合物的耐受性是一个可进一步探索的可行途径，多样蛋白的辅食有降低食物蛋白过敏风险的潜力。但对于严重的CMPA患儿，不建议在症状未缓解时使用。有研究指出，奥马珠单抗可以减少达到维持OIT剂量和不良事件所需的时间，但现有研究表明，在停止奥马珠单抗治疗后存在反应性增加的风险。

综上所述，CMPA可通过氨基酸米粉、米汤、多变应原食物补充剂来帮助患儿转奶、添加辅食。如患儿对微量蛋白添加无反应再逐步尝试进行辅食添加。

4. 膳食限制与体重增长　在4～6月龄之前确诊CMPA并且使CMPA的症状稳定，添加辅食的时机一般不会延误，但在临床，不少婴幼儿由于CMPA症状隐匿，或家长对CMPA认识不够，不够重视，导致就医延误、治疗延迟，从而导致CMPA患儿对蛋白吸收不足，体重不增，生长落后。对没有及时就诊治疗、在4～6月龄后确诊的，或者在4～6月龄CMPA症状仍然没有得到控制的患儿，由于CMPA症状持续和持续的敏感状态，辅食添加通常无法像健康婴幼儿顺利进行，体重也无法达到正常婴幼儿水平，追赶体重生长成为家长关心的重点。

对于CMPA患儿，严格地规避食物中的变应原是CMPA治疗中不可缺少的一环，但长期的严格控制饮食带来的一系列负面影响也是家长关注的焦点。与非CMPA的儿童相比，CMPA患儿具有更加严格的食物限制，从小就接受长期规避蛋白饮食的CMPA儿童会出现持续的喂养困难，如进食缓慢、拒食、挑食等，这导致CMPA患儿的体重增长达标更加困难，成功为CMPA患儿提供足够安全营养的食物成为一个难点。最近研究认为，生长并不是CMPA的主要问题，如何提高CMPA饮食质量，建立健康的饮食模式，避免因为限制饮食导致的生长落后才是CMPA的重点。但不管是正常儿童，又或是CMPA患儿，其良好的饮食质量都很难得到保证。有研究指出，通过国际饮食品质指数（International Diet Quality Index，DQI-I）和评估个人营养素摄入量的工具进行定期营养评估可有效提高儿童的饮食质量。

5. 药物对症治疗　专科医师根据各自专业指南选择合适药物并随访，常用的药物包括糖皮质激素（全身或吸入）、第二代抗组胺药（口服和鼻用）、白三烯受体拮抗剂、肥大细胞膜稳定剂。6岁以上中重度过敏性哮喘患儿经吸入中高剂量激素和长效 β_2 受体激动剂治疗控制不佳或共患其他系统过敏性疾病时，考虑使用抗IgE的靶向生物制剂奥马珠单抗（omalizumab，OMB）。其他生物制剂如美泊利单抗（mepolizumab）为人源性抗IL-5单克隆抗体，也可用于嗜酸细胞表型的重度哮喘的治疗。

对于牛奶蛋白诱发的严重过敏反应，肾上腺素是首选药物。立即使用1∶1000的肾上腺素肌内注射，年龄为6月龄至6岁者（体重＜30kg），每次0.15mg；6～12岁（体重≥30kg）者，每次0.3mg；＞12岁者，每次0.5mg。若无缓解，5～10分钟可重复使用1次。同时，维持呼吸道通畅和保持有效血液循环。

6. 益生菌　有研究报道称，CMPA患儿与正常儿童的肠道菌群有所不同，健康母乳喂养婴儿的肠道菌群以乳杆菌、双歧杆菌为主，而CMPA患儿存在肠道菌群失调，粪便细菌多样性显著降低。益生菌由活性微生物组成，而益生元则是一种微生物底物，两者同时使用时为合生元，合生元可以作为母乳喂养、配方奶喂养的辅助剂，可以帮助CMPA患儿体重、头围增加。也有直接在奶粉中直接添加益生元，增加肠道乳杆菌、双歧杆菌，减少球状梭菌，减少湿疹、呼吸道感染的发生风险。有证据显示，添加合生元的氨基酸配方奶粉可以减少感染次数，从而减少抗生素的使用。

通过益生菌来改善CMPA的肠道菌群，从而来调整CMPA患儿的肠道免疫，达到改善CMPA患儿肠道敏感状态的目的。现有研究表明，补充鼠李糖乳杆菌GG株（LGG）可调节患儿肠道菌群组成，促进丁酸盐产生，诱导对牛奶的耐受性，对改善血便、腹泻、烦躁、腹胀和呕吐等症状有所裨益。其他如短双歧杆菌、乳酸双歧杆菌、干酪乳杆菌也有一定的临床疗效。但益生菌应用的种类、剂量、时机、疗程尚需更多的循证学依据。需要注意的是，益生菌的辅料成分中含有蛋白成分，这可能是部分CMPA患儿在使用常规益生菌后出现便秘、湿疹、腹泻等症状的原因。

7.皮肤护理　婴幼儿湿疹与成人湿疹不同，在进行相应的治疗和严格规避变应原后，湿疹症状会得到明显缓解甚至消失。湿疹的病因与发病机制复杂，目前认为湿疹的发病机制主要是免疫紊乱、皮肤屏障等。在婴幼儿早期，免疫系统不成熟，对于外来变应原容易产生过敏反应，体内处于高敏状态，随着患儿的生长发育，免疫系统逐渐稳定，对于变应原可以逐渐耐受。婴幼儿的皮肤屏障薄弱，变应原更容易通过皮肤刺激免疫反应的发生。

（1）婴幼儿湿疹分度：avIGA评分是特应性皮炎临床研究中广泛使用的一种严重程度评估方法，由国际湿疹协会进行标准化并推广，可进行对婴幼儿湿疹的皮肤严重程度进行病情评估。临床医师可根据皮疹的总体外观在不涉及面积的情况下进行评分（表8-2）。avIGA评分小于2分时无须特殊处理；2分为轻度婴幼儿湿疹；3分为中度婴幼儿湿疹；4分为重度婴幼儿湿疹。

表8-2　婴幼儿湿疹分度

avIGA评分	指标					病情分度	治疗方案
	色素沉着/色素减退	红斑	硬结/丘疹	苔藓化	渗出、结痂		
0分	+/-	-	-	-	-	痊愈/清除	无须处理
1分	-	+/-	+/-	+/-	-		
2分	-	+（粉红色）	+	+		轻度	保湿
3分	-	++（暗红色）	++	++	+/-	中度	激素乳膏+保湿
4分	-	+++（深红色或鲜红色）	+++	+++	+	重度	激素乳膏+保湿+抗组胺药物

注：avIGA评分具体细则，0分-清除：无特应性皮炎的炎症体征（无红斑、无硬结/丘疹、无苔藓化、无渗出/结痂），可能存在炎症后色素沉着和（或）色素减退；1分-基本清除：几乎无法察觉的红斑、几乎无法察觉的硬结/丘疹和（或）极轻微的苔藓化，无渗出或结痂；2分-轻度：轻微但明显的红斑（粉红色）、轻微但明显的硬结/丘疹和（或）轻微但明显的苔藓化，无渗出或结痂；3分-中度：明显可见的红斑（暗红色）、明显可见的硬结/丘疹和（或）明显可见的苔藓化，可能存在渗出和结痂；4分-重度：明显红斑（深或鲜红色）、明显硬结/丘疹和（或）明显苔藓化，病变广泛存在，可能存在渗出或结痂

（2）湿疹治疗：轻中度CMPA患儿常患有湿疹样皮疹，重度CMPA患儿甚至皮损处有渗出。皮肤瘙痒，导致幼儿夜间难眠；反复搔抓，导致皮肤破损，容易感染；破损的皮肤更容易接触外界高敏物质，导致患儿的体内处于高敏状态，CMPA症状难以避免，患儿生活质量直线下降，对于CMPA的皮肤护理是对CMPA患儿的治疗护理中不可避免的一环。

CMPA轻度的湿疹难以察觉，有时外观并无异常，仅仅是皮肤干燥、粗糙、脱皮，家长难以辨别，也有婴儿头皮出现皮屑、硬痂，家长不以为然；中重度CMPA的湿疹通常全身可见，包括头面部、肛周，表现为红斑、团块样、荨麻疹样皮疹。对于轻中度湿疹患儿，除了注意规避过敏原、避免过敏原反复引发湿疹发作外，可每天辅以保湿霜护理皮肤，值得注意的是需使用无色素、无香精的保湿霜，避免保湿霜的添加剂成分诱发湿疹。对于头皮湿疹的CMPA患儿敷以植物油软化后洗净，再涂抹微量激素软膏，待头皮屑消失后再予以保湿霜保湿护理即可。对于重度CMPA患儿，湿疹通常为渗出液样湿疹，除注意规避过敏原外，可在洗净皮肤后

涂以地奈德等含有微量激素的乳膏；待皮肤渗出好转、破损愈合后停用激素乳膏，注意每天用保湿霜护理皮肤即可；同时短期使用抗组胺药以缓解症状。

局部使用激素是湿疹的主要治疗方法，但不可长期使用，多在皮肤好转后停用，润肤露、保湿霜等可以在激素停用后巩固疗效。反复保湿成为患有湿疹的CMPA患儿治疗中不可缺少的一部分。

8. 注意事项 随着社会环境的发展，家长越来越关注婴幼儿的钙、铁、锌、维生素D等微量元素的添加，但由于家长对CMPA认识不足，一旦没有正确选择无蛋白辅料的微量元素添加剂，患儿CMPA症状容易反复、延误，进而导致患儿与家长生活质量下降。

相较于正常儿童，CMPA患儿通常会有较严格的饮食限制。因此，CMPA患儿多数可见营养不良或发育迟缓，通常是由于CMPA患儿无法对摄入营养成分吸收或患儿对于进食产生厌恶或者抗拒。在提供足够饮食时，CMPA与健康儿童营养素摄入量并不会产生明显差异。在足够的营养饮食摄入的前提下，CMPA患儿并不会因为限制饮食对儿童的生长与营养状况产生影响。

（1）钙、维生素D：常规儿童摄入的钙、维生素D等辅料中可检查出蛋白成分，这会让使用普通钙剂的患儿对其摄入吸收产生影响，从而对患儿的骨骼生长与体格发育产生负面影响。CMPA也会增加维生素D摄入不足的风险。但近些年随着儿科医师和营养师对钙、维生素D补充的重视，CMPA患儿反而出现维生素D过量摄入的表现。铁、锌也是如此，常规的铁剂、锌剂无法对CMPA患儿产生相应的影响。这也是儿科医师经常忽视的一点，对于CMPA患儿，早期进行个性化营养干预是有必要的。

（2）药物辅料：牛奶蛋白过敏患儿在使用药物时应关注药物中的辅料是否含有牛奶蛋白等成分。CMPA患儿的消化道症状常会出现便秘表现，使用乳果糖、益生菌可改善患儿便秘现象，不同药物其辅料有所差别，儿科医师需要注意到其辅料的重要性；如哮喘药，CMPA患儿的呼吸道症状表现为喘息时，儿科医师常予以相应的哮喘药控制，但需注意辅料中是否有蛋白成分、乳糖为辅料的药物，乳糖是从牛奶中提取出来的糖类，通常CMPA患儿很少对乳糖出现过敏反应，但相关病例报道过过敏案例，主要考虑提取过程中出现了蛋白污染的现象。

（3）疫苗接种：CMPA症状多在婴幼儿时期出现，这也是儿童接种疫苗的高发期，对于CMPA患儿，需注意的是百白破疫苗、脊髓灰质炎疫苗的接种，有相关案例报道在接种后出现了过敏反应。在百白破疫苗辅料中含有纳米级酪蛋白成分，以及在脊髓灰质炎疫苗中检查出了乳清蛋白成分。但CMPA患儿一般可以耐受，对疫苗中蛋白过敏严重的现象罕见。

【小结】

从妊娠到分娩，从新生儿到婴幼儿，从婴幼儿到儿童，一个生命会不可避免与外界发生接触，对于健康宝宝而言是一个美妙又神奇的过程。但是对于一个过敏婴幼儿而言，这是一个痛苦又必须要度过的时期。而牛奶蛋白过敏是过敏宝宝中最常见、最早的过敏疾病。

CMPA患儿的蛋白辅食添加挑战就是食物蛋白OIT。儿科医师需要通过对CMPA症状的评估设计个体化蛋白OIT计划，使患儿的蛋白辅食顺利添加与体重正常生长。特配奶粉、氨基酸米粉、米汤、多变应原食物添加剂都是OIT的一种手段，目的是让CMPA患儿的蛋白辅食可以顺利添加。重点在于如何安全有效、循序渐进地进行蛋白OIT，达到免疫耐受的结局。

CMPA 的皮肤护理是一个综合问题。对于 CMPA 患儿湿疹的皮肤治疗与护理在儿科医师、皮肤科医师都屡见不鲜，对于由谁来主导一直都存在争议，但是这毫无疑问是一个综合性的疾病。儿科医师需要明白湿疹的根本原因是牛奶蛋白过敏，在大部分 CMPA 患儿进行规避蛋白饮食后，湿疹症状可以得到明显的改善，这与儿科医师在饮食方面的指导是密不可分的，但对于严重的渗出性湿疹患儿，若在饮食指导、激素治疗及保湿护理后无改善可请皮肤科医师会诊。

除以上重点外，儿科医师还需注意在药物使用、营养素添加、益生菌使用时辅料中的蛋白成分，这是大多数医师极易忽视的问题，这也是在以上问题都处理后效果达不到预期的原因之一。同样也是家长在照顾患儿时极易忽视的问题。

对于 CMPA 患儿，从牛奶回避用特配奶粉替代喂养、转奶、辅食添加与饮食指导到皮肤护理，每一个环节都与患儿生活质量息息相关。一旦某一环节未予以重视与注意，患儿 CMPA 症状就会绵延不绝，这对患儿与家长的生活质量造成严重影响。儿科医师在面对一个 CMPA 患儿时，更重要的是如何指导 CMPA 患儿家长加强对蛋白过敏的了解，注意日常皮肤护理，对入口食物是否含有蛋白成分保持警惕；同时为 CMPA 患儿制订个性化喂养计划，保证患儿健康成长。

（何丽婷　严永东　潘家华）

第 3 节　闭塞性细支气管炎

闭塞性细支气管炎（bronchiolitis obliterans, BO）是由多种因素引起的小气道炎症及纤维化引起的不可逆性慢性小气道阻塞性肺疾病，表现为反复或持续性咳嗽、喘息、气促、运动不耐受，以及难以消退的肺部喘鸣音及细湿啰音，对支气管舒张剂反应差。这些因素包括感染、心肺及骨髓移植、自身免疫性疾病、吸入因素，以及胃食管反流、药物因素等。临床上主要包括移植后出现的闭塞性细支气管炎综合征（bronchiolitis obliterans syndrome, BOS）和感染后闭塞性细支气管炎（post-infectious bronchiolitis obliterans, PIBO）。

【病因】

1. 感染　是儿童 BO 最常见的原因。最常见的感染病原体是腺病毒（尤其是腺病毒 7 型），其次是麻疹病毒、肺炎支原体、流感病毒、副流感病毒Ⅲ型、呼吸道合胞病毒、单纯疱疹病毒、人类免疫缺陷病毒等。

2. 器官移植　包括心肺、骨髓、异基因造血干细胞移植。急性移植物抗宿主反应是移植后 BO 发生的主要原因；其他非免疫因素如骨髓移植前的状态、骨髓移植后的肺部感染（CMV）、胃食管反流、免疫抑制药也参与 BO 的形成。

3. 自身免疫性疾病　类风湿关节炎、系统性红斑狼疮、渗出性多形性红斑、皮肌炎、硬皮病、血管炎等是一组自身免疫性结缔组织疾病，常累及全身多个系统和脏器。由于肺部血管和结缔组织丰富，故成为最易受累的器官之一，引起间质性肺疾病（interstitial lung disease, ILD），导致肺泡、肺间质及支气管周围组织不同程度的炎性反应和纤维化。

4. 其他少见的病因　如吸入或摄入有毒气体、物质（氯气、二氧化硫等）、药物，以及胃食管反流、支气管肺发育不良、先天性心脏病、囊性纤维化等。

【病理】

BO 在病理上可分为 2 种类型：缩窄性细支气管炎和增殖性细支气管炎。缩窄性病变多见于感染后 BO，表现为细支气管黏膜下或外周炎性细胞浸润和纤维化导致细支气管腔向心性狭窄（外压），管腔内无肉芽组织形成，主要累及终末细支气管，其损伤改变是不可逆的。器官移植后BO多呈增殖性病变，表现为细支气管腔内、壁和周围炎症细胞浸润及肉芽组织增生，引起管腔狭窄，在腔内形成息肉样肉芽，主要累及呼吸性细支气管、肺泡管和肺泡，有潜在的可逆性。

【临床表现】

BO起病多为急性或亚急性，病情轻重不一，主要表现为急性感染或肺损伤后出现反复或持续慢性咳嗽、喘息、呼吸困难，运动不耐受，达数月或数年，对支气管舒张剂反应差。患者易患呼吸道感染，并可因此症状加重。喘鸣音和湿啰音（或称爆裂音）是最常见的肺部体征，呼吸增快。重者可有吸气三凹征，病程长、病情重者可有胸廓畸形、杵状指、肺动脉高压。

【辅助检查】

1. 血气分析　可显示低氧血症，动脉血氧饱和度可用于评估病情的严重程度。

2. 肺功能　表现为不可逆的阻塞性通气功能障碍，随病情进展，发展为混合性通气功能障碍。年长儿常规通气肺功能示FEV_1、FEV_1/FVC、$FEF\ 25\%\sim75\%$降低，严重者残气量增加。婴幼儿体描仪或潮气呼吸肺功能示达峰容积比（V_{PEF}/V_E）、达峰时间比（t_{PTEF}/t_E）有不同程度的下降，代表小气道阻塞。支气管舒张试验阴性。

3. 影像学检查　胸部X线检查无明显特异性改变，可表现为两肺纹理增粗、紊乱，两肺过度充气，斑片状肺泡浸润影，可合并存在单侧透明肺、肺实变、肺不张。目前首选肺部高分辨率CT检查，特征性改变包括：①"马赛克"灌注征；②支气管壁增厚；③气管扩张；④气体潴留征。呼气相较吸气相CT能更好地显示小气道病变。密度增高区为病变区，密度降低区为代偿区。

4. 支气管镜检查及肺泡灌洗液分析　可通过支气管镜检查了解气道内病变、排除气道发育畸形，同时行肺泡灌洗协助治疗，必要时行支气管黏膜活检。留置肺泡灌洗液行细胞学、病原学、细胞因子、炎性介质等检查。研究结果显示，BO患儿肺泡灌洗液中中性粒细胞、IL-8和$CD8^+T$淋巴细胞水平升高。

5. 肺通气和灌注扫描　可显示通气和灌注的缺损或减弱，通气灌注区域与影像学的支气管扩张、支气管增厚的区域一致。但其敏感性较高分辨率CT差，较少使用。

【诊断】

BO的诊断主要依赖于临床表现、肺部高分辨率CT和肺功能改变。尽管肺活检是诊断BO的金标准，但由于其有创性且未必取到病变组织（呈"补丁样"分布），临床应用受到限制。

临床诊断BO的标准：①严重呼吸道感染或其他原因导致的细支气管损伤前驱病史；②临床表现：反复或持续咳嗽、喘息、气促，运动不耐受，低氧血症；③肺部体征：肺部喘鸣音及湿啰音（或称爆裂音）持续存在，对支气管舒张剂反应差，持续6周以上；④肺部高分辨率CT："马赛克"征，支气管壁增厚，支气管扩张，气体潴留；⑤肺功能示小气道阻塞性通气功能障碍或混合型通气功能障碍；⑥排除其他阻塞性疾病，如哮喘、先天性纤毛运动障碍、免疫功能缺陷症、囊性纤维化等。

Colom和Teper对125例慢性肺疾病患儿进行分析后提出＜2岁婴幼儿PIBO的评分诊断方法：①典型临床病史（4分），即既往健康，严重细支气管炎或肺炎后咳嗽、喘息、气促，血氧饱和度＜92%，持续6周以上；②腺病毒感染（3分）；③HRCT显示"马赛克"灌注征（4分）。得分≥7分则诊断BO。此方法的特异度达100%，敏感度达67%。

【治疗】

不可逆性纤维化改变及气道阻塞为闭塞性细支气管炎的基本病理。因此，早期诊断、早期治疗具有重要意义。目前尚无公认的有效治疗手段和药物。多采用以糖皮质激素为基础的综合治疗，辅以其他支持治疗。

1. 糖皮质激素 是BO治疗的首选药物，它可以抑制支气管周围炎症和早期成纤维细胞的增殖和纤维化，阻断BO的进程，但不能逆转肺纤维化所致的气道阻塞。因此，越早使用，疗效越好。激素应用的剂量、疗程和形式存在争议。有学者建议口服泼尼松$1\sim2mg/(kg\cdot d)$，足量应用$1\sim3$个月后依病情逐渐减量，总疗程为1年。对于症状急重患儿，采用静脉注射甲泼尼龙$1\sim2mg/kg$，每天$1\sim4$次，待病情稳定后逐渐改口服。有学者提出甲泼尼龙冲击疗法：静脉滴注甲泼尼龙$10\sim30mg/(kg\cdot d)$，连续使用3天，每月1次，疗程为$3\sim6$个月，其较每日或隔日口服糖皮质激素治疗的不良反应更小。常见的副作用如免疫抑制、骨质疏松、生长迟缓等。

吸入性糖皮质激素可提供局部抗炎作用，临床症状轻微或病情平稳时，采用糖皮质激素吸入治疗，儿童参考剂量如下：①布地奈德雾化液，每次$0.5\sim1mg$，每天2次；②丙酸氟替卡松（每揿$125\mu g$）+储雾罐1揿，每天2次；③布地奈德/福莫特罗（$85\mu g/4.5\mu g$）吸入剂（6岁以上）、沙美特罗替卡松（$50\mu g/100\mu g$）吸入剂（4岁以上）1揿，每天2次。

2. 大环内酯类抗生素 阿奇霉素、红霉素具有抗感染、免疫调节等作用，可抑制中性粒细胞的活性，减少细胞因子（IL-6、IL-8、TNF-α）的分泌。移植后BO患者应用阿奇霉素可改善临床症状和肺功能FEV_1，降低气道中性粒细胞和IL-8水平。儿童参照成人用法，阿奇霉素$5mg/(kg\cdot d)$，每周连服3天；红霉素$3\sim5mg/(kg\cdot d)$，每天口服。疗程为$3\sim6$个月。连续使用时应注意监测肝功能。

3. 白三烯受体拮抗剂 如孟鲁司特钠能抑制炎症介质及细胞因子的释放。有资料显示，使用孟鲁司特后血中TGF-β、IL-8、LTB4水平明显降低，对移植后气管纤维化起预防性作用，与糖皮质激素联合使用能明显改善BO患儿肺功能和呼吸系统症状。

4. 靶向治疗 许多细胞因子在PIBO的发病机制中起作用，其中TNF-α可能在炎症反应和成纤维细胞的产生中发挥核心作用。有报道，一例儿童造血干细胞移植后经活检证实的BO，在皮质类固醇治疗失败后，使用英夫利昔单抗（一种对人TNF-α具有特异性结合的单克隆抗体）治疗（每次$10mg/kg$，静脉注射，每周2次，注射4剂，然后每周1次，注射4剂，逐渐减量至隔周1次，持续2个月）。随着治疗的开始，肺部症状得到缓解，影像学和肺功能检查结果好转，但英夫利昔单抗用于PIBO的治疗仍需进一步的研究。

5. 支气管舒张剂 短效β_2受体激动剂短期使用可减轻急性期喘息症状，长效β_2受体激动剂和吸入性糖皮质激素长期协同使用，可减少糖皮质激素用量。另据报道，长效抗胆碱能药物噻托溴铵能改善PIBO患儿的肺功能及临床症状，作用持续24小时。

6. 支气管镜肺泡灌洗 早期应用可减少气道炎症因子的释放及对气道的持续损伤，清除坏死细胞和组织，有助于缓解BO急性期的症状。但也有不同的观点认为，支气管镜肺泡灌洗对于BO的恢复无帮助，仅用于BO的检查。

7. 支持治疗 主要包括氧疗（使血氧饱和度维持在94%以上）、营养支持、肺部理疗、静脉注射免疫球蛋白等。本病易反复感染致病情加重，及时有效抗感染治疗

8. 肺移植　对药物治疗无效、严重气流阻塞、肺功能持续降低、严重依赖氧疗的终末阶段的 BO 患儿可考虑肺移植。

【预后】

BO 的总体预后不良，与 BO 的病因和病情轻重及发展的速度、早期诊断及积极抗炎治疗相关。PIBO 较 BOS 预后相对好些，绝大部分患儿存活。随着年龄的增长，患儿症状和肺功能可能有轻微改善，应归功于患儿的肺和气道的不断发育，而并非细支气管病变的消退。长期慢性缺氧可导致肺动脉高压及肺源性心脏病，BO 患儿生活质量受到严重影响。

（严永东）

第4节　气道发育畸形

一、先天性喉软骨软化

先天性喉软骨软化（congenital laryngo-malacia，CLM）是新生儿期和婴儿期喉喘鸣最常见的原因，其特点为出生时或出生后数周内出现的喉部喘鸣，又称先天性喉喘鸣（congenital laryngeal stridor，CLS）。随着年龄的增长，大多于 1～2 岁时症状逐渐消失。

【病因与机制】

病因尚不清楚，一般认为系母亲妊娠期营养不良、低血钙及其他电解质缺少或不平衡影响到喉软骨的发育所致。也有学者认为与局部神经肌肉发育不成熟有关。由于声门上喉组织过度软弱松弛，吸气时负压增大导致喉组织向内塌陷，喉腔变窄，会厌呈卷曲状，喉入口处呈狭长裂缝，两侧杓会厌皱襞互相接近和颤动而发生喘鸣。

【临床表现】

吸气性喉喘鸣为本病的主要症状，大多数患儿出生后无喘鸣症状，一旦感冒，症状显现并持续。

1. 轻者　为间隙性喘鸣，受惊或哭闹时加重，安静或入睡后减轻或消失。有的与体位有关，仰卧时有声响，俯卧时减轻。患儿可正常哺乳，对发育和营养无明显影响。

2. 重症　为持续性喘鸣，入睡后或哭闹时更明显，伴有吸气性呼吸困难、吸气三凹征；呼吸道感染时呼吸困难加重、吸气三凹征明显，甚至伴有发绀，呼吸道分泌物增多、不易排出，痰声漉漉。患儿哭声和咳嗽声如常，无声音嘶哑。听诊有不同程度的吸气相喘鸣音或双相喘鸣音，呼吸道感染时有明显的痰鸣音或粗、中湿啰音。由于喂养困难（易呛咳、误吸）及睡眠困难，常有不同程度的营养不良。加之长期缺氧、呼吸困难、持续吸气三凹征可有明显漏斗胸或鸡胸，甚至心脏增大。

【辅助检查】

1. 实验室检查　血清维生素 D 及离子钙的测定可提示有维生素 D 缺乏和低钙血症的存在。

2. 纤维喉镜检查　可见喉组织软而松弛，吸气时会厌上组织向后向内蜷曲，杓会厌皱襞及杓状软骨塌陷，阻塞喉部入口。

3. 支气管镜检查　局部所见同喉镜，越过声门至下呼吸道，可以发现和排除其他气道畸形及管腔受压导致喘鸣的疾病。

【诊断】

根据出生后不久即有喉喘鸣史，具有以上特点，临床上需考虑先天性喉软骨软化。可行直接喉镜或纤维喉镜检查以确诊，亦可行纤维或电子支气管镜检查予以确诊，同时进一步排除导致喘鸣的其他疾病。

【治疗】

精心护理、加强喂养，注意防治呼吸道感染；如母亲饮食缺钙或孕后期常有下肢酸麻情况，宜早给患儿及母亲补充维生素 D

和钙剂，并晒太阳。先天性喉喘鸣大多于1～2岁时症状逐渐消失。

二、气管支气管软化症

气管支气管软化症（tracheobronchomalacia，TBM）主要见于婴幼儿，是由于呼吸道管腔纵行弹性纤维的萎缩或气道软骨结构破坏所致，气管或主支气管软骨硬度不够导致气管塌陷。气管支气管软化症分为先天性气管支气管软化症和继发性气管支气管软化症两类。

【病因】

先天性气管支气管软化症原因不明，可能由早产、软骨先天性异常（如软骨发育不全、多发性软骨炎、埃勒斯-当洛综合征）、某些先天性疾病（食管闭锁、食管气管瘘及支气管-肺发育不良）等因素引起。继发性气管支气管软化症多由于肿大的淋巴结、胸腺、占位性病变、先天性心脏病伴有心房心室的扩大、肺动脉吊带、血管环、骨骼疾病（脊柱侧弯）及生命初期应用呼吸机治疗而继发支气管-肺发育不良所致。在长期喘鸣而接受纤维支气管镜检查的小儿中，11%～15%有气管支气管软化症。

【临床表现】

临床症状在出生后2个月时渐明显。呼气性喘鸣、慢性咳嗽和反复呼吸道感染是最常见的表现。小婴儿以喘息多见，轻重不一，可常由于大气管软化段的内陷，表现为阵发性发绀和呼吸困难，哭闹时有屏气发作，症状和体征随活动增多而明显。年龄稍大儿童以慢性湿咳为主，易反复呼吸道感染而导致症状加重。若有胸腔外气管软化，则可有吸气性喘鸣。气管支气管软化症患儿常伴有其他疾病，如先天性心脏病、气管食管瘘、胃食管反流、支气管-肺发育不良、发育迟缓等。

【辅助检查】

1. 胸部X线检查　可显示大气道管腔有无狭窄（比较呼、吸气相），也能反映肺部感染、肺气肿、肺不张情况。但对诊断TBM的敏感性较低。

2. 胸部CT检查　通过CT平扫、三维重建成像，观察气管支气管内的解剖结构。但对诊断气管支气管软化症的敏感性低于支气管镜。增强CT能较好显示纵隔内心脏、血管结构，了解纵隔内有无占位性病变，排除外压性支气管软化。

3. 支气管镜检查　被认为是气管支气管软化症诊断的金标准。支气管镜可进入Ⅲ级和Ⅳ级支气管，可视范围广，直观气道有无软化。内镜下气管支气管壁在呼气相时动力性内陷，致管腔内径缩小则诊断气管支气管软化。气管支气管软化症的分度尚无公认的统一标准，一般认为，管径内陷1/3为轻度，1/2为中度，至4/5接近闭合为重度（在局部表面麻醉状态下）。

【诊断】

对于出生后不久反复或持续性呼气性喘息、慢性湿性咳嗽和反复呼吸道感染而常规治疗效果不佳的患儿，应考虑气管支气管软化的可能。行纤维或电子支气管镜检查予以确诊。同时进一步排除导致喘息的其他疾病。

【治疗】

大部分先天性气管支气管软化是自限性的，1～2岁会逐渐好转。治疗以增强体质、减少呼吸道感染、保持气道通畅为主，可适当补充维生素D、钙剂、多种维生素及矿物质等，合并感染时加用抗生素治疗。避免过度使用糖皮质激素、支气管舒张剂、镇咳药物等。

继发性气管支气管软化应积极治疗原发疾病。增大的心脏、异常或扩张的大血管压迫是常见原因，因此早期纠治心血管畸形对于改善和治愈气管支气管软化症非常重要。

重度患儿死亡率较高，常需使用持续气道内正压通气或通过气管造口进行机械通气，部分病例还需行主动脉固定术、腔内或腔外支架手术等。

三、先天性气管狭窄

先天性气管狭窄（congenital tracheal stenosis，CTS）是指由于气管本身或邻近组织发育异常而导致的气管狭窄，可以累及部分或全段气管。当气管管腔直径与残存正常气管管腔直径相比缩小50%以上时，即存在气管狭窄。气管极度狭窄甚至闭锁的患儿出生后不能存活。

【病因】

气管狭窄可分为先天性和后天性。先天性是指在气道发育过程中，任何障碍和停顿均可以造成气道的畸形狭窄。其可能原因与胚胎期咽气管沟发育障碍有关。先天性气管狭窄可分为两类，一类为无软骨异常的气管纤维性狭窄或闭锁，可有气管内隔膜（气管蹼）形成；另一类由气管软骨环发育不全或畸形引起，较为多见，狭窄可波及气管全长，在靠近分支部狭窄加重，也有些呈部分狭窄。后天性多为各种炎症或创伤后的瘢痕狭窄、气管周围肿物压迫使气管壁软化而狭窄；气管切开或插管后的狭窄。先天性气道狭窄通常与其他先天性异常并存，如气管性支气管、先天性肺发育不良、气管食管瘘、血管环等。

狭窄最常累及气管和左主支气管，右主支气管受累远较左主支气管少见。

【临床表现】

临床可有喘鸣、阵发或持续性呼吸困难、吸气三凹征，安静时减轻，哭闹或继发感染时加剧。严重者可有呼吸暂停、发绀等表现，甚至危及生命。临床症状出现的时间、症状严重程度主要取决于患儿年龄、气管狭窄程度及是否伴有其他心肺畸形。轻者发育、日常活动与健康患儿无明显区别，重者出生后即可出现危及生命的呼吸窘迫。典型临床体征为双相的湿啰音，系分泌物被气流推动通过气道远端狭窄区域时的"洗衣机"样呼吸。

先天性气道狭窄如伴有先天性心脏病，往往早期出现反复呼吸道感染、呼吸窘迫、严重低氧血症及慢性心功能不全等表现。

【辅助检查】

1. 胸部X线检查　对气管、支气管显像不良，一般仅提示肺气肿或肺不张等间接征象。

2. CT检查　CT平扫、三维重建成像技术可以显示气管、支气管树的轮廓，是一种直观、快捷、无损伤且特异性高的影像学诊断方法，是目前诊断气管狭窄的最佳方法之一。相比于支气管镜，CT对隐匿部位病变、管外肿大淋巴结及肺内、胸膜转移显示清楚，可为纤维支气管镜检查做导向。

3. 支气管镜检查　也是诊断气管、支气管狭窄较好的方法，它不但可以证实诊断，还可以估计最窄部分的直径、气道完整气管环的数量、狭窄的长度。

【诊断】

对于2～4月龄的患儿，有咳喘、气促、呼吸困难、发绀、三凹征等症状，经气管插管、机械通气治疗效果不佳，且临床表现与X线表现不相符，需考虑先天性气管狭窄诊断。典型的病灶会引起梗阻性肺气肿、肺膨胀不全或呼气性喘鸣，经常被认为是哮喘。CT轴位扫描可显示病变段气管呈圆形或椭圆形，直径变小，严重者不足5mm。三维重建成像技术可纵向显示气道的长度和狭窄后的形态，以及病变上下界面与正常组织交界的关系，是气管狭窄首选的检查手段。

【治疗】

本病的治疗可以根据气管、支气管狭窄的性质和程度选择不同手术方法，如切除吻合、气管成形等。气管狭窄术后并发症比较多，术前对患者狭窄的程度、部位、范围，手术的耐受性，是否伴心血管畸形等要进行全面评估，术后应密切观察病情变化。

四、气管性支气管

气管性支气管（tracheal bronchus，TB）是一种支气管起源于气管隆嵴上气管壁的先天性畸形，一般发生于气管隆嵴以上2cm内，气管性支气管通常为单侧性，多起自气管右侧壁，在气管隆嵴上方，分布到右肺上叶尖段或整个上叶，可分为额外多支型（supernumerary type）和移位型（displaced type），移位型远较额外多支型多。起自气管左侧壁及双侧发生的气管性支气管少见。

【病因】

先天性气管性支气管是气道的先天发育异常，目前病因不明，有3种胚胎发生假说：复位理论、迁移理论、选择理论。

【临床表现】

气管性支气管在临床上通常无明显症状，少数在儿童时期出现症状，主要表现为喉鸣或喘鸣，常被误诊为哮喘；或表现为持续或反复右上肺肺炎、肺不张、肺气肿（由分泌物引流不畅引起）。多为肺部CT或支气管镜检查时偶然发现。常伴发其他畸形，如气管狭窄、气管食管瘘、喉蹼、先天性心脏病等。

【诊断】

胸部CT冠状位或气道三维重建能清晰显示气管及两侧主支气管影，发现气管分叉上方有异常的充气影与气管壁相通，即可诊断。支气管镜检查发现支气管异常起源于气管隆嵴上气管壁亦可诊断。因气管性支气管管径太细并包绕在肺组织中，密度关系显示不清，胸部X线片多数仅见气管上段及主支气管的结构，极少能看到气管性支气管。

【治疗】

一般情况下不需要医疗干预，如有持续或反复呼吸道感染、肺不张、肺气肿，可手术切除异常的支气管及其肺叶。此外，该类患者行气管插管时应注意插管位置，避免位置过低，阻塞异常的支气管开口，造成肺不张和低氧血症。

五、其他

先天性喉蹼、声带麻痹、声带功能障碍、声门下狭窄、声门下血管瘤、气管食管瘘、支气管桥、先天性肺叶气肿、单侧透明肺、原发性纤毛运动障碍、囊性纤维化等在婴幼儿反复喘息的病因中需鉴别诊断。

管镜技术可以逼真地模拟支气管镜下图像，从而达到一次成像同时显示气管支气管内部结构的效果，支气管桥与左主支气管形成的分叉常误认为是气管隆嵴，而起自于隆嵴的右侧主支气管则误认为是异常的气管性支气管。通过多层螺旋CT扫描重建技术可以明确显示气管隆嵴的位置及气管性支气管与支气管桥的不同，可以区分两种不同的支气管分支异常。

【治疗】

支气管桥的治疗取决于症状的严重程度，而症状的严重程度主要取决于左主支气管的狭窄程度，持续喘息出现难以纠正的低氧血症或高碳酸血症，持续或反复呼吸道感染、肺不张、肺气肿，需要手术切除狭窄的左主支气管或补片修补扩大左主支气管。在外科手术中，需要同时解除肺动脉吊带对支气管的压迫。

（严永东）

第5节 气管支气管异物

气管支气管异物的好发年龄为1～3岁，男性多于女性，农村远高于城市。临床表现多样，可表现为急性起病、剧烈呛咳、喘息、气促、呼吸困难，甚至窒息、死亡，亦可以表现为反复咳嗽、喘息、同一部位反复肺炎或伴肺不张、肺气肿久治不愈。容易漏诊、误诊。

【病因】

气管支气管异物多见于3岁以下儿童，主要系该年龄段儿童磨牙未萌出、咀嚼功能不完善、对坚果类食物不能嚼碎、吞咽功能不协调，而且进食过程中易跌倒、哭闹，均可造成误吸。异物绝大多数为外源性，以植物性异物最常见，以可食性异物为主，其中花生、瓜子、豆类、核桃、松籽等坚果类异物约占80%，动物性异物约占3%，以鱼骨、鸡骨最常见。其他异物约占5%，如塑料笔帽、金属笔套、硬币、游戏机币、大头针、自动铅笔头、图钉、纽扣、塑料玩具饰物、纸片、口哨等。

【病理生理】

病理反应取决于异物的位置、大小、种类、存留时间等因素。气管异物可立即表现为气道阻塞、呼吸困难、窒息等；支气管异物可表现为局部肺气肿、肺不张；植物性异物刺激性强，局部炎性反应明显；尖锐异物可导致出血、气肿或气胸；异物存留时间长可引起局部肉芽增生、慢性反复肺炎、肺不张等。

【临床表现】

1. 气管异物　表现为典型的刺激性咳嗽、吸气性呼吸困难，部分有撞击声、拍击感。查体：吸气三凹征，气管前听到异物拍击音和喘鸣音，两肺呼吸音对称、减弱，可闻及喘鸣音。

2. 支气管异物　表现为反复咳嗽或伴喘息，同一部位反复肺炎或伴肺气肿、肺不张久治不愈。患侧呼吸音减弱，有局限性喘鸣音。

【辅助检查】

1. 胸部X线检查　X线透视下可观察到纵隔摆动、横膈矛盾运动、心影大小反常，这是支气管异物的间接证据。胸部X线透视对气管异物的诊断率较低，因为双肺的充气情况相同，也见不到随呼吸运动的纵隔摆动。胸部X线片可见肺部片状影、患侧或局部肺气肿、肺不张，可见不透X线的异物影，如金属、鱼刺、骨头等。

2. CT检查　可见气管内异物影、高密度影，肺部片状影伴局部肺气肿、肺不张等；三维重建能显示支气管树的连续性中断；仿真模拟成像可显示异物轮廓、大小、部位。

3. 支气管镜检查　为诊断气管支气管异物的金标准，可直接明确诊断并了解异物大小、形态及所处位置。镜下亦可见局部黏膜有无充血肿胀、糜烂、肉芽增生、管腔结构破坏、支气管扩张、支气管狭窄闭塞等。

【诊断】

1. 病史

（1）异物吸入史：是诊断呼吸道异物最重要的依据，高度怀疑时需反复询问。

（2）咳嗽病史：反复咳嗽或伴喘息、同一部位的反复肺炎或伴局部肺气肿、肺不张久治不愈时需注意异物吸入的可能。

2. 体格检查

（1）气管异物：两肺呼吸音对称、减弱，可闻及喘鸣音，异物在气管内活动时，气管前听诊可闻及拍击音、喘鸣音。

（2）单侧支气管异物：患侧呼吸音减弱，可闻及单侧局限性喘鸣音。

（3）双侧支气管异物：双侧呼吸音减低，双侧局限性喘鸣音，阻塞程度不一致时，呼吸音可不对称。

如异物存留时间长并发肺炎时，可闻及干、湿啰音；并发肺气肿，叩诊呈鼓音；并发肺不张，叩诊呈浊音，呼吸音减弱或消失。

3. 辅助检查　详见【辅助检查】部分。

【治疗】

支气管镜检查既是气管支气管异物最直

接的检查方法，也是取出异物最佳的方法。对于气管异物，可采用全身麻醉下硬质支气管镜取出异物；对于支气管异物，可采用局部麻醉或全身麻醉下用弯曲支气管镜取出异物。可配合应用网篮、球囊导管、细胞刷、冷冻探头、激光光纤等配件。在特殊情况下需行气管切开或经胸腔镜或开胸手术取出异物。

（严永东）

第6节　早产儿－支气管肺发育不良－喘息综合征

一、早产儿支气管肺发育不良

在过去几十年中，随着极低出生体重儿死亡率的下降，支气管肺发育不良（bronchopulmonary dysplasia，BPD）的发病率明显增加，胎龄≤28周早产儿的BPD发病率已达到40%左右。由于胎龄小、肺发育不成熟，BPD患儿在出生第1年患呼吸道疾病的风险明显增加。有报道称，BPD患儿有持续肺功能异常及影像学检查异常。近几年的随访发现，BPD患儿日后反复喘息，临床酷似儿童哮喘，但与儿童哮喘不同的是，BPD患儿发生日后喘息有以下特点：①极早早产儿；②符合BPD诊断标准；③反复喘息；④按哮喘治疗效果有限；⑤持续阻塞性通气功能障碍；⑥生长发育落后；⑦预后不良。BPD发生在新生儿期，新生儿专科医师对其关注度较高，一旦病情稳定，出院后往往BPD患儿得不到后续的关注，患感染及喘息风险较高，常就诊普通儿科或呼吸科，但BPD患儿处于新生儿期这一重要病史常被忽略，导致患儿反复住院，甚至过度使用抗生素。

随着辅助生殖技术的发展及新生儿科技

术的进步，早产儿的发生率及存活率提高，但随之带来的问题也不少，由于早产儿肺发育不成熟，呼吸系统疾病仍是死亡率和后期发病率的主要原因，BPD作为早产儿常见呼吸系统疾病，其发病率也在逐年上升。BPD对患儿的呼吸、生长发育及成年后哮喘等疾病的发生有重要作用，严重影响患儿的生活质量。因此，BPD的早期识别、早期预防及早期治疗尤为重要。

【定义及诊断】

经典型BPD最初由Northway等于1967年首次提出并命名。主要特点如下：①均为早产儿，但胎龄和出生体重相对较大（平均胎龄34周、出生体重2.2kg）；②原发疾病为严重的呼吸窘迫综合征；③有长期接受100%浓度氧、高气道压、无PEEP的机械通气史；④因呼吸困难、低氧、高碳酸血症持续辅助用氧超过28天；⑤胸部X线检查有特殊改变。病理特点主要为呼吸道上皮鳞状化生、平滑肌增生、纤维化明显及大血管变性。

随着产前糖皮质激素的使用、出生后外源性肺表面活性物质的应用及更多的辅助呼吸措施的出现，经典型BPD的发生率明显下降，更多的BPD出现在胎龄更小的患儿中，BPD患儿的疾病特点也在变化。2000年6月由美国国立儿童健康与人类发育研究所，以及美国国家心脏、肺和血液研究所等共同举办的研讨会上，制定了新的BPD定义，即指任何氧依赖（>21%）超过28天的新生儿。如胎龄<32周，根据矫正胎龄36周或出院时需吸氧浓度（FiO_2）分为：①轻度，未用氧；②中度，FiO_2<30%；③重度，FiO_2≥30%或需机械通气。如胎龄≥32周，根据出生后56天或出院时需FiO_2分为轻度、中度、重度。新型BPD的病理特点也出现了变化，大部分以肺泡和肺微血管发育不良为主要特征，与经典型BPD不同的是较少平滑肌增生、纤维化较轻、严重

的鳞状上皮化生少见。

【早期预测指标】

目前的BPD的诊断标准是依据患儿出生后28天后是否需要用氧，对于不同胎龄的患儿纠正胎龄或者出院后是否用氧来诊断。按照这一标准，时间上已经偏晚，治疗效果较差，预后不佳。目前大多数学者倾向于对RDS患儿呼吸支持1周，如果需要较高参数才能维持氧合就要考虑BPD，要不断追踪，明确诊断尽早干预。寻找一些可以早期预测患儿是否会患BPD、患BPD的轻中重程度及病死率的指标尤为重要。

1. 氨基端脑钠肽（NT-proBNP）　脑钠肽（brain natriuretic peptide，BNP）又称B型利钠肽，主要由心室肌细胞合成和分泌，心室负荷和室壁张力的改变是刺激BNP分泌的主要条件。BNP先以108个氨基酸组成的前体形式存在，即NT-proBNP，心肌细胞受到刺激后可在活化酶的作用下裂解为由76个氨基酸组成的无活性的直线多肽和32个氨基酸组成的活性环状多肽即BNP，释放入血循环，从而反映BNP的分泌情况，在血液样本中较稳定。一项回顾性研究对147例胎龄<32周的早产儿进行分析得出，BPD或死亡的可能性与生命第一天测定的血清NT-proBNP水平有关，血清NT-proBNP临界值为2002.5pg/ml，对预测中重度BPD或死亡有较好的敏感度（87.5%）和特异度（74.7%）。但是在婴儿期间，NT-proBNP水平通常在出生后的第一天较高（>230pg/ml）。此后迅速下降，2周龄时在成人范围内（<32pg/ml）保持稳定。因此，单纯以第一天的NT-proBNP来预测BPD的发生仍有一定误差。另一项研究则选入101例极低出生体重儿，确定了NT-proBNP在出生后3天的连续水平，然后每周测定一次，直到出生后49天，结果表明，BPD患儿NT-proBNP水平升高与BPD的严重程度及肺动脉高压的发生有关，14天的NT-proBNP可作为极低出生体重儿出生后BPD发展的早期指标。

2. 中性粒细胞/淋巴细胞（NLR）　BPD是早产儿的一种严重的慢性肺疾病，涉及肺泡和肺血管发育的破坏。炎症是BPD发病过程中的一个重要危险因素。许多研究表明，患者促炎细胞因子水平升高与BPD之间存在关联。在BPD形成过程中，其炎症特点为早产儿呼吸道和肺组织内中性粒细胞和巨噬细胞积聚，此外，还有大量的炎症介质影响肺泡毛细血管和组织完整性。近年来，有学者就炎症与BPD的关系展开研究，选择NLR来对BPD进行预测，发现72小时的NLR是预测BPD的最有希望的指标，NLR的增加（出生时和72小时）与BPD有关，对于有宫内感染的早产儿更具价值。

3. 基因检测　临床现已发现BPD的发生存在个体及基因易感性，包括人类白细胞抗原（HLA）、基因编码的表面活性物质蛋白（SP）及血管内皮生长因子（VEGF）等。基于现在的基因检测技术的发展，对于BPD相关基因的研究也在进行，有研究人员从患BPD及无BPD的新生儿血斑中分离出DNA进行外显子测序，结果显示在BPD患儿中发现大量罕见的非同义突变基因，这些基因在参与肺结构和功能的过程中高度聚集，包括胶原纤维组织、胚胎上皮的形态发生和Wnt信号通路的调控，在胎肺和成年肺中表达显著增高，在小鼠BPD模型中表达明显上调。BPD的全基因组研究认为，出生后血浆急性C反应蛋白的升高和出生后第1周C反应蛋白水平的不断升高是BPD婴儿和无BPD婴儿之间的区别，并证实CRP相关基因与BPD的发生有关。另外，还有对稀有变异体与BPD的关系进行研究，表明激酶A和丝裂原活化蛋白（MAP）激酶相关通路在BPD中起着重要作用。

4. 其他　其他相关研究有从婴儿肠道菌

群方面入手，利用 RNA 测序和 16S-rRNA 基因测序的方法，对小于 29 周诊断为 BPD 的早产儿与未诊断为 BPD 的早产儿进行了血液基因表达和粪便菌群组成的分析，发现 BPD 患儿存在 400 多基因的上调，这些都与红细胞发育和氧的转运功能有关；另外，与免疫相关的几个通路也有所下调，肠道微生物群可系统地影响免疫和炎症。BPD 又是一种严重的肺部炎症，那么微生物群的组成如何影响 BPD 形成与发展需进一步研究。

【治疗】

BPD 是一种慢性疾病，对于存在发生风险的患儿，如何进行预防及出生后的护理与治疗防止进一步发展尤为重要，目前最有效的还是防止早产，在不可避免早产的情况下，对于出生后的通气策略、补氧需求、营养支持等方面，就需要更严格的选择治疗。

1. 产前预防　由于 BPD 主要发生在低出生体重儿及极低出生体重儿，因此预防早产是降低 BPD 发生风险的最主要措施。对于有早产风险的孕妇，可以产前短程使用单疗程的糖皮质激素，以促进肺表面活性物质的生成及胎儿肺结构的发育，降低早产和呼吸窘迫综合征的发生率。

2. 氧疗与通气策略　低氧血症是肺动脉高压、肺心病等心血管疾病的主要原因，那么合适的氧分压及氧饱和度是治疗措施之一。目前，建议在接受氧气的早产儿中，饱和指标应在 90%～94%，警报限值应设为 89% 及 95%。

现在已知气管插管对于 BPD 是一种重要的危险因素，因此在治疗中尽量减少气管插管，为避免机械通气的危险，采用早期无创正压通气（NIPV）、经鼻无创持续气道正压通气（NCPAP）和经鼻高流量氧疗（HFNC）等无创通气策略更有利。早期的无创通气策略可降低新生儿机械通气、BPD 的发生率及病死率的风险。

3. 液体摄入及营养　对于胎龄越小、出生体重越低的新生儿，水分的丢失更多，能量消耗更快。早产儿在出生后第 1 周摄入大量液体、缺乏适当的产后体重下降、肺充血和水肿都会增加患 BPD 的风险。因此，液体供给以每天 70～80ml/kg 的速度启动，并根据液体平衡、体重变化和血清电解质水平进行个体化调整，每天不能超过 120ml/kg。适度的出生后体重下降是正常的，也是必要的。有研究表明，将补充钠盐的时间推迟至出生后第 3 天或体重下降 5% 时，对于减少坏死性小肠结肠炎及 BPD 效果更好。因为最初建立肠内营养是有限的，所以肠外营养应立即执行。及早地补充氨基酸及脂肪乳，保持正氮平衡。对于相对稳定的婴儿，可以早期予以少量母乳[0.5～1ml/（kg·h）]以建立肠内喂养灌注，母乳是建立肠内营养的最佳选择。维生素 A 可促进肺泡上皮细胞增殖，调节肺胶原含量，促进肺成熟，维持呼吸道上皮完整性。有报道称，与接受安慰剂治疗的儿童相比，维生素 A 治疗的患儿患 BPD 的风险较低，给药剂量为 5000U，肌内注射，每周 3 次，连续 4 周。

4. 肺表面活性物质治疗　外源性肺表面活性物质可促进肺泡恢复，改善肺功能，减少肺不张的发生，缩短机械通气时间和降低呼吸机参数，因此对于降低 BPD 的发展和死亡有帮助，但不能降低发生率。以往，大多数肺表面活性物质都是经气管插管机械通气来进行，近年来为减少肺损伤，采用 INSURE 技术给予外源性肺表面活性物质治疗，此技术可允许给予肺表面活性物质后采用无创正压通气进行呼吸支持。近年来，对极早产儿采用细导管给予肺表面活性物质，此方法被称为低侵入性表面活性剂（LISA）技术。对这种方法随后的随机试验及分析也表明 LISA 技术减少了对机械通气的需求，婴儿呼吸窘迫综合征发生率、36 周时死亡率或BPD的发生率均降低，但仍需大样本、多中心研究进一步证实。

5. 糖皮质激素治疗 由于炎症损伤是BPD的关键环节，糖皮质激素可以抑制炎症反应，减轻支气管和肺水肿，促进肺抗氧化酶及肺表面活性物质的生成，改善肺功能，可增加拔管成功率，减少BPD发生。尽管有这些好处，但是对于早产儿出生后糖皮质激素的使用仍存在争议，因为它被发现与高血糖、高血压、早产儿视网膜病变及神经系统发育不良有关，尤其是早期使用，即出生后第1周。对于全身性糖皮质激素，建议使用最小的有效剂量，并且只适用于患BPD风险最高的婴儿，如那些在1～2周后仍依赖呼吸机的婴儿。吸入性糖皮质激素是一个很好的全身性使用的替代品。关于布地奈德的相关研究指出，早期吸入布地奈德可减少BPD，死亡率没有任何增加，吸入性糖皮质激素是否可以被加入到目前早产儿BPD的管理中有待进一步研究。

6. 咖啡因治疗 咖啡因是一种甲基黄嘌呤衍生物，常用于早产儿呼吸暂停的治疗。关于咖啡因治疗早产儿呼吸暂停的研究表明，咖啡因的治疗对于早产儿的远期疗效，如BPD，可以显著减少其发生，而且对于极低出生体重儿，可提高18～21月龄时无神经发育障碍的存活率。枸橼酸咖啡因的标准给药方案为负荷量20mg/kg，随后维持5～10mg/（kg·d）。

7. 一氧化氮治疗 一氧化氮是重要的肺血管张力调节剂，吸入一氧化氮可以降低严重呼吸窘迫综合征婴儿肺血管和气道阻力，改善氧合。相关分析指出，无论是出生后早期还是后期使用一氧化氮，对于预防BPD都无任何优势。小剂量吸入一氧化氮治疗并未降低BPD发生率及死亡风险，但也无任何不良影响。也有研究表明，吸入一氧化氮有利于预防慢性肺疾病，在早产儿中降低了

BPD发病率和死亡率，也没有增加坏死性小肠结肠炎（NEC）、视网膜病变（ROP）和出血倾向的风险。Gadhia等报道，吸入一氧化氮和肌内注射维生素A的联合治疗降低了体重750～999g的早产儿BPD和病死的发生率，并改善了500～749g出生体重婴儿1岁时的神经认知结果。

8. 生物细胞治疗 有证据表明，干细胞和祖细胞损伤促进BPD的发生，基于此，人们认为外源性干细胞或祖细胞治疗或许可以保护和再生受损伤的肺。已有大量动物研究将肺间充质干细胞（mesenchymal stem cell，MSC）应用于BPD模型中，提示骨髓MSC可以减轻BPD动物模型的肺损伤。MSC是通过分泌多种旁分泌因子，免疫调节和恢复肺上皮/内皮功能，从而修复受损组织的再生细胞。静脉输注大鼠骨髓来源的MSC后，其血管密度增加，肺动脉压力降低，肺泡壁厚度增加，治疗有效果。在后续的成人MSC治疗中表明该治疗方法的安全性及耐受性良好。

首次将骨髓MSC应用于新生儿BPD是由韩国首尔三星医疗中心进行的，采用低、高剂量的骨髓MSC气管内注射，结果显示低、高剂量给药后耐受均良好，7天后气管吸出液中促炎细胞因子的浓度明显降低，移植后3周的呼吸严重度评分明显低于可比较的历史对照组，并一直随访跟踪至患儿5岁，并无早期死亡或心肺问题。后续美国也进行一项剂量提升试验，与韩国试验具有类似的标准，初步报道表明，MSC给药具有很好的耐受性，没有短期心肺损害。无直接由MSC治疗引起的死亡或严重不良反应，但有一例研究对象在发生肺动脉高压和肺发育不全后116天死亡。

MSC的系统给药途径主要包括静脉注射（IV）、腹腔注射（IP）及气管内给药（IT），其他的还有口服及皮下注射等。在对

新生大鼠的研究中，通过系统给药与气管内给药的比较发现，在低4倍剂量的MSC中，气管内给药更能有效地逆转肺损伤，能够实现同等的效率和较低的细胞数量，使气管内给药成为更有吸引力的方式。最近的研究表明，新的给药途径为经鼻给药。鼻内途径的临床优势包括使用方便，患者不需要静脉通路或气管插管。此外，鼻黏膜是一种高度血管化的组织，细胞或药物的鼻内输送也能有助于吸收。经鼻给予人脐带组织MSC是一种无创的肺传递途径；在中等程度的BPD模型中，有可能恢复肺泡化和血管化；其修复作用可能在一定程度上为血管生成、免疫调节、伤口愈合和细胞存活方面的协同作用。相关对比试验也表明鼻内途径给药在减少肺纤维化、炎症和气道反应性方面比静脉途径给药更成功。

所有目前的研究都表明，细胞治疗是一种有吸引力的未来治疗措施。然而，骨髓MSC在BPD发病机制和治疗中的作用还有待进一步的研究确认。如何选择MSC、给药剂量、持续时间及用药后出现不良事件的风险等都尚待解决。并且大规模生产用于移植的骨髓MSC是目前一个很难解决的问题。

总之，早产儿支气管肺发育不良仍是一个令人棘手的疾病，目前尚无明确的预测指标和治疗手段。随着医疗技术的发展创新，不断地对该疾病进行研究总结，对于BPD还是以防为主、以治为辅。防止早产、防止过度用氧及防止过度机械通气是最主要的措施，对于BPD的治疗，目前可以考虑减轻炎症、适当限液等。生物细胞治疗在未来具有很大的潜力，相信可以为BPD的治疗带来福音。

（黄昊 张兰）

二、早产儿–支气管肺发育不良–喘息综合征

临床发现一些反复喘息的患儿，按哮喘治疗效果不佳，肺功能显示比较严重的阻塞性通气功能障碍，详细询问病史发现都是超早产儿或极低出生体重儿。为了便于和其他喘息性疾病的鉴别，中国科学技术大学附属第一医院（安徽省立医院）儿科潘家华教授率领的团队对这类病例进行了总结，并命名为早产儿-支气管肺发育不良-喘息综合征（preterm infant-bronchopulmonary dysplasia-wheezing syndrome，PBPDWS）。

BPD是由于肺发育不成熟等多种因素共同作用造成肺泡和肺内血管发育受阻的一种慢性肺部疾病。本病是早产儿呼吸系统最常见的并发症之一，也是婴幼儿期反复罹患肺部疾病的重要原因，其不良结局甚至持续终身，通常存在持续肺功能异常及影像学改变。BPD患儿反复喘息，临床症状与儿童支气管哮喘相似，但与哮喘不同的是，BPD患儿发生喘息有以下特点：①极早早产儿；②符合BPD诊断标准；③反复喘息；④按哮喘治疗效果有限；⑤持续阻塞性肺功能障碍；⑥生长发育落后；⑦预后不良。为了便于临床医师对小儿喘息性疾病的鉴别，我们对符合上述标准的患儿拟定为PBPDWS，以期望更多医师对本病加以认识。

【病因与机制】

目前的研究表明，宫内因素如宫内生长发育迟缓、母亲绒毛膜羊膜炎、妊娠高血压疾病、孕妇吸烟，产后因素如氧化应激、机械通气、脓毒症、动脉导管未闭等与BPD的发生有关；BPD的发生受胎龄、出生体重的影响，胎龄越小、出生体重越低，BPD的发生率越高；此外，BPD的发病还具有遗传易感性。大部分新型BPD是以肺泡和肺微血管发育不良为主要病理改变，表现为肺泡

体积增大、数量减少、肺泡结构简单化和肺微血管形态异常。新型BPD具有不同的临床表型，包括肺实质、肺血管和气道异常。肺实质疾病主要由肺泡病变引起，肺泡结构简单化、肺微血管发育不良导致通气血流比例失调，肺部气体交换率下降；肺血管异常主要表现在肺血管内皮细胞生长缓慢、血管反应性增生、内皮细胞功能障碍介导的炎症反应，肺动脉高压是肺血管异常中最重要的表现形式。气道重塑、气道和肺泡生长减少，以及机械通气相关并发症如气管软化、气道狭窄等是BPD患儿持续气道异常的原因。

PBPDWS被认为是一种临床综合征，以不同的病理生理机制为特征，涉及不同的呼吸系统部位，如气道、血管和肺泡成分，可能在整个生命中产生不同的影响，最常见的表现是3种结构异常共同发生。

1. 大气道疾病　气管软化、声门下狭窄、支气管软化和支气管狭窄是PBPDWS中常见的大气道疾病的临床表现。正压通气可能会损害高度敏感的早产气道，导致软化症的发展。

2. 小气道疾病　包括气道重塑、支气管收缩和气道高反应性，其表现类似于哮喘。临床上可表现为气道阻塞。PBPDWS患儿在评估气流受限时，呼出气一氧化氮水平低，对β$_2$受体激动剂的反应差，这与其他典型哮喘儿童的情况有很大不同。阻塞性肺病的发病机制可能涉及小气道的结构变化，而不是气道炎症。除气道结构变化外，气道炎症也促使BPD的发展。

3. 肺血管和肺泡疾病　"新"BPD更关注肺泡和肺血管发育的异常，包括肺泡化减少、血管重塑异常和淋巴功能受损。肺泡疾病成分会导致气体交换受损，包括氧合不良和高碳酸血症。该病主要表现为肺动脉高压，受影响的婴儿经常出现反复发绀，并且初始住院时间延长，即使在出院后也需要额外的氧气补充或更高水平的呼吸支持。

PBPDWS患儿在婴幼儿期易患呼吸系统疾病，气道高反应性疾病如细支气管炎、哮喘样喘息，与儿童哮喘不同的是，此类喘息多为不可逆的，支气管扩张剂治疗效果有限。呼吸道感染的风险增加，以呼吸道合胞病毒感染最多见。

【临床表现】

1. 生长发育迟缓和营养不良　PBPDWS患儿在纠正胎龄后1年内身高和体重都显著落后。慢性肺部疾病的早产儿经常出现生长发育迟缓和营养不良。有研究通过测量BPD患儿1岁时的身高、体重和身体构成，并与健康足月儿相比，发现于BPD患儿6周时的体重、身高、去脂体重和总体脂已经很低；尽管BPD患儿在前6个月摄入的能量和蛋白质的含量高于足月儿，但其1岁时的身高、体重、去脂体重和总体脂还是低于足月儿。BPD患儿早期出现生长延迟可能有以下5个方面的原因：①在新生儿早期，开始肠内喂养和完全达到肠内喂养的时间延迟是BPD患儿生长发育迟缓的主要原因。②建立肠内喂养时，吸吮和吞咽困难或胃食管反流可能导致摄入的能量和蛋白质比计算的少。③频繁的肺部感染可能导致BPD患儿摄入能量减少，进而使生长速度减慢。④BPD患儿的临床治疗也会导致其基础代谢率和呼吸做功增加，也是BPD患儿生长速率低下的原因。⑤围生期的生长障碍可能导致内分泌紊乱并对生长发育产生长期的影响。BPD患儿的营养不良主要表现在身高和体重落后于同龄儿童。不仅如此，BPD患儿还具有显著的运动发育迟缓，在学龄期会出现认知和学习困难。

2. 类似哮喘表现　PBPDWS患儿出生1年内喘息发作的频率、患下呼吸道感染例数及接受住院治疗例数明显增高。国外一项研究表明，与同期出生的婴儿相比，BPD患儿更可能出现反复喘息的表现，并且因呼吸系统疾病在出生2年内反复住院。早产与呼吸道疾病的患病率有关，研究表明，早产儿在学龄期和青春期时呼吸道症状明显。PBPDWS患儿的呼吸系统症状与BPD的病理生理密切相关，BPD患儿存在气道高反应和肺泡数量减少，导致气体交换的表面积和细支气管的物理支持减少，从而易出现呼吸系统症状。此外，BPD患儿的肺部微血管发育异常，加上反复的呼吸道感染，易引起肺动脉高压，从而导致气道阻力增加，易患喘息性疾病。BPD患儿后期的反复喘息症状也可能与气道直径较窄有关。BPD患儿在出生2年内具有很高的住院率，尽管8岁以上的儿童很少需要住院治疗，但由于小气道功能持续障碍，因此，患儿具有反复的呼吸道症状，并且需要药物治疗。

【辅助检查】

1. 肺通气功能检测　是区别于儿童哮喘的重要辅助检查。PBPDWS患儿的潮气肺功能阻塞性指标，如阻塞功能障碍的指标达峰时间比（tPF%tE）和达峰容积比（vPF%VE）严重降低，提示肺功能有阻塞性改变。BPD患儿肺泡与支气管交联减少，导致呼吸道壁上的径向牵引减小，支气管的内壁增厚、平滑肌收缩使呼吸道阻力增加，因此潮气肺功能的阻塞性指标降低。吸呼比（Ti/Te）降低，与PBPDWS患儿气道阻力增加、呼气时间延长有关。有研究显示，BPD组在2～4月龄的肺顺应性值比对照组儿童低30%～50%，且BPD患儿的肺阻力是对照组的2倍。脉冲振荡肺功能检查发现PBPDWS患儿共振频率更高，平均电抗更低，表明外周气道阻力高。小气道功能障碍和呼气流量减少是PBPDWS患儿在儿童后期和青少年期常见的肺功能异常，常有持续的气道阻塞性改变。此外，PBPDWS患儿气体弥散功能受损，气道反应性增加，支气管舒张试验阴性，与PBPDWS患儿不可逆性

肺损伤有关。Gibson等对成年后的BPD患者做了一项肺功能研究，结果显示，与对照组相比，成年后的BPD患者仍具有持续呼吸道阻塞性改变。

2. 肺部CT检查　被认为是检测PBPDWS患儿肺部结构异常的最敏感的成像模式，常用于诊断和随访。

BPD早产儿肺部CT检查主要表现为磨玻璃影、斑片状影、囊泡状影，以囊泡形成为主要改变，肺间质改变不明显。肺部CT检查可反映BPD的严重程度，轻度主要表现为透亮度减低，中重度主要表现为囊泡形成。

PBPDWS患儿的肺部CT主要表现为肺气肿，条索状影、网格影和胸膜下三角形不透亮影，支气管扩张，肺间质改变明显。条索影、网格影和胸膜下三角形不透亮影是PBPDWS患儿常见的肺部CT异常表现，与肺纤维化有关。纤维化是肺异常修复的终点，条索影和网格影也被描述为线性不透亮影。肺气肿是肺部CT上密度降低的区域，可能与细支气管阻塞相关的空气滞留有关，而新型BPD肺气肿的形成与肺泡发育异常和远端血管的减少关系密切。反复的肺部感染会导致管腔充血、水肿，形成的分泌物又阻塞管腔，导致引流不通，使管腔变窄，最终导致支气管扩张。

【诊断】

出生时是极早早产儿，新生儿期症状符合BPD诊断的标准，婴幼儿期有反复喘息的病史，按哮喘治疗效果有限，肺通气功能提示有持续阻塞性肺功能障碍，并伴有生长发育落后。

【治疗】

根据PBPDWS不同气道病变区域制订相应的治疗方法。

1. 气道护理　对于合并感染、喘息的患儿，保持气道通畅极为重要，建议早期无创吸痰，此对保持气道通畅、减少气道损伤非

常重要。

2. 药物治疗

（1）吸入性β₂受体激动剂：可作用于气道平滑肌而部分缓解可逆性气道痉挛，降低肺阻力，改善肺顺应性，因此可用于BPD的治疗，不能预防BPD的发生。M受体阻滞剂如异丙托溴铵可改善BPD的气道阻力及顺应性，但对BPD的自然病程及远期预后的影响尚不清楚。建议有喘息患儿使用，并与吸入性糖皮质激素联合使用。

（2）全身或吸入性糖皮质激素：炎症反应参与PBPDWS的发生机制，糖皮质激素可抑制炎症反应，减轻气道水肿和纤维化，已广泛用于BPD的治疗和预防，但长期使用糖皮质激素可引起神经系统的后遗症，也会增加高血糖和高血压的风险。布地奈德联合肺表面活性物质在出生时气管内给药可降低BPD的发生率，因为雾化的布地奈德大部分保留在气道中，但在表面活性剂的帮助下，它更均匀地分布于远端肺泡中，增强了气体交换，降低了肺部炎症。具体使用可参照儿童哮喘用药策略。

（3）白三烯受体拮抗剂：孟鲁司特是半胱氨酰白三烯的选择性白三烯受体拮抗剂，可改善支气管收缩、黏液分泌和血管通透性增加。用法用量参照儿童哮喘用药策略。

（4）大环内酯类抗生素：尤其是阿奇霉素，具有抗感染和免疫调节活性的作用，可治疗慢性呼吸系统疾病。感染和炎症在BPD的发病机制中起主要作用，阿奇霉素预防性给药可降低早产儿BPD的发生率和病死率。用法用量参见"闭塞性细支气管炎"部分。

3. 其他治疗　如补充维生素A和维生素D。维生素A对正常发育和维持呼吸道的完整性至关重要，由于早产儿出生时维生素A的浓度较低，因此有学者认为系统补充维生素A可降低BPD发生的风险。维生素D除具有抗感染作用外，还可介导肺泡信号转导途径，促进围生期肺成熟，因此也可用于BPD的预防。PBPDWS患儿通常因免疫力低下而反复感染，按期进行计划免疫及酌情给予免疫调节剂可减少感染发生，具有重要意义。

【预后】

PBPDWS的不良预后结局表现在多个方面，肺部的不良结局主要表现为持续气流受限异常。神经系统不良结局表现为头围小、脑瘫及认知和语言技能降低，心脏不良结局表现为肺动脉高压和心功能不全。重症者出生后第1年病死率较高，死亡的主要原因为反复下呼吸道感染、肺动脉高压、心力衰竭、猝死等，存活者病程可达数年之久，气道高反应性疾病、反复下呼吸道感染、喂养困难等为常见并发症。后期经常出现生长延迟和营养不良，主要表现在身高和体重落后于同龄儿童，学龄期甚至出现认知和学习困难。

总之，PBPDWS患儿具有特殊的临床表现、转归及特殊的影像学表现，其多有生长发育迟缓、营养不良，同时呼吸系统疾病的患病率及再住院率高，潮气呼吸肺功能的阻塞性指标降低，肺部CT表现为肺气肿、纤维条索影、网格状影和胸膜下三角形不透亮影及支气管扩张，潮气呼吸肺功能和肺部CT检查可预测本病的预后。这类患儿多预后不良，多存在反复的喘息、运动功能下降，国内外也有大量关于此类疾病的报道。因此，早期发现、诊断和治疗对PBPDWS患儿具有重要的临床意义。

（张亚芥　潘家华）

第9章 儿童哮喘的辅助检查

第1节 儿童肺功能检测

20世纪20年代，随着职业性肺病、肺气肿和哮喘发病率的不断增加，迫切需要一种能检测人体呼吸功能的检查方法，以解决临床实际需求，于是生理学家Alfred Fleisch发明的第一台肺通气流量计应运而生，为肺功能检查技术的快速发展奠定了基础。1977年，美国胸科学会（ATS）组织专家组制定第一个肺功能检查的指南和技术标准，并于1979年发表，标志着肺功能检查技术走向成熟。我国儿童肺功能的研究与临床应用始于20世纪60年代，虽然起步较迟，但发展迅速，已经成为临床诊疗中不可或缺的检查手段。鉴于我国儿童肺功能检测技术开展不均衡、普及率不足、水平参差不齐，2015年在全国肺功能临床应用与规范化培训学术会议上提出了"像量血压一样检查肺功能"的倡议，启动了"像量血压一样检查肺功能"的SMILE项目，SMILE项目极大地推动了我国儿童肺功能在各地的开展，普及了肺功能的检测手段，规范了肺功能操作，提高了质量控制。

【临床应用】

肺功能检测在儿童呼吸系统疾病的临床和科研中占有重要地位，是临床评估胸、肺疾病的重要手段，明确肺功能检查的异常类型及肺功能损害程度，对于早期了解支气管、肺部病变，鉴别呼吸系统疾病病变部位及原因，评估疾病严重程度及其预后，评定药物或其他治疗效果，评估手术耐受力等具有重要意义，尤其是在儿童哮喘及慢性咳嗽的诊断及鉴别诊断中具有重要作用，因此肺功能检测在儿科越来越受到重视。

1. 哮喘　儿童哮喘发病率逐年增高，如何根据肺功能检查结果判断患者可逆性气流受限以明确诊断，从而给予最恰当的评估和治疗，绝大多数指南均指出必须以FEV_1作为主要的实验室客观监测指标，评价哮喘发作的严重程度及控制情况。如间歇状态和轻度持续时肺功能FEV_1占预计值的80%以上；中度持续时肺功能FEV_1占预计值的60%～79%；重度持续时肺功能FEV_1占预计值60%以下。在后续治疗随访过程中，应根据患者临床症状及肺功能检查来评估患者如何增减药物及停药的时机。对准备停药的患儿，建议选择特异度更高的检查，如支气管激发试验。若患儿支气管激发试验后气道高反应性已明显好转，可以考虑停药，此时停药能显著降低哮喘复发的概率，但仍需定期复诊，必要时短期升级治疗。

2. 慢性咳嗽　原因复杂，临床表现类似不易区分，因其发病机制不同，治疗方法也不同。如过敏性咳嗽是受体敏感性增强，而不是直接与支气管张力有关，因此肺功能正常及支气管激发试验阴性，支气管扩张剂治疗无效。而哮喘所引起的慢性咳嗽，主要根据临床表现的反复性和气流受限的可逆性来明确诊断，可以通过肺功能可逆性试验（支气管激发试验、支气管舒张试验）来协助确诊。

3. 上下气道疾病的鉴别诊断 上下气道病变的临床表现均为咳嗽、喘息或呼吸困难等。如婴幼儿先天性喉喘鸣、急性喉炎、先天性呼吸道畸形、气管异物等为上气道阻塞性疾病，而细支气管炎、喘息性支气管炎、支气管哮喘等为下呼吸道阻塞性疾病，两者均会导致喘憋、呼吸困难，通过肺功能检测结果（限制性通气功能障碍、阻塞性通气功能障碍或混合性通气功能障碍）能迅速得出结论，从而辅助临床做出正确的诊断。监测细支气管炎患儿的肺功能的变化并给予正确的治疗，可减少细支气管炎患儿进一步发展为哮喘的可能。

4. 肺部疾病严重程度的评估 肺部病变的严重程度往往在肺功能上会有非常客观的反映，BPD患儿小气道阻塞明显，阻塞程度与BPD严重程度有关。闭塞性细支气管炎患者的肺功能表现为典型的以小气道阻塞为主的阻塞性通气功能障碍。支气管肺炎患者可遗留有不同的后遗症（阻塞性肺疾病、限制性肺疾病等），根据肺功能严重程度不同，肺炎治疗时间长短即不同，儿童时期肺部病变治疗不彻底会影响患者成年以后的肺功能。

5. 先天性心脏病与肺功能关系 左向右分流型先天性心脏病患儿的潮气量、达峰时间比、达峰容积比低于健康患儿，提示左向右分流型先天性心脏病可影响患儿肺功能，引起限制性及阻塞性通气障碍。先天性心脏病患儿术前需要进行肺功能测定，对评估手术耐受力及术中、术后呼吸管理，减少并发症，估计预后有积极指导意义。

6. 肺功能在血液、肿瘤患儿中的应用 部分造血干细胞移植患儿在出现呼吸系统临床表现前已经出现肺功能主要参数改变，可通过肺功能监测提前干预，预防疾病进一步进展及恶化。

7. 其他 临床上结缔组织病、胸廓畸形等都会累及肺部，从而导致呼吸功能受损。

肺功能检测能在早期就给予提示。因此，肺功能检测对于早期发现呼吸系统疾病、评估严重程度和预后、评估药物及其他疗法治疗效果，以及鉴别呼吸困难原因、病变部位等具有重要意义。

【检测方法】

儿童肺功能的检测技术发展迅速，因此肺功能检测的方法多种多样，如常规通气肺功能检测、脉冲振荡法、潮气呼吸法、阻断法等（视频9-1），由于儿童年龄不同，其肺容积、气道管径、阻力、呼吸系统顺应性、弥散功能等均有不同，因此选择合适的肺功能检测方法尤为重要。儿童年龄越小越不能很好配合，且肺容积小、气体流量低，对仪器的要求很高。婴幼儿肺功能检测的方法主要包括潮气呼吸法、阻断法、胸腹腔挤压法、婴儿体描仪法等。阻断法肺功能检测的耗材成本高，技术要求高，因此临床推广较为困难；胸腹腔挤压检测过程具有一定的风险，在临床应用较少；婴儿体描仪法的设备昂贵，操作技术复杂且耗时长，其临床开展受到了限制；潮气呼吸流量-容积曲线法检测婴幼儿肺功能在我国已开展20余年，此检查要求在婴幼儿平静呼吸状态下进行，操作简单，重复性好，是3岁以下婴幼儿肺功能检测的临床首选方法。脉冲振荡法是肺功能检测中唯一使用外加信号源的检测方式，小儿平静呼吸即可，可测定气道阻力及阻力具体的部位，并可间接获得呼吸系统顺应性，一般适用于3~5岁的儿童。常规通气肺功能检测是患者自主呼吸，按照检查者的指挥进行用力吸气、呼气以检测呼出气流量的方法，是目前临床应用较广泛的肺功能检测技术之一，可以间接反映气道有无阻塞、限制，适用于5岁以上的患儿。下面对5种临床常用的肺功能检测方法，如潮气呼吸法、脉冲振荡法、常规通气肺功能检测、气管激发试验和支气管舒张试验进行阐述。

视频 9-1

肺功能峰速仪

1.潮气呼吸法

（1）原理：通过流速传感器获得信号，描绘出流量-容积曲线，分析平静呼吸时的容量、气体流速和胸腹腔运动。

（2）检测方式：儿童需在安静入眠后检测，选择合适的面罩罩紧患儿口、鼻（不能漏气），通过流速传感器测得流量-容积指标，选取5次最佳（呼吸曲线最平稳）检测记录，每次记录15～20个潮气呼吸流量-容积环，仪器自动取其平均值作为最终结果。

（3）注意事项：开机后仪器首先预热20分钟，仪器定标及流量仪容积矫正后方能进行检查。患儿睡眠呼吸平稳后开始记录数据；每次检测呼吸次数不低于15次，结果主要参数之间的差异<10%，弃去误差大的参数。面罩不能漏气，严格做好每日质量控制。

（4）主要参数及结果判断

1）潮气量（VT）：是平静呼吸状态下每次吸入或呼出的气量。婴幼儿潮气量一般为6～10ml/kg。潮气量下降通常提示存在限制性肺疾病，某些严重阻塞性肺疾病的患者亦可出现潮气量下降。

2）呼吸频率（RR）：为平静呼吸时每分钟呼吸的次数，阻塞性或限制性通气功能障碍均可导致呼吸加快，表现为呼吸频率增加。

3）吸呼比（Ti/Te）：吸气时间（Ti）和呼气时间（Te）的比值。上呼吸道梗阻患儿Ti延长。下呼吸道阻塞或呼气性呼吸困难患儿由于呼气阻力增加，可致Te延长。正常Ti/Te为1：（1.0～1.5），呼气性气流受限患儿Te延长，使Ti/Te降低，可达1：2，甚至更长。吸气性呼吸困难患儿，Ti明显延长，导致Ti/Te增加>1。

4）达峰时间比（TPTEF/TT）：到达呼气峰流速的时间与呼气时间之比，是反映小气道阻塞的一个最主要指标。阻塞性通气功能障碍患儿由于TPTEF缩短，同时Te延长，使TPTEF/Te降低，阻塞越重，此比值越低。TPTEF/TT正常为28%～55%；范围在23%～27%为轻度阻塞；范围在15%～22%为中度阻塞；<15%为重度阻塞。

5）达峰容积比（VPEF/VE）：到达呼气峰流速的容积与呼气容积之比，是反映气道阻塞的另一个主要指标。阻塞性通气功能障碍患儿VPEF降低，故表现为VPEF/VE下降，阻塞越重，比值越低，与TPTEF/Te临床意义类似。TPTEF/Te正常值为28%～55%；23%～27%为轻度阻塞；15%～22%为中度阻塞；<15%为重度阻塞。其与达峰时间比的相关性可达到90%以上。

（5）临床意义：由于潮气呼吸肺功能无须患儿配合，重复性好，指标TPTEF/Te、VPEF/VE等能敏感地反映婴幼儿呼吸系统疾病（小气道病变），尤其是哮喘引起的气道阻塞性病变，潮气量在上气道疾病中可呈异常表现，因此可作为婴幼儿喘息诊断及鉴别诊断的辅助检查手段。

2.脉冲振荡法

（1）原理：脉冲振荡法（IOS）肺功能检测是基于强迫振荡技术基础上发展起来的，属于更先进的连续脉冲振荡技术。其原理是将振荡源产生的矩形电脉冲振荡信号通过外置的扬声器叠加在受试者的自主呼吸上，通过呼吸速度描记器连续测定呼吸道的压力和流量，经过计算机记录并进行频谱分析，演算出不同频率、不同性质的呼吸总阻抗值。由于频率低、波长长的声波，能量较高，因此可到达远端小气道；反之，只能到达近端大气道。它与传统的常规用力通气肺功能检测方法最大的不同就是除包含受试者自主呼吸信号外还有外置信号源。脉冲振荡不需患儿特殊呼吸动作配合，尤其适合儿童及高龄患者。

（2）检测方法：患儿取坐位或站位，放松情绪，学会要领，头保持水平位或微微向上，口含住咬口，双唇裹紧，鼻夹夹住鼻子，用口呼吸，检测者可用双手轻压患儿两颊，以防面颊随振荡信号振动产生误差。患儿做均匀平静呼吸，待基线平稳后进行数据采集，每次采样时间30～60秒。

（3）注意事项：检测过程中避免咳嗽、发声、吞咽等动作；患儿舌应放于咬口之下以避免堵住呼吸道而增加阻力；鼻夹夹住鼻子不能漏气；避免穿过紧的衣服；严格做好每日质量控制。

（4）主要参数及结果判断

1）呼吸总阻抗（Zrs）：是黏性阻力、弹性阻力和惯性阻力之和，Z5代表频率5Hz时的呼吸总阻抗。

2）黏性阻力（R）：呼吸总阻抗中黏性阻力部分，R5是外加频率为5Hz时的气道阻力。因为外加频率低时波长长、能量大，被吸收的少，振荡波能到达呼吸道的远端，因此R5可反映总气道阻力，R5实测值和预计值的比值与年龄相关，随着儿童年龄的增长而逐渐增加，R5＜120%预计值为正常值；R20是外加频率为20Hz时的气道阻力，由于外加振荡频率高时，波长短、能量小，被吸收的多，振荡波到达不了细小的支气管，因此定义R20为中心气道阻力，R20实测值和预计值的比值同样随着儿童年龄的增长而增加；R20＜120%预计值为正常值。

3）弹性阻力和惯性阻力（X）：呼吸总阻抗中弹性阻力和惯性阻力之和，也称电抗。X5表示频率为5Hz时的电抗值，由于低频时X主要表现为弹性阻力，惯性很小，可忽略不计，且肺组织储存弹性能量主要在周边小呼吸道，因此定义X5为周边弹性阻力。X5能提供周边呼吸道的重要信息，小气道的阻塞及肺顺应性减低的疾病如肺纤维化、肺气肿等可出现其负值明显增大，X5＜（预计值−0.2）kPa/（L·s）为异常。

4）响应频率（Fres）：弹性阻力与惯性阻力是方向相反的一对力，该参数是指当两阻力绝对值相等而相互抵消时的频率。Fres是由弹性阻力主导的低频向惯性阻力主导的高频过渡的标志，阻塞性及限制性肺疾病时均可增高。Fres是反映呼吸道黏性阻力增加的敏感指标，轻度周边气道阻塞的患儿，R5没有显著变化时，Fres即可表现增高。Fres正常值小于预计值+10Hz。

（5）临床意义：脉冲振荡肺功能参数随年龄、身高、体重增加导致肺容量增大、气道管径增粗、气道阻力降低而发生变化。其中身高与脉冲振荡各参数具有很大的相关性，几乎无性别差异。随着年龄增长、身高增加，儿童所有频率的R值均降低；另外，随着年龄的增长，支气管平滑肌发育逐渐完善，肺弹性回缩力增加，因此肺顺应性逐渐增加，X5的负值减小，Fres逐渐减低。阻塞性通气功能障碍，R5增高，R20正常或增高，R5与R20差值加大，X5绝对值增大，提示周边小气道阻力增高，肺顺应性减低。限制性通气功能障碍时，X5绝对值增大，而R5、R20基本正常。重度限制性疾病可见X5降低，Fres后移。但相对而言，脉冲振荡更适用于阻塞性通气功能障碍患者，对限制性通气功能障碍可能不能提供准确信息。

3. 常规通气肺功能

（1）原理：肺通气是肺与外界环境之间的气体交换过程，从鼻腔到肺泡、肺泡到鼻腔的气体传送，需要动力克服阻力，肺泡与外界环境的压力差是肺通气的直接动力，呼吸肌的舒张收缩运动是肺通气的原动力。通气功能测定为肺功能测定的最基本内容。2007年美国胸科学会（ATS）/欧洲呼吸学会（ERS）专家委员会制定了联合指南，统一了肺通气功能的检查方法和判断标准。

（2）检测方法：受检者取站立位，头保持正直，下颌自然水平，鼻夹夹住两侧鼻翼（或用手捏住鼻翼）。受试者应牙齿轻含咬口，口唇包紧，不能漏气，右手握住传感器手柄或机器上的支撑臂，首先经口做平静呼吸，然后做用力呼吸测定。当潮气曲线稳定后，于平静呼气末做用力最大深吸气，再慢慢用力最大呼气至残气位，再用力吸气；连续3～5次。

（3）注意事项：每天开机后首先进行校准，包括环境温度、湿度、大气压、容积、流量的校准。技术员应在开始测试前向患儿耐心解释测试的步骤，并进行必要的演示，让受试者练习经口呼吸，用力呼气、吸气，以及尽可能长时间呼气。检测次数3～5次，次数过少不能做出重复性判断，过多可能会导致受试者的疲劳甚至低二氧化碳血症，出现头晕甚至呼吸困难等。严格做好每日质量控制。

（4）主要参数及结果判断

1）用力肺活量（FVC）：是深吸气至肺总量位后以最大用力、最快速度所能呼出的全部气量，是肺容量测定的重要指标之一。

2）FEV_1：指最大吸气至肺总量位后用最大力量、最快速度在第一秒内所呼出的气体量，FEV_1既是容量指标，也是流速指标。因此，对于肺容量的改变或是否存在阻塞性病变均有重要的诊断价值，是各类全球哮喘指南中最常用的指标。

3）$FEV_1/FVC\%$：FEV_1与FVC的比值，简称一秒率，是用来判断气道阻塞的重要指标。但若同时存在限制性病变，其变化可能被掩盖。一般用实测值的80%为切点，年龄越小，此值越高，因此建议以实测值占预计值的92%以上作为正常。若低于92%，但实测值＞80%，需结合其他指标（如FEV_1），考虑患儿是否仍存在阻塞性病变。

4）PEF：用力呼气时的最高流速，指最大吸气至肺总量位后用最大力量最快速度所产生的最大瞬间呼气流量，反映大气道的功

能，与FEV_1有较高的相关性。哮喘患者若PEF每日变异率≥20%时，说明哮喘控制欠佳，若2周内PEF变异率≥13%时，需要引起警惕；若PEF小于个人最佳值的80%，提示可能有哮喘急性发作，是增加临时用药的指征。

FEF_{25}：为用力呼出25%肺活量时的瞬间流量，是反映呼气早期的流量指标。FEF_{50}为用力呼出50%肺活量时的瞬间流量，是反映呼气中期的流量指标。FEF_{75}为用力呼出75%肺活量时的瞬间流量，是反映呼气后期的流量指标。FEF是判断小气道阻塞的重要指标之一。FEF_{50}和FEF_{75}在反映小气道功能方面更为敏感。

5）最大呼气中期流量（MMEF）：是指用力呼出25%～75%肺活量时的平均呼气流量，亦可表示为FEF_{25}～FEF_{75}，主要受中小气道直径的影响，是判断气道阻塞（尤其是小气道病变）的主要指标之一。

6）每分最大通气量（MVV）：是用最快的速度、最大的力量快速呼吸，一般检测12秒或15秒，乘以5或4后可得到MVV。MVV是一项综合评价肺通气功能储备量的可靠指标，是能否耐受胸腹部手术的重要评价指标之一。阻塞性通气障碍时MVV可明显降低，与FEV_1呈良好的线性相关关系。

（5）临床意义：肺通气功能测定对于反映气道病变、肺容积改变等具有相当重要的意义，目前已广泛应用于临床诊断、治疗、药物疗效及手术安全性的评估等方面。参照ATS-ERS指南，FVC、FEV_1、PEF、MVV≥预计值的80%为正常，60%～79%为轻度下降，40%～59%为中度下降，＜40%为重度异常；MMEF、FEF_{50}、FEF_{75}≥预计值的65%为正常，55%～64%为轻度下降，45%～54%为中度下降，＜45%为重度异常。流速-容量曲线（图9-1）显示流速随容量的变化，可以直观地反映肺功能是否正

常，是否存在阻塞性病变和（或）限制性病变及其程度，以及检测的质量、患儿配合是否良好等。

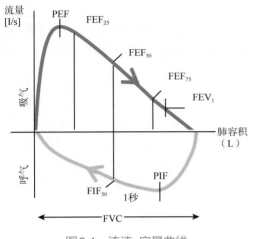

图9-1　流速-容量曲线

4. 气管激发试验　气管和支气管受各种物理、化学、药物、变应原等刺激后所引起的气道阻力变化称为气道反应性（AR）。气道高反应性（AHR）是气管和支气管受轻微物理、化学、药物、变应原等刺激后，气道阻力明显增高的一种现象。AHR是支气管哮喘的主要病理生理特征，临床上通过支气管激发试验来测定AHR，判断其严重程度及临床疗效。

支气管激发试验是通过吸入抗原或非特异性刺激物来诱发气道平滑肌收缩及气道炎症反应的一种方法。通过刺激前后肺功能指标的改变，判定气道收缩程度，对气道反应性做出判断。支气管激发试验可分为直接激发试验和间接激发试验，直接激发试验主要包括醋甲胆碱（Mch）、组胺、白三烯D4等；间接激发试验包括运动、甘露醇、腺苷、高渗盐水、冷空气等。支气管激发试验中严重不良反应的发生率较低，但仍需重视，临床常用醋甲胆碱直接支气管激发试验、运动间接支气管激发试验。

（1）醋甲胆碱直接支气管激发试验：首先测定患儿基础肺功能，激发前FEV_1应大于预计值的70%。患儿从最低浓度起依次吸入浓度逐渐增加的醋甲胆碱，直至肺功能FEV_1下降达20%基线值或出现临床阳性症状停止，给予吸入支气管扩张剂使肺功能恢复（接近）至基础水平。对于结果可疑者（如FEV_1下降15%～20%，无气促喘息发生），必要时2个月后复查。若患儿吸入最高浓度激发剂仍呈阴性反应，停止激发剂吸入，也可给予吸入支气管扩张剂。

（2）运动间接支气管激发试验：其原理为运动时通气量增大，引起气道内衬液层温度改变和渗透压变化，从而诱发支气管收缩。常用运动器械是平板或踏车，可调节平板的坡度、速度或踏车的功率，调节运动量。运动持续时间为6～8分钟，速度逐渐加快，使心率达到最高预计值的80%～90%，最高预计值为[220－年龄（岁）]，通气量达到最大通气量（MVV）预计值的40%～60%，MVV约为FEV_1的35倍，运动停止后测定FEV_1，FEV_1下降≥10%为运动间接支气管激发试验阳性。运动激发试验的优点是特异度高、安全性好，但敏感性差。无平板或踏车试验条件时，可采用简易运动激发试验（即6分钟跑步试验），受试者连续跑步运动6分钟，运动后测定FEV_1下降≥10%为运动间接支气管激发试验阳性，可作为运动诱发哮喘筛查试验。

支气管激发试验能够帮助哮喘特别是不典型哮喘及慢性咳嗽的诊断和鉴别诊断。哮喘患者经长期治疗后，病情缓解，维持哮喘良好控制水平，若支气管激发试验结果为阴性，或AHR程度减轻，可调整治疗方案，减药或停药。变应性鼻炎与哮喘均属于气道过敏性疾病，关系密切，部分变应性鼻炎患者存在AHR，可能发展为哮喘，通过支气管激发试验可筛查出这部分患者，可做出相应干预，预防哮喘发生。而支气管激发试验阴性可考虑排除哮喘。

5.支气管舒张试验 又称为气道可逆试验，是指对于已有气流阻塞的患者，吸入一定剂量的支气管舒张剂（通常用速效β_2受体激动剂）后重复测定肺功能，以了解气流阻塞可逆程度的试验，是应用于支气管哮喘等疾病诊断和鉴别诊断的重要方法。

支气管舒张试验方法：首先测定常规通气肺功能，若基础肺功能异常（FEV_1＜预计值70%），即给予吸入速效支气管舒张剂，吸入后15分钟再次测定肺通气功能，计算FEV_1的改善率[FEV_1（后）–FEV_1（前）]/FEV_1（前）%，若FEV_1改善率≥12%判定为阳性。

支气管舒张试验阳性是呼吸道可逆性气流受限的客观指标之一，已作为支气管哮喘的诊断标准之一。临床疑诊哮喘但症状不典型者，支气管舒张试验阳性提示存在可逆性气流受限，有助于哮喘诊断。支气管舒张试验阴性结果除了不存在可逆性气流受限这一临床结论之外，还可能有以下情况，如气管轻度缩窄；肺功能接近正常，用药后气道舒张的程度较小；缩窄的呼吸道对该种支气管舒张剂不敏感；部分患儿对支气管舒张剂的起效时间慢；较多的分泌物堵塞呼吸道等情况，如出现此种情况通常建议行抗哮喘治疗4～8周后复查肺功能，比较其指标变化程度。

【结论】

近年来，我国儿童肺功能检查技术发展迅速，已经成为儿童呼吸系统及其他系统可能累及呼吸道疾病不可缺少的检查手段。但目前仍存在一些亟待解决的问题，如基层医院普及率低、操作不规范、质控不合格，临床医师对肺功能的理解不深入，缺乏专业书籍、培训及高质量的研究等，相信不久的将来，经过肺功能工作者及临床医师的共同努力，肺功能事业定能突飞猛进，更好地服务于临床，解决患者痛苦。

（周　玲　陈爱欢）

第2节　变应原、IgE 检测

随着全球工业化的进程，过敏性疾病的发生率不断增高。变应原是其发病的主要原因，而变应原检测是其最重要的诊断依据。目前变应原的检测手段日益完善与增多，因其对于不同年龄组、不同过敏性疾病的适应证不同，临床医师对各种检测方法的选择存在一定的困扰，对变应原检测结果的判读有一定的困惑。

过敏性疾病的发病机制包括IgE介导的Ⅰ型变态反应、其他3种类型变态反应和类超敏反应。其中IgE介导的Ⅰ型变态反应是主要的发病机制。另外，根据变应原引起机体发生变态反应的途径不同，可以分为食入性变应原和吸入性变应原等。

【变应原与 IgE】

IgE是γ糖蛋白，沉降系数为8S，分子量为190 000，耐热性较差，在56℃ 4小时即失去结合能力。其主要由呼吸道、消化道黏膜固有层淋巴组织中的B细胞合成。1966年，瑞典学者Johansson和日本学者石坂夫妇首先在豚草过敏患者血清中分离到IgE，并证明了IgE为超敏反应的介质。IgE为亲细胞型抗体，正常人血清中含量甚微，为50～300ng/ml，能引发体内最强烈的免疫反应。IgE的结构是由两条相同的重链、两条相同的轻链构成。轻链的1/2与重链的1/5是可变区（V区），为抗原结合位点；剩余轻链的1/2和重链的4/5区是恒定区（C区），浆细胞分泌的IgE能够发挥生物效应，依靠第三个重链恒定区结构域（Cε3）与肥大细胞和嗜碱性粒细胞表面高亲和力受体

（FcεRⅠ）或低亲和力受体（FcεRⅡ也就是CD23）结合。高亲和力受体主要分布在肥大细胞及嗜碱性粒细胞表面，淋巴细胞、树突状细胞等表面有少量表达；B细胞、巨噬细胞、嗜酸性粒细胞、血小板、NK细胞等表面表达低亲和力受体。IgE通过FcεRⅠ有效激活过敏级联反应。IgE及其细胞表面FcεRⅠ受体是速发型超敏反应的关键成分。

变应原初次进入机体后刺激浆细胞分泌变应原特异性IgE，与肥大细胞及嗜碱性粒细胞表面的FcεRⅠ结合，细胞处于致敏状态，相同变应原再次进入机体，与结合在效应细胞上的IgE结合，引发细胞脱颗粒，释放组胺、前列腺素等介质，引起平滑肌收缩、血管通透性增加、黏液分泌等，从而出现一系列临床症状。此外，IgE与树突状细胞表面的FcεRⅠ结合，促使Th2分化，引发级联扩大的迟发相反应。IgE在血液循环中的半衰期通常只有2～5天，通过与FcεRⅠ的结合及肥大细胞的调控作用，能持续存在数周甚至数月。IgE与巨噬细胞、嗜酸性粒细胞、B细胞等表面的FcεRⅡ结合，利于APC对变应原的摄入、处理并提呈，促进Th2活化，增强IgE依赖的抗原提呈，引发炎症细胞介导的吞噬作用和细胞毒作用等。

【变应原检测方法】

传统的变应原检测主要分为两大类，即体内检测和体外检测。体内检测主要有皮肤试验（包括皮肤点刺试验、皮内试验、特应性斑贴试验）、口服食物激发试验；体外检测主要有IgE依赖的荧光酶标法、免疫印迹法、酶联免疫吸附法等，以及非IgE依赖的嗜酸细胞阳离子蛋白检测。

IgE依赖的变应原检测是目前应用最广泛的手段，其发展方向为更快速、更微量血样、更多检测项目、更高灵敏度和精密度，出现了生物芯片、分子诊断等手段；而非IgE依赖的变应原检测方法也因嗜碱性粒细胞活化试验诞生，弥补了IgE依赖的变应原检测方法的不足，但技术尚未成熟。

1.变应原体内检测方法（视频9-2）　尽管变应原体内检测是相对安全的临床操作，但其仍有引起严重超敏反应的风险。严重超敏反应通常发生在接触变应原后数分钟到数小时内，一旦发展为累及2个或以上器官、出现危及生命的症候群，严重时可发生过敏性休克，须给予紧急救治；以大腿中部外侧为注射部位，使用肌内注射肾上腺素（1mg/ml）实施急救；采用1ml注射器抽取用药剂量，单次推荐剂量为0.01mg/kg（最大剂量0.5mg）；病情需要时可在5～15分钟后重复给药。

皮肤试验是诊断IgE介导的Ⅰ型变态反应的一线方法。其临床价值在于通过皮肤对变应原的反应代替全身性超敏反应（鼻、肺、眼、肠道），因为其简单、直观、成本低且安全性高，是目前应用最广泛的方法。

（1）皮肤点刺试验（skin prick test, SPT, 视频9-2）：是通过特制的点刺针将皮肤浅层刺破，使特定的变应原渗入皮肤组织，IgE结合变应原后与真皮的肥大细胞膜FcεRⅠ受体交联，致敏肥大细胞脱颗粒，释放组胺和其他炎性介质，引起皮肤局部毛细血管扩张和通透性增加，表现出风团和红斑样改变。若与阴性对照（生理盐水）比较，风团直径＞3mm为阳性，若风团直径＜3mm，同时组胺（阳性对照液）呈阳性，则认为结果为阴性。SPT具有简单方便、快速灵敏、价格便宜等特点，是临床上最常用的变应原检测方法。但由于目前中国国家药品监督管理局批准的变应原仅有屋尘螨和粉尘螨，所以，SPT的临床应用受到极大限制。从长远考虑，SPT仍将是中国临床最常用的变应原检测方法。SPT被认为是可靠的变应原检测方法，其与血清特异性IgE的符合率达

80%～90%。

患者SPT阳性或变应原特异性IgE（specific IgE，sIgE）升高均证明对该变应原敏感（即"敏化"），但敏感患者需暴露后产生临床症状才称为"过敏"。研究表明，SPT阳性预报正确率＜50%，而阴性预报正确率＞95%，说明SPT阴性可基本排除该变应原IgE介导的过敏，而SPT阳性还需要进行支气管激发试验来进一步确诊。

在欧洲人群中，SPT对哮喘、过敏性鼻炎、特应性皮炎和食物过敏的临床阳性预测值可达80%，而且风团越大，过敏的可能性越高，但其大小与过敏的严重程度无相关性，SPT不能用于疾病的危险程度评估。SPT适用于Ⅰ型变态反应的疾病，如过敏性哮喘、过敏性鼻炎、过敏性结膜炎、食物过敏、青霉素/毒液/乳胶过敏，且任何年龄的患者均可，但不同年龄的反应性有差异，如婴儿的阳性反应较小。近1个月有全身性超敏反应（可使皮肤暂时无反应）及一些药物会造成假阴性结果，因此试验前应停用抗组胺药物4～5天，且3周内避免在进行皮肤测试的地方使用皮质类固醇。因变应原直接作用于人体，有发生过敏性休克的风险，哮喘急性期、强烈的过敏发作期的患儿，以及不配合的儿童不适合做点刺试验。另外，SPT的结果判断受技术和所用试剂的影响，其传统的致敏剂是天然变应原提取物，目前已有重组或高纯度的致敏蛋白标准品应用于临床。

SPT所采用的变应原种类应该是本地区常见的变应原，其操作注意事项为：①使用标准化的变应原提取液，应在2～8℃储存；②必须设立阳性和阴性对照，阳性对照推荐采用10mg/ml组胺，阴性对照推荐0.9%生理盐水或变应原溶媒；③在正常皮肤上进行试验，试验前应评判是否有皮肤划痕症；④相邻两个变应原的点刺间距应＞2cm，以避免变应原之间的影响，点刺完成后对变应原进行标记，并仔细擦去过量的皮试液，以避免污染其他测试部位；⑤试验时点刺力度不宜过大，避免出血而导致假阳性结果，亦要避免力度过轻未刺破表皮而导致假阴性结果；⑥试验后15～20分钟判定皮肤反应，应注意SPT结果会受到一些药物的影响，特别是口服H_1抗组胺药、抗抑郁药和外用糖皮质激素，因此在行皮肤试验前应详细询问患者的用药情况，注意停药时间。另外，由于操作不正确和使用的材料不合适等因素，SPT有可能出现假阳性或假阴性反应，故须结合患者病史（包括变应原暴露、发病经过）和临床表现对SPT的结果做出合理解释。

（2）皮内试验：是将比SPT更低浓度和剂量的变应原提取物注射至皮内，15～20分钟后读取结果。既可用于评价IgE介导的速发型超敏反应，也可用于评价迟发型超敏反应。本试验主要适用于疑似呼吸道过敏但SPT阴性、毒液和药物过敏的病例。皮内试验的禁忌证同SPT，为安全起见，皮内试验前必须先行SPT，与SPT相比，其具有更高的敏感性和更低的特异性，但其发生不良反应的风险更大，也更严重。

皮内试验的质控及操作方法：皮试液由专人负责配制，配制严格按无菌操作要求执行，皮试液浓度抽取剂量要准确，变应原皮试液的使用时间控制在开启使用后不超过2个月，并定期更换，每个月抽样检查质量（细菌培养）。皮试前应用75%乙醇消毒皮肤2次，待干后进行操作。皮试应挑选合适的皮试针头，针头要光滑，针面要锋利，故挑选4号针头较合适。针头应平皮肤进针，进针要快而轻巧，能适当掌握深度，于真皮层，控制注射剂量为0.01～0.02ml，皮肤丘疹大小0.3～0.4cm，皮试15分钟后即可观察反应，根据皮试的反应风团及红晕直径的大小，结合0.1mg/ml组胺为阳性标准，溶媒为阴性标准，作为皮肤的反应强度，细致观察比较皮肤反应进行结果判断。阳性反应为风团及红晕，并有痒感。一般在数小时内消退；延缓反应在皮试后数小时至1～2天出现，表现为充血水肿和浸润性病变，有时可出现坏死。延缓反应通常是反应强烈的信号。皮内试验的选择时机为皮炎急性期后、哮喘缓解期，对服用类固醇皮质激素或抗组胺药物的患者，应在停药3天后进行。

测定结果分级标准如下所述。

0：红晕直径＜0.5cm，风团直径＜0.5cm。

±：红晕直径0.5～1.0cm，风团直径0.5～1.0cm。

+：红晕直径1.1～2.0cm，风团直径0.5～1.0cm。

++：红晕直径2.1～3.0cm，风团直径0.5～1.0cm。

+++：红晕直径3.1～4.0cm，风团直径1.0～1.5cm，有伪足。

++++：红晕直径＞4.0cm，风团直径＞1.5cm，有很多伪足。

（3）特应性斑贴试验（atopy patch test，APT）：是通过患者的皮肤长时间（通常为48小时）暴露于接触性变应原，诱发细胞介导的迟发型超敏反应，常在第72小时解读反应结果，是诊断过敏性接触性皮炎的金标准，但近期才被用于评估食物过敏。因其安全性高，儿童也推荐使用。此法适用于怀疑潜在或继发性过敏性接触性皮炎的患者；或SPT和sIgE均阴性但怀疑有超敏反应者；或多种sIgE（+），但无法证实与临床关联的特应性皮炎患者；或食物过敏中怀疑为迟发型超敏反应者。对于牛奶和鸡蛋过敏，APT联合sIgE检测的阳性预期值达94%以上，无须食物激发试验再进一步确诊。该方法中，接受全身皮质类固醇、环孢素或霉酚酸酯等免疫抑制剂治疗者可能出现假阴性结果，但抗组胺药物对结果无干扰。对APT部位进行局部皮质类固醇、局部钙调神经磷酸酶抑制剂或紫外线照射可抑制斑贴试验反应，因此APT前5～7天不应涂抹皮质类固醇或钙调神经磷酸酶抑制剂，APT前2～4周不要晒黑或日光浴。目前APT在国际上已有4000多种变应原，对特应性皮炎的诊断有重要意义。但APT易受抗原浓度过低、受试者皮肤反应性下降、方法学的错误等影响，据估计其假阴性结果高达30%，对特应性皮炎检测的阳性率低于SPT和体外试验，但其与临床病史有显著相关性，特异性更好。

APT操作方法：将变应原以一定剂量分别按顺序放入由惰性聚乙烯塑料制成的斑贴测试芯室中，液体变应原先在小室中放入滤纸片，再滴加变应原，将加有变应原的斑贴测试剂置于12mm直径斑试器中，将斑试器贴敷在背部肩胛区未受累皮肤，使之均匀接触到皮肤上并做好标记，48小时后去除斑贴测试器，72小时来医院观察结果。

APT测试结果分级标准：阴性，皮肤为无反应或轻度红斑；阳性，（+）皮肤为红斑、轻度浸润；（++）皮肤为红斑、很少丘疹（＜3个）；（+++）皮肤为红斑、较多丘疹（多4个）；（++++）皮肤为红斑、散在分布极多丘疹；（+++++）皮肤为红斑、水疱。

APT操作注意事项：试验前，要剃除试验部位的毛发，擦净皮肤表层的油脂。受试前至少1周及受试期间避免使用糖皮质激素或免疫抑制剂，受试前3天和受试期间避免使用抗组胺类药物，以免出现假阴性。不宜在皮肤病急性发作期间进行试验，不宜用高浓度的原发性刺激物测试。试验期间，不要洗澡或进行容易出汗的活动，避免测试贴脱落或移位；不要将测试部位暴露于阳光下；如果测试部位有疼痛或烧灼感，可随时去掉测试贴。受试期间发生全身超敏反应（如荨麻疹、哮喘等）或局部炎症反应过重时应及时就医，并终止试验。

（4）口服食物激发试验：食物过敏可累及全身各个系统，主要表现在消化系统、呼吸系统、皮肤黏膜系统，而消化系统是最常见且最早累及的系统之一。根据发病机制可分为IgE介导型、非IgE介导型和混合介导型（IgE与非IgE共同介导），也有将后两者统称为非IgE介导型。IgE介导型食物过敏常为速发型超敏反应，常在接触变应原2小时内发生，通过询问病史、血清IgE检测及皮肤点刺试验，不难诊断。消化道食物过敏通常是非IgE介导型，常为迟发型超敏反应，摄入过敏食物数小时甚至数天后发生，诊断及确定变应原较为困难，容易导致误诊、误治。口服食物激发试验是诊断食物过敏的金标准，由于皮肤试验和变应原sIgE检测不能将"敏化"与"过敏"区分开，常需口服食物激发试验来证实或排除食物过敏或其是否消退。本试验需在医院内进行，需准备好急救药物和设备；试验食物含食物蛋白成分一般从3mg开始给予，如未出现有关过敏症状，每隔至少20分钟将剂量逐渐递增，直到增至3g。若试验过程中出现速发型超敏反应，或特应性皮炎积分指数增加10分以上为阳性；若无症状出现，则可排除该食物过敏。试验期间若出现明显客观临床表现，立即停止试验，并做相应处理；若激发食物已经达到最大剂量，观察1周仍未出现任何症状，试验结果则为阴性；激发试验后如出现以下症状之一，如呕吐、腹泻、血便，则认为食物激发试验阳性。给予食物变应原最大剂量后2小时内出现的临床症状为速发型超敏反应，2小时后出现的则为迟发型超敏反应。试验中，每完成一种食物的激发试验至少间隔1周，且激发试验阳性反应缓解或消失后，再进行下一种食物的激发。该试验风险较大，可能导致严重的超敏反

应；检测时间较长、费用高、费力、需要专门的环境，而且激发试验的方案一直无法完全标准化，在很大程度上限制了食物激发试验在临床工作中的开展。

蛋白不耐受是婴儿期便血的常见病因，在饮食中排除可疑食物抗原后，症状即可缓解。该病通常发生在出生后数周内，多在婴儿期后期缓解，是非IgE诱导的食物过敏，针对IgE介导的变应原体内和体外试验检测，不能协助其诊断。尝试回避疑似过敏食物（通常持续2～6周），然后重新引入，在回避期间，注意其他食物的营养替代。

2. 变应原体外检测方法

（1）血清总IgE检测：是评估可疑超敏反应的基本方法，较体内检测方法更安全、简单，不受抗组胺药物影响，具有重复性强、精确性高和可定量等优点，但不同试剂和生产商之间的结果存在较大差异。对于儿童患者，不同年龄的血清IgE水平有明显差异，脐带血IgE水平很低（<0.5U/ml），出生后随着年龄的增长而逐渐升高，12岁时达成人水平（20～200U/ml），一般认为>333U/ml时为异常升高；但总IgE只是对过敏性疾病的粗略判断，总IgE增高也可见于除过敏外的其他疾病，如寄生虫感染、变应性支气管肺曲霉病、多发性骨髓瘤、某些原发性免疫缺陷（X连锁免疫失调内分泌肠病综合征、Omenn综合征、Wiskott-Aldrich综合征、Comel-Netherton综合征和高IgE综合征）等；血清总IgE水平是变应性支气管肺曲霉病诊断、随访中最重要的指标之一，大于1000U/ml有意义。反之，总IgE正常或减少并不能排除过敏。因此，应结合临床病史和sIgE检测结果具体解读总IgE水平。总IgE水平测定有助于解释变应原检测结果，但不能用来诊断过敏性疾病，更不能用来作为变应原特异性诊断。虽然总IgE不能用于诊断过敏性疾病，但其是变应性支气管肺曲

霉病的诊断标准之一，且其对过敏性疾病的抗IgE治疗具有重要意义，是单抗药物剂量的选择依据。

（2）血清特异性IgE检测：体外变应原sIgE测定临床上主要见于血清变应原sIgE检测，在变应原体外检测中占有重要地位，被广泛使用，它是变应原特异性诊断最可靠的方法之一，在变应性疾病的诊断中被广泛使用，推荐使用定量检测方法。相对于皮肤试验，特异性IgE检测适用于任何年龄的患者，具有结果客观、重复性好，不受药物、皮肤等因素的影响，风险低等优点，还可以通过变应原抑制检查变应原的特异性和交叉反应性，其与SPT具有相似的诊断性能。

目前体外变应原sIgE检测采用的主要是标记免疫分析技术，主要包括放射性标记免疫分析法、酶标记免疫分析法、荧光免疫标记分析法、化学发光免疫标记分析法、胶体金标记免疫分析法等，通过单一测试或者多重组合测试进行测定。通常，血清特异性IgE水平的临界值为0.35kU/L，大于或等于该值即为阳性，提示机体处于致敏状态。测定结果分为7个级别。0级：<0.35kU/L；1级：0.35～0.7kU/L；2级：0.7～3.5kU/L；3级：3.5～17.5kU/L；4级：17.5～50kU/L；5级：50～100kU/L；6级：>100kU/L。血清特异性IgE水平可以客观反映机体的致敏情况，阳性结果可明确主要变应原。然而，特异性IgE的分级与疾病严重程度不一定相关，特异性IgE阳性也不一定会引起临床症状。

目前变应原特异性IgE的检测尚无任何的国际标准，由于各个厂家使用的变应原原料的来源、变应原结合到载体的方法和检测方法均不同，因此不同的厂家对同一样本的变应原特异性IgE检测的结果可能会存在差异，尤其是定量的结果之间往往缺乏较好的可比性。

1）sIgE的单一检测分析：sIgE的检测主要通过免疫方法，包括免疫荧光法、免疫印迹法、酶联免疫吸附法、荧光酶免疫分析、化学发光分析或放射过敏吸附分析等。免疫荧光法检测总IgE和sIgE是国际上体外变应原诊断的金标准。我国IgE检测主要是免疫荧光法、免疫印迹法和酶联免疫吸附法，三者在变应原检测种类、用血量方面均明显提升。目前，我国唯一提供定量检测的方法是免疫荧光法，其变应原检测种类在2019年已更新至31种，用血量40μl血清/种，但其价格偏高。免疫印迹法一般为成套检测，分为食物过敏套餐、吸入过敏套餐和食物吸入套餐等，组合项目有29项，包含变应原60种，用血量300μl血清/项。因其通量大，价格适中，用血量少，具有极高的特异性和敏感度，在我国使用最广泛。酶联免疫吸附法检测sIgE较免疫印迹法价格贵，检测项目偏少，共有18个组合项目，用血量200μl血清/项，但其可于体外定量检测血清特异性IgG浓度，临床上更常用于辅助诊断IgG介导的食物不耐受。

2）sIgE的多重分析：变应原微阵列芯片技术基础研究始于20世纪80年代末，从生物遗传学领域发展而起；微阵列技术是利用分子杂交的原理，用自动化仪器把不同的、数以百计、千计已知部分序列的DNA探针或蛋白质"印"在玻片或尼龙膜上而成阵列；主要是DNA芯片和蛋白质芯片。

变应原微阵列芯片技术，近年来已在国外广泛应用，我国也已引进相应设备和试剂，其优点是省时、高效、精准、高通量平行检测、结果可靠，使得同时检测上百种变应原蛋白成为可能，被视为是最有前景的诊断工具之一，尤其适用于小儿过敏的诊断，但可导致临床的过度诊断。已应用于临床的是免疫固相变应原芯片系统，其包含112种变应原。尚在开发的有欧洲的MeDALL芯片（含170种变应原）、澳大利亚的Alex（含有282种试剂，包含157种变应原提取物和125种重组或高度纯化的致敏蛋白）。变应原微阵列还可评估除血清或血浆外的液体中特异性IgE的情况。例如，免疫固相变应原芯片在春季角结膜炎患者泪液中检测到食物变应原sIgE，甚至有些是血清中没有的sIgE。另外，Schmid等观察到治疗前变应原sIgE可能控制IgG4的诱导，而在增加皮下免疫治疗剂量后，免疫固相变应原芯片测得sIgE水平明显降低，IgG4水平升高，提示可通过sIgE水平评估免疫治疗疗效。免疫固相变应原芯片由于能同时检测sIgE和变应原特异性IgG4，而被认为也是变应原免疫治疗的疗效监测手段。但是，由于很多变应原蛋白及变应原组分尚未经过临床评价，微阵列芯片法目前还不用于过敏性疾病的常规诊断。

3）变应原组分解析诊断（component-resolved diagnosis，CRD）：近几年基因组学和蛋白质组学等分子生物学技术的发展从根本上改变了体外诊断技术的水平，并使变态反应学的基础研究和过敏性疾病的临床诊疗获得了长足的进步。用于检测sIgE抗体的基因重组变应原组分蛋白的成功合成使得变应原组分诊断成为可能。组分解析诊断也称分子变应原诊断法，与传统sIgE检测方法不同，其变应原是通过液相色谱/质谱等技术纯化天然变应原或通过重组技术获得的单一蛋白或多肽组分，而非提取物整体，避免一些同源蛋白的交叉反应导致检测结果呈阳性，但不具有临床意义，却造成食物过敏的过度诊断。CRD有助于提高检测的特异性，建立个体的初级和交叉反应致敏谱，制订更详细的不同变应原的风险评估，帮助制订饮食建议，减少患者不必要的饮食回避。CRD进一步结合生物芯片技术可为过敏性疾病患者提供更精准快速的sIgE检测结果。但目前只有吸入性变应原和1种食物（榛子）变应原应用于市场，CRD的大多数变应原仍处

于实验研究阶段。

（3）嗜碱性粒细胞活化试验（basophil activation test，BAT）：在变应原与IgE发生桥联反应时，人嗜碱性粒细胞的分泌反应激活，这一特点被广泛用于研究，作为变应原特异性IgE抗体的替代测定方法。但是因为耗时长且价格昂贵，这些方法直到现在也未广泛用于过敏性疾病的诊断。嗜碱性粒细胞激活试验是通过加入怀疑的变应原预孵育，然后检测全血中嗜碱性粒细胞的活性。该反应活性可以通过测定释放的组胺（组胺释放试验）或白三烯C4来体现。嗜碱性粒细胞是可从外周血中获取的特异性致敏效应细胞，是研究sIgE/FcεRⅠ依赖的脱颗粒作用的良好对象。最常见的BAT是直接用抗原激活嗜碱性粒细胞，采用流式细胞仪检测嗜碱性粒细胞上特定表面抗原，如CD63、CD203c的表达，或测定其活化后脱颗粒产生的活性物质（主要是组胺）。但约10%的细胞捐赠人群有"无能"嗜碱性粒细胞，即BAT中的无反应者。为识别这些无反应者，需抗IgE或抗FcεRⅠ作为BAT的阳性对照，而试验结果评估的最佳指标是CD63$^+$/抗FcεRⅠ比值或曲线下面积。

BAT可用于评价IgE介导及非IgE介导的（类）超敏反应，诊断各种吸入性变应原（花粉、屋尘螨和猫屑）、食物（包括与花粉有关的食物过敏）、天然胶乳、昆虫毒液、某些药物（主要是箭毒和β内酰胺类抗生素）引起的过敏性疾病及有抗FcεRⅠ或抗IgE自身抗体的慢性荨麻疹，甚至可作为脱敏治疗的疗效指标。因为嗜碱性粒细胞活化是一种生物学反应，且不受抗组胺药物影响，BAT阳性可说明临床过敏，诊断的准确性高于皮肤试验及sIgE检测，安全性高于激发试验及斑贴试验。BAT可识别不同严重程度的过敏表型，如牛奶过敏更持久且更严重者的嗜碱性粒细胞在体内对牛奶的反应更强；

BAT可区分牛奶过敏儿童中哪些持续存在过敏，哪些超敏反应已随年龄增长消失但仍存在敏化。但BAT检测技术难度大，虽然已有商业化检测试剂盒问世，但对其结果的界定和解释尚无统一标准，尚需继续研究和开发。

（4）嗜酸性粒细胞和嗜酸性粒细胞阳离子蛋白（eosinophil cationic protein，ECP）：活化的嗜酸性粒细胞是Ⅰ型变态反应的主要细胞，ECP是其释放的最具细胞毒性的生物活性蛋白，过敏患者的ECP水平在予以抗过敏药物或特应性免疫治疗时会明显下降。虽然ECP水平易受性别、种族、吸烟习惯、寄生虫和药物等混杂因素的影响，不适用于变应原的筛查，但ECP可作为过敏性疾病病情活动与疗效的指标。酶联免疫吸附法常用于测定血液、痰液等标本中的ECP水平，其成本低、简便、快捷、不需特殊仪器。

近年来，全球过敏性疾病的发病率逐渐增高，变应原sIgE检测是过敏性疾病诊治的最重要的环节之一，随着基因组学和蛋白组学等学科的飞速发展，新的变应原sIgE检测方法不断涌现，传统方法的灵敏度和准确度得到进一步提高，变应原sIgE检测正呈现大通量、标准化的趋势，从而进一步推动过敏性疾病的防治技术的不断进步。

变应原检测方法在临床应用时需考虑以下三点：患者个体情况、怀疑的发病机制（IgE或非IgE介导）及各种检测方法的优势与局限性，选出最合适的检测手段。无论用哪种变应原检测方法，都需要结合病史和体格检查来诊断。为了确定食物过敏的严重程度、区分敏化与临床过敏和评估疗效，更好地诊治过敏性疾病还需改进现有检测方法或开发新的方法。

（何金根 潘家华）

第3节 呼出气一氧化氮检测

支气管哮喘最重要的病理学改变是气道的慢性炎症，气道炎症的评估，特别是无创气道炎症评估方法的发展和临床应用，对于深入了解哮喘的病理生理改变和特征，指导哮喘的管理，更好地达到哮喘的总体控制有着重要的意义。近年来，小气道和上气道炎症测定技术的发展，特别是上下气道、大小气道炎症的联合检测，对于全面评估哮喘，采取更精准的个体化治疗具有重要指导意义。

呼出气一氧化氮（fractional exhaled nitric oxide，FeNO）目前被认为是气道2型炎症的生物标志物，其既能反映气道炎症水平，又能预测糖皮质激素及2型炎症相关单克隆抗体的治疗疗效、评估抗炎效果、预测急性加重。检测结果能较好地反映气道嗜酸性粒细胞性炎症，且能最早反映出异常的气道炎症标志物，因此该检测具有检测简单、安全、无创、标准化测量、疾病不同时期反复检测、可重复性好等优势。患者的依从性较好，尤其是在对检查配合度欠佳的儿童中，越来越多地被应用于临床，与肺功能检查等手段相互补充，对儿童支气管哮喘的诊断及病情监测起到重要的作用。

【气道一氧化氮的代谢】

气道中的一氧化氮产生于呼吸道上皮细胞。内源性一氧化氮是一氧化氮合酶（nitric oxide synthase，NOS）把L-精氨酸作为底物并通过裂解反应而产生。NOS有3种不同亚型，即神经型一氧化氮合酶（nNOS）、内皮型一氧化氮合酶（eNOS）、诱生型一氧化氮合酶（iNOS），前两者为原生型同工酶（cNOS）。原生型同工酶主要存在于内皮细胞、神经细胞，为钙依赖性结构性表达，仅产生少量一氧化氮，发挥生理效应。诱生型一氧化氮合酶主要存在于巨噬细胞、中性粒细胞、平滑肌细胞、成纤维细胞和内皮细胞，为非钙依赖性结构性表达，正常情况下诱生型一氧化氮合酶很少表达，仅产生低水平的一氧化氮。

哮喘患者的呼出气一氧化氮指标较健康人高，这主要与2型炎症介质促进气道上皮细胞诱生型一氧化氮合酶上调表达有关。2型炎症哮喘的基本特征是体内IL-4、IL-5和IL-13等细胞因子水平升高。IL-4诱导IgE生成，IL-5促进骨髓嗜酸性粒细胞（EOS）生成增多和肺内聚集，IL-13参与气道高反应性和高分泌等病理生理过程。但2型炎症细胞因子在血中的浓度极低且检测困难，难以在临床推广应用。一氧化氮在哮喘中具有多种作用，其对气道的作用取决于一氧化氮的浓度及与其他生物分子和蛋白质的结合。一方面，适量一氧化氮可舒张支气管平滑肌，抑制平滑肌的增殖和促进炎症信号通路的活化，从而对气道反应产生拮抗作用；另一方面，过量的一氧化氮可增加亚硝酸盐、硝酸盐和硝基酪氨酸等化学产物形成，进而促进气道炎症并造成相应的损伤。

【检测内容】

1. 检测方法　目前，呼出气中一氧化氮测定的3项指标包括FeNO、鼻呼气一氧化氮（FnNO）及肺泡一氧化氮（CaNO），主要用来表示不同部位的气道炎症。鼻与口呼出气一氧化氮测定可以分别反映上气道与下气道炎症，低流速与高流速的口呼出气一氧化氮测定则可以分别检测大气道（气管、支气管）炎症与小气道（肺泡或腺泡区）炎症。

呼出气中的一氧化氮测定包括呼气采样与呼气分析两个过程。呼气采样需要对呼气流速、压力与时间3项因素进行规范与监控；呼气分析主要包括准确性、稳定性与一致性3项质控指标。呼出气中的一氧化氮测定分为在线、离线及潮气3种方式，适用于不同类型人群。

（1）在线：一口气测定，采样过程对压力、流速、时间进行规范和监控，适用于6岁及以上人群。

（2）离线：多口气测定，采样过程可实现与在线相同的呼气规范和监控，适用于在线测定困难人群（如4～6岁儿童）。

（3）潮气：自由呼气，可在线与离线，采样过程中实现对呼吸频率、压力、流速、时间与二氧化碳实时进行监控，适用于在线、离线测试均困难者（如婴幼儿及危重症患者）。

呼出气中的一氧化氮测定技术主要包括化学发光法和电化学法。化学发光法是通过一氧化氮与臭氧产生的化学反应来间接测量呼出气一氧化氮浓度。该方法灵敏度高、响应时间快，可直接进行重复测量操作，被认为是一氧化氮呼气检测的标准方法。由于化学发光法分析仪体积较大、价格昂贵且需频繁校准检查，因此其限制了常规临床应用及家庭监测使用，该方法主要用于临床研究。电化学分析仪则是通过将呼出气一氧化氮浓度转换为其他可测量的电信号，其检测下限为5ppb（1ppb=1/10万mg/ml），响应时间＜10秒，整体重量＜1kg，具有便携且操作简单的优势，目前该方法广泛应用于临床的常规检测。

2. 下气道eNO检测　eNO是流速依赖型指标，目前临床上常规检测的是呼出气流速为50ml/s时的eNO浓度，即$FeNO_{50}$（franctinal concentration of exhaled nitirc oxide at a 50ml/s flow rate），简称FeNO；低流速口呼出气时eNO主要来自大气道，浓度相对较高，FeNO主要反映大气道炎症，仅能代表约25%的小气道炎症。随着eNO检测的广泛应用，临床上发现单一的FeNO不能全面反映整个气道炎症水平，2017年欧洲呼吸学会在完善FeNO检测的基础上，推荐并规范了小气道eNO（CaNO、$FeNO_{200}$）检测，CaNO

检测的是肺泡或肺腺泡的eNO浓度，而FeNO$_{200}$检测的是呼出气流速为200ml/s时的eNO浓度，高流速时eNO主要来自小气道及肺泡，浓度相对较低，主要反映小气道炎症。

FeNO测定时要求呼气压力至少达到5cmH$_2$O，从而确保软腭关闭，避免上气道一氧化氮的影响。口呼气流速一般为50ml/s或200ml/s，保持在±10%的流速范围内。呼气时间和呼气流速相关，流速越大，达到平台期的时间越短。在50ml/s呼气流速下，5秒内可达到平台期；在200ml/s流速下，达到平台期仅需要1～2秒。为确保吸气时吸入的气体中一氧化氮浓度低于5ppb，可以采用吸气过滤器。具体测试步骤为：①受试者取坐位，平静呼吸。②操作者向受试者讲解呼气要求，为受试者更换有效期内的新滤嘴。注意各接口紧密相连，防止漏气。③在静息状态下，受试者手持吸气过滤器，用滤嘴罩住口部，口部吸气2～3秒，立即以50ml/s±10%（或200ml/s±10%）恒定流速缓慢呼气。④当呼气流速低于或超过50ml/s±10%（或200ml/s±10%），引导受试者调整呼气力度；受试者呼气期间不可漏气、换气、憋气或喷出口水。如出现上述情况立即终止测试，待受试者恢复静息状态后，重复上述步骤。⑤采样成功后仪器自动分析，分析完成后自动生成测试报告。

根据线性模型和非线性模型两种计算模型的不同，传统CaNO的计算有不同的测定计算方法。非线性模型需要采用一个低流速（≤20ml/s）、一个中等流速（100ml/s）和一个高流速（350ml/s或400ml/s）进行FeNO测定，每个流速测定两次取平均值，用平均值进行CaNO等参数的计算。线性模型需要先测定FeNO$_{50}$，然后在最低流速（100ml/s）和最高流速（350ml/s或400ml/s）中选择3个流速进行测定，每个流速测定两次取平均值。以上传统方法在实际临床操作时存在一定难

度，因此可以根据50ml/s和200ml/s流速下的FeNO$_{50}$和FeNO$_{200}$测定结果，通过简化版的线性模型公式计算得到CaNO，用于评估小气道炎症。

3. 上气道eNO检测 鼻呼出气中的NO主要产生与上气道的鼻腔、鼻窦和鼻咽部上皮细胞。根据《2020欧洲鼻窦炎和鼻息肉意见书》推荐，0.7L/min（即11.7ml/s）流速下鼻抽气10秒的鼻测定重复性好，因此我国鼻eNO测定多采用鼻抽气流速为10ml/s时的eNO浓度，临床上习惯将FnNO$_{10}$简称为FnNO来反映上气道炎症水平。FnNO测定时，为了确保软腭关闭，需要保持口呼气压力≥10cmH$_2$O。具体测试步骤如下：①受试者取坐位，平静呼吸。②操作者向受试者讲解呼气要求，为受试者更换新的鼻呼头。注意各接口紧密相连，防止漏气。③受试者鼻塞时，需清洁鼻孔或洗鼻，鼻部畅通后测试。④在静息状态下，受试者将鼻呼头堵紧一侧鼻孔，另一鼻孔保持畅通；口含口哨，口部深吸气后将口哨吹响，从而保持软腭关闭，并保持不要换气，由仪器恒速（10ml/s）抽气10秒。⑤当受试者测试过程中间换气即口哨声音中断，立即终止测试，待受试者恢复静息状态后，重复上述步骤。⑥采样完成后用仪器开始分析，分析过程中保持呼气管连接鼻呼过滤器。⑦分析完成后，仪器自动生成测试报告。

4. 结果解读 2011年美国胸科学会（ATS）推荐了FeNO的正常参考值，如健康儿童为5～20ppb，成人为5～25ppb；因此推荐>12岁儿童FeNO界值为25ppb，≤12岁儿童为20ppb。2017年欧洲呼吸学会（ERS）推荐成人FeNO值为25～50ppb（儿童FeNO值为20～35ppb）时需结合其具体临床背景进行判断。中国人FeNO浓度正常值全国多中心研究提出，中国健康儿童及成人的FeNO正常参考值如下：健康儿童（6～

14 岁）为 5～24ppb，成人为 5～30ppb，较欧美推荐的正常参考值均偏高，考虑可能与种族有关。FeNO 测定结果受多种因素的影响，不同研究显示的敏感度和特异度差别较大。

目前 CaNO 和 $FeNO_{200}$ 尚无公认的界值，结合不同研究结果，《儿童呼出气一氧化氮检测及临床应用专家共识（2021 版）》推荐 CaNO 的界值为 5ppb，$FeNO_{200}$ 的界值为 10ppb。

目前针对 FnNO "正常参考值" 的研究较少，临床实用性尚未得到印证。《儿童呼出气一氧化氮检测及临床应用专家共识（2021 版）》推荐＞12 岁儿童 FnNO 界值范围为 250～500ppb，6～12 岁儿童年龄每减小 1 岁，FnNO 上下界值约降低 12ppb。

【质量控制】

1. 测试前准备

（1）测试环境：呼出气一氧化氮分析仪应在生产厂家建议的工作环境中使用，避免高温、闷热、拥挤的环境，避免阳光直射及紫外线灯照射；测试时分析仪工作温度与环境温度相差＜3℃。分析仪要远离各类污染源（或交通要道），尤其是汽车尾气、废气等重污染环境。鉴于医院的特殊应用环境，在电化学分析仪的日常使用过程中应避免使用乙醇类消毒剂、洗手液等化学品，否则长期使用可能会使电化学传感器受损、一氧化氮测试结果偏低。可选择使用非乙醇类消毒剂，如医院常用的 84 消毒液等。

（2）受试者准备：在测试前应排除饮食、饮酒、吸烟、运动等影响因素。采样前 1 小时内避免饮食、吸烟、饮酒、剧烈运动，以及行肺功能或其他测试，3 小时内避免食用西蓝花、芥蓝、生菜、莴苣、芹菜、萝卜及熏腌制或烧烤类等富含硝酸盐或亚硝酸盐食品。同时询问并记录测试时间、用药等情况。

2. 采样过程

（1）下气道采样：分为口部呼气—口部吸气—口部呼气 3 个步骤。①口部呼气（口呼尽肺内余气）：呼尽肺内余气是为了避免无效腔环境一氧化氮气体的影响，但根据 2017 年技术标准，此步骤不影响结果，所以该步骤也可不采用。②口部吸气（口吸入不含一氧化氮或一氧化氮＜5ppb 的气体）：测定时需避免环境一氧化氮可能对测试结果的影响，可采用吸入不含一氧化氮（或一氧化氮＜5ppb）的钢瓶气或通过高锰酸钾过滤器的环境气 2 种方式实现。③口部呼气：合格的呼出气一氧化氮采样器或分析仪应该具有对呼气压力、呼气流速、时间 3 项指标进行质控的功能。对于不符合要求的呼气不采样、不分析，并且应具有可外接模拟呼出气对这 3 项指标进行外部质检的功能。呼气过程最常见的问题是呼气时漏气。漏气时受试者部分呼气样本未进入分析仪内部，使受试者呼气流速实际大于分析仪设定的质控指标，从而造成分析仪呼出气一氧化氮测试结果偏低。下气道测定用的滤嘴或咬嘴分为口含式和口罩式。口含式咬嘴容易让受试者部分呼气从咬嘴外呼出造成漏气，而采用口罩式滤嘴可以防止漏气，而且无须口含，更加安全。

（2）上气道采样：合格的呼出气一氧化氮采样器或分析仪应该内设恒定的采样流速，采样时间应根据流速设定并保证，同时采样过程需保证口部呼气压力＞$5cmH_2O$，避免下气道气体混入。推荐采取阻力法测试，如采用口含口哨保持吹气的方式配合。另外，上气道测定应用鼻塞堵住一侧鼻孔，避免漏气。如出现漏气，会混入环境气，影响测试的样本质量。

3. 分析过程　分析过程的质量控制包括准确性、稳定性与一致性。合格的呼出气一氧化氮分析仪应该具有对这 3 项指标进行质控的功能，并具有可外接模拟呼出气组成和至少3个已知一氧化氮浓度的标准气，对这3项质控指标进行外部质检的功能。根据2005年与2017年欧美呼出气一氧化氮技术标准，化学发光分析仪的定标频率是每周1次，而对出厂标定的电化学分析仪，对定标及其频率并无要求。电化学分析仪因传感器内含次数较少，短时间内会进行传感器更换，所以生产厂家保证出厂进行预校准后，在其产品说明书规定的运输、存储及使用条件下，能够在规定次数或有效期内保证其准确性和重复性，无须校准。但因客户应用环境可能超出产品说明书规定的运输、存储及使用条件，或用户提出质控要求时，分析仪应具备客户现场可以检验校准的方法，供客户选择使用。

【影响因素】

1. 饮食　一氧化氮除了通过一氧化氮合酶催化L-精氨酸产生，还可以通过口腔和胃中的细菌还原亚硝酸盐产生。摄入富含硝酸盐的食物，如菠菜、莴苣、西蓝花、萝卜等会升高FeNO值，对CaNO值和FnNO值影响较小。因此，欧美及日本的指南推荐测试前1小时禁食。但是，中国饮食包括米面、蔬菜、肉类，还有一些腌制烧烤食品，硝酸盐/亚硝酸盐含量更高，分解产生的一氧化氮使FeNO值更高，降到饮食前浓度水平所需时间更长。中国饮食的禁食要求应比欧美国家及日本更加严格，推荐测试前3小时禁食。乙醇、咖啡、糖（果糖）和脂类食物可能会降低FeNO值。因此，测试前1小时禁止饮酒、喝咖啡等。

2. 感染　呼吸道感染可使FeNO值急剧性升高，感染恢复期下降，感染对FeNO值升高的影响程度通常低于2型炎症，多在25～50ppb。研究表明，肺结核患者的FeNO$_{200}$值显著高于对照组且治疗后下降到正常水平，比FeNO$_{50}$指导诊疗的临床价值

更大。鼻病毒感染可使FnNO值升高。因此，建议避免感染急性期进行呼出气的一氧化氮检测。

3. 药物　糖皮质激素、奥马珠单抗、一氧化氮合酶抑制剂、白三烯受体拮抗剂等药物通过抑制2型炎症通路使FeNO值降低；改变气道内径的药物也可影响FeNO值，当吸入组胺和高渗盐水引起气道收缩，气道扩散面积减少、气道壁增厚，导致一氧化氮的弥散速率降低，可使FeNO值降低。使用支气管舒张剂时FeNO值会升高。此外，抗组胺药、减充血剂、生理盐水冲洗等也会降低FnNO值。因此，测试前应记录受试者的用药情况。

4. 运动　关于运动对FeNO值影响的研究报道尚有争议，有研究表明，健康人和哮喘患者有氧运动可使FeNO值降低约10%，也有相关研究表明运动对FeNO值无明显影响。一项研究表明，在运动过程中FeNO值及FnNO值有所下降，且该影响持续约1小时，为保证检测结果的准确性，测试前1小时应避免剧烈运动。

5. 相关呼吸诊疗操作

（1）肺功能：肺量计检查已被证明可瞬间降低FeNO值，约在1小时内可恢复。但FeNO值降低的原因尚不明确，考虑可能原因是气道关闭抑制了NO气体的输出。因此，FeNO测试应在肺功能检查前进行。

（2）支气管激发试验：通过化学、物理、生物等人工刺激诱发气道平滑肌收缩，改变气道内径，可使FeNO值下降。

（3）雾化吸入治疗：多项研究表明，雾化吸入治疗扩张支气管内径可使FeNO值升高。因此，建议测试前1小时避免进行相关呼吸诊疗操作。

【临床应用】

1. 协助儿童哮喘的诊断　多项研究表明，过敏性哮喘患者其FeNO值明显高于正

常。2005年美国胸科学会（ATS）/欧洲呼吸学会（ERS）共同制定的《呼出气一氧化氮临床应用指南》指出，对有咳嗽、喘息、憋气等症状的患者，FeNO水平升高可作为支持诊断哮喘的客观依据，而非确诊。

2. 监测哮喘患者气道炎症，协助调整药物剂量　哮喘患儿急性发作期FeNO水平一般较高，气道炎症越重，其FeNO水平越高，气道炎症减轻，其FeNO水平也会随之下降。应用某些抗感染、糖皮质激素、白三烯受体拮抗剂等药物治疗后，FeNO水平会随之降低，当FeNO水平较低时可减少吸入性糖皮质激素剂量，甚至停药，测定FeNO水平可以作为一项很好的指标来调整吸入性糖皮质激素的用量，为指导哮喘患者长期激素用药提供了帮助。ATS/ERS制定的《呼出气一氧化氮临床应用指南》推荐FeNO用于监测哮喘患者气道炎症时需要获得患者病情稳定时的FeNO水平作为自身参考或个人最佳值。

3. 协助儿童哮喘的分型、指导治疗　对哮喘儿童喘息类型进行分型，有助于更好地治疗和管理哮喘。2014版全球哮喘防治倡议（GINA）提出将哮喘分为以下表型：过敏性哮喘、非过敏性哮喘、迟发型哮喘、伴有固定气流受限的哮喘、伴有肥胖的哮喘。通过检测FeNO可反映嗜酸性粒细胞性气道炎症，对客观评价哮喘气道炎症及改善对哮喘患者的管理有其重要的临床意义。通过检测FeNO的水平能更好地将过敏性哮喘从其他5种喘息表型中更好地区分出来，以制订最佳的治疗方案，减轻患者及其家属的负担。

4. 喘息　是5岁以下婴幼儿最常见的呼吸道症状，多与病毒感染有关，鉴别患儿是病毒诱发性喘息与哮喘首次发作或反复发作尤为重要。MoeUer等对年龄在3~47个月的有反复咳嗽及喘息的婴幼儿采用离线气袋集气法进行FeNO的测量，研究表明哮喘预测指数高的反复喘息的婴幼儿比哮喘预测指数低的反复咳嗽的婴幼儿的FeNO测量值高。因此，婴幼儿时期FeNO检测值可帮助预测发生哮喘的风险。

5. 儿童过敏性鼻炎　过敏性鼻炎是机体接受变应原后，由IgE介导嗜酸性粒细胞浸润为特点的鼻黏膜过敏性炎症疾病。国外有研究发现，过敏性鼻炎、特应性皮炎的患者其FeNO值显著增高。过敏性鼻炎是导致哮喘发生和发展的重要因素。研究发现，对于不合并哮喘的过敏性鼻炎患者，其支气管黏膜含有大量嗜酸性粒细胞、肥大细胞、淋巴细胞等炎症细胞，长期气道慢性炎症会导致小气道功能障碍及气道高反应性，最终可发展成支气管哮喘。因此，控制儿童过敏性鼻炎能延后及控制哮喘的发生发展。

6. 其他　某些疾病可引起NOS蛋白低表达，FeNO水平相对较低。此类疾病包括肺囊性纤维化、原发性纤毛运动障碍等。肺囊性纤维化的特点是慢性中性粒细胞性气道炎症、黏液堵塞和特定病原体的定植。有研究表明，肺囊性纤维化的婴幼儿与健康对照组相比，一氧化氮合酶蛋白低表达。原发性纤毛运动障碍的特点是由于有缺陷的纤毛运动导致上下呼吸道的慢性反复感染。原发性纤毛运动障碍儿童的鼻FeNO值较低，在其他疾病中少见，其机制尚不得而知。测定FeNO可协助诊断反复感染的原发性纤毛运动障碍患者，鼻一氧化氮检测用于筛查原发性纤毛运动障碍。

总之，eNO检测技术发展迅速，目前临床上已经开展的检测指标有FeNO、CaNO、$FeNO_{200}$和FnNO。每个年龄段儿童均可进行eNO检测，在儿童呼吸系统疾病的诊断和治疗中有其作用和地位，与肺功能等诊疗技术相互补充，实现了个体化监测、防治结合，可防止抗生素的滥用，减少激素的用量，不仅减轻患儿及其家属的负担，而且可协助临床医师对疾病进行诊断和治疗。近年来，FeNO 检测在临床上得到广泛应用，但同时也存在很多问题。国内外专家对于 6 岁以上年长儿 FeNO 测定研究较成熟，标准化的 FeNO 检测难以获得 5 岁以下婴幼儿的配合及健康儿童的正常参考值。目前，国内外尚缺乏对于婴幼儿 FeNO 正常值的大样本研究。对于婴幼儿喘息性疾病是否可通过检测 FeNO 区分是单纯病毒诱发喘息，还是过敏性哮喘的早期阶段尚待进一步研究。

（何金根 周浩泉）

第4节 支气管镜在儿童喘息性疾病中的应用

【发展历史】

1897 年德国耳鼻喉科医师 Gustav Killian 首先报道用食管镜从气管内取出猪骨异物，开创了硬质内镜插入气管进行内镜操作的历史。1904 年美国耳鼻喉科医师 Chevalier Jackson 将微型电灯泡装在镜管的尖端，增加了亮度和视野，同时他还发明了多种在支气管镜下操作的器械，用于诊断和治疗气管、支气管和肺内疾病，完善了硬质气管内镜，但是硬质支气管镜的检查范围有限，儿科应用相对受限。从 20 世纪初开始，硬质支气管镜作为气道病变诊断与治疗的唯一手段一直沿用了近 70 年。

1964 年日本学者池田设计了进入肺叶亚段的支气管内镜，制成标准光导纤维支气管镜，纤维支气管镜迅速普及。20 世纪 70 年代末，美国学者 R. E. Wood 结合儿科特点研制了插入部直径 3.5mm、具有 1.2mm 活检孔道的纤维气管镜，使支气管镜术在儿科的应用成为可能，给儿科呼吸系统内镜工作带来了革命性的发展，成为儿科支气管镜技术发展的里程碑。纤维支气管镜较硬质支气管镜显示出更多的优点。

（1）镜体较软，患者容易耐受：纤维支气管镜通过口腔或鼻腔插入气管，一般不需全身麻醉，此明显减轻了患者的痛苦，可在门诊进行，患者易接受。即使危重患者或在施行呼吸机治疗的患者，也可在床边通过气管插管或经气管套管口插入纤维支气管镜进行局部检查或治疗。同时，因可视范围扩大对病灶进行细致的检查，并完成镜下摄影、取活体组织和细胞学标本，或做局部支气管造影和行支气管肺泡灌洗术等，以及引导各种镜下治疗，大大拓宽了适应证。

（2）细胞学和组织学检查的阳性率高：由于可视范围增大，直视下取得细胞学和组织学的诊断标本的范围扩大，如果病灶位于肺的周边，超出了纤维支气管镜的可视范围，可将毛刷、小刮匙、活检钳等通过纤维支气管镜的活检孔道沿胸部 X 线、CT 定位或支气管造影证实的部位方向插进，或在 X 线透视下夹取病变标本或刷取标本。

（3）纤维支气管镜检查操作简单，易掌握，较安全，并发症少：随着呼吸介入治疗的兴起，硬质支气管镜重新引起广大医师的兴趣。

随着电子技术的发展，电子支气管镜应运而生，1983 年，美国的 Welch Allyn 公司率先将电荷-耦合器（charge-coupled device，CCD）安装在内镜前端，用类似微型摄像机样装置来代替原来的内镜头，并用电缆代替纤维束传像，这种 CCD 装置能将光能转变为电能，再经过视频处理，因此具有影像清晰、色彩逼真、分辨率高的特点，并兼具拍照、录像、资料储存等功能。1987 年，日本 Pentax 公司率先推出了世界上第一台可弯曲式电子支气管镜。此后，日本的 Olympus、Machida 公司及德国的 WOLL 公司也相继推出自己的电子支气管镜产品。纤维支气管镜逐渐被电子支气管镜代替。近年来，我国电子支气管镜技术发展迅速，已有视新、明象等企业生产出性能优良的电子支气管镜产品，轻巧方便、性价比高。

【支气管镜设备】

1. 纤维支气管镜　基本构造分别由前端部、弯曲部、插入管、操作部、目镜部、导光软管和导光连接部组成（图9-2）。

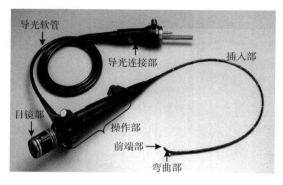

图9-2　纤维支气管镜

（1）前端部：为纤维支气管镜的先端硬质部，长5～8mm，外径1.6～6.3mm，因型号不同而异，分别由物镜、导光窗、吸引和活检工作孔组成。

（2）弯曲部：位于内镜的前端部之后，长5～6cm，分别由多个环状金属管、金属网和橡皮乳胶管组成。

（3）插入部：为镜身部分，内有玻璃纤维导光束、导像束、吸引和活检管，由金属编织管作附管，富有一定弹性和韧性的聚氨酯塑料管作外管。此部分可弯曲，但不可过度弯曲以免将其内的玻璃纤维折断。纤维支气管镜插入部的长度一般在50cm左右。

（4）操作部：由角度控制钮、吸引控制阀、活检工作孔道入口组成。

（5）目镜部：位于操作部上方，术者可通过眼睛或用摄像头转接到显示器上进行观察。在目镜下方有屈光调节圈，转动此光圈可调节目镜与导光束之间的距离，使物像更清晰。

（6）导光软管和导光连接部：导光软管包括导光玻璃纤维束和用于同步照相的电线，由聚氨酯塑料外套包裹。其末端为导光连接部，包括导光束插杆、电接头、用于测漏的通气口及通气帽等。

2. 电子支气管镜　包括支气管镜（video endoscope）、视频处理系统（video system center）、监视器（monitor）及电子计算机储存装置（图9-3）。其中电子支气管镜的外形结构与纤维支气管镜相似，但其成像原理与导光纤维支气管镜不同，从而使画面更清晰、色彩更逼真。

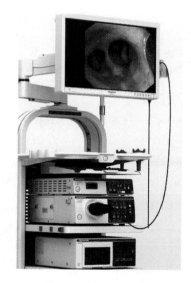

图9-3　电子支气管镜

（1）前端部：在电子支气管镜的前端部安装有超小型的高分辨率CCD以代替纤维支气管镜的导像束，把图像的光信号变成电信号在显示器上显示。CCD的大小及形状决定前端部的大小，影响内镜的操作性能。

（2）操作部：操作部结构与纤维支气管镜相似，但无目镜部，重量轻，在操作部的前方有两个开关，可以用左手单独进行操作，更加简便。

（3）光导软管和导光连接部：电子支气管镜的导光软管结构与纤维支气管镜相同，

但在其导光连接部上有一个与视频电缆连接的接口。

儿童因气道直径的限制，常选择外径4.2mm、工作孔道2mm和外径2.8mm、工作孔道1.2mm的两种型号电子支气管镜。

【临床应用】

1. 儿童常见喘息性疾病 喘息是小儿较为常见的症状或体征之一，婴幼儿发育中的气道相对狭窄，因而更容易发生喘息，各种原因导致的气道阻塞或口径变窄，使气流通过狭小的阻塞部位时产生涡流，震动气道壁，产生哮鸣音，引起喘息症状。婴幼儿喘息是临床常见的问题，据相关调查结果显示，1/3 的儿童在3岁以前至少会有一次喘息，而且以后仍然有喘息症状的发病率为30%～60%。

喘息的病理基础是气道相对狭窄并导致呼气和（或）吸气过程中产生喘息。婴幼儿反复喘息性疾病的发病率逐渐上升，其病因较复杂，引起儿童反复喘息的常见疾病如下。

（1）感染：是引起儿童喘息的常见原因。呼吸道合胞病毒、流感病毒、鼻病毒、腺病毒、支原体、衣原体等均可引起喘息，但上述病原体往往引起单次喘息。巨细胞病毒感染可引起持续或反复喘息，尤其是免疫功能缺陷的患者，中国科学技术大学附属第一医院（安徽省立医院）作为全球脐血干细胞移植数量最多的单中心，部分患者移植后反复喘息，经支气管镜肺泡灌洗后明确诊断为巨细胞病毒感染。

支气管结核患者以儿童、青少年和壮年人群为主，老年人较少见，气道内结核病的主要临床表现除低热、乏力、食欲缺乏、消瘦、盗汗等中毒症状外，还可表现为反复喘息。小气道病灶往往不造成明显症状，多于支气管镜或CT检查时被发现。若X线检查发现肺内结节影、肺不张、支气管狭窄等支气管结核的常见表现，或诊断肺结核明确但其咳嗽、气喘等非肺结核常见表现突出，不能用普通肺结核解释时，要高度怀疑气道内结核病。内镜下肺泡灌洗行结核菌培养、抗酸染色、病原学二代测序及组织病理学检查以协助诊断。

（2）气道畸形：发病年龄小于6个月的婴儿喘息要考虑先天性气道畸形如气管支气管软化、桥支气管、完全性气管环等，多表现为出生后不久出现慢性持续的喘息，常规平喘治疗无效甚至加重病情，气管支气管软化症是婴幼儿和儿童顽固性咳嗽的主要病因之一，临床往往因感染加重而就诊。由于气管支气管软化症的气管缺乏应有的软骨硬度和支撑力，呼气时管腔塌陷，造成通气不畅而产生高调、单音性喘鸣并在临床上喘鸣始终存在，往往被误诊为婴幼儿哮喘。小婴儿常由于大气管软化段的内陷，多表现为阵发性发绀和呼吸困难，特别是哭闹时呼气相的屏气发作，症状和体征随活动增多而明显，或因伴发感染而加重。气管软化原因有原发软化和继发软化，继发软化主要由长期气管插管或气管周围组织压迫所致。硬质支气管镜虽可观察气道内情况，但由于其撑开了气管段，因而不易观察到软化的气管。软式支气管镜是目前诊断气道畸形的金标准。

（3）气道异物：呼吸道异物也是婴幼儿喘息，尤其是持续有喘鸣音的常见原因之一，1～3岁是异物吸入的高发期，异物的种类包括有机物（花生、瓜子、豆类、骨头、鱼刺等）、无机物（笔帽、纽扣、铁钉等）。其临床表现常与吸入异物的大小，异物沉积的气道水平和管径，沉积处气道阻塞的程度，是否造成局部的水肿和出血等有关。轻者可以表现为刺激性咳嗽、气促等，少数患者亦可无明显症状；重者可喘憋、呼吸困难，甚至窒息死亡。如吸入后长期不能确诊并取出，往往会引起患儿的持续性喘息。部分患儿由于缺乏相应的异物吸入史，或因医师重视不够误诊为哮喘，但应用抗哮喘治疗无效，此时软式支气管镜的重要性尤为突出。支气管镜不但有助于异物的诊断与排除，同时可进行相应的治疗。但并非所有的呼吸道异物均适合软式支气管镜治疗，对异物狭长、嵌顿或管腔完全阻塞者，或异物表面光滑又无法钳取者，或鱼骨头等异物较大，通过声门困难或形状特殊、边缘锐利易损伤声门者，在软式支气管镜明确诊断后应及时转硬质支气管镜治疗。

（4）心血管异常：先天性心脏病患儿可发生喘息，可能与其肺水肿、肺血管痉挛、血管活性物质的释放而影响肺血管和气道反应性有关，亦可由于先天性心脏病伴心房、心室的扩大所致管腔外压迫等，或同时存在的先天性气道畸形导致喘息。先天性血管异常造成的气管支气管受压虽然少见，但也是持续性喘息的致病因素。该类疾病往往需要外科手术干预。

（5）支气管哮喘：是儿童反复咳喘最常见的原因，支气管镜检查因其可诱发哮喘或使哮喘症状加重，因而对哮喘患者慎用，但对于哮喘持续状态患者，由于存在黏膜水肿、大量的痰栓形成，有时单纯应用支气管扩张剂难以解除其哮喘状态。对于这类患者，行支气管肺泡灌洗可收到较好的效果，当大量痰栓被冲洗出来后，患者的哮喘状态可得到部分缓解。

2. 支气管镜的应用

（1）形态学检查：支气管镜纤细、柔软、可弯曲，能进入硬质支气管镜无法探及的肺上叶、中叶、舌叶等，并可插入到段、亚段支气管。其可对气道病变进行动态观察，对气管软化、狭窄、喉喘、血管瘤、食管气管瘘、囊肿、占位等病变可明确诊断；对于炎性病变常见黏膜充血水肿、糜烂、肉芽组织、分泌物甚至痰栓形成。

（2）组织活检：通过病理学和细胞学的检查探明病因、探索发病机制，有助于选择正确的治疗方法，避免不必要的手术探查。近年来，肺组织活检技术发展迅速，器械日臻完善，穿刺技术也在不断改进，诊断的准确性日益提高，诊断范围也在不断扩大。儿童气道肿瘤性病变不常见，因此活检应用较成人少。在各种经支气管镜的取样器械当中，以毛刷和活检钳应用得最为普遍，此外经支气管镜的针吸活检术亦是较为常见的方法。

（3）病原学检测：防污染毛刷可用于获取呼吸道感染的病原，临床应用更普遍的是支气管肺泡灌洗技术。支气管肺泡灌洗术（bronchoalveolar lavage，BAL）是利用支气管镜向支气管肺泡注入生理盐水并随即抽吸、收集，检查其细胞成分和可溶性物质的一种方法。肺泡灌洗时支气管镜伸至段或亚段支气管开口处，根据病变情况注入生理盐水，随即负压吸引，灌洗液体量为2～3ml/kg，一般回吸率为40%～70%，右肺中叶及左肺舌叶回收率较高。通过液体的直接冲洗，清除呼吸道中滞留的物质，以缓解气道阻塞，改善呼吸功能，控制感染。除病原学检测外，喘息患儿进行支气管肺泡灌洗液（BALF）成分分析对某些喘息性疾病的诊断具有重要意义。正常BALF中以肺泡巨噬细胞为主，为（0.93±0.03），淋巴细胞比例为（0.07±0.01），中性粒细胞和嗜酸性粒细胞均＜0.01。过敏性哮喘患儿BALF中嗜酸性粒细胞和上皮细胞常明显增多，婴幼儿喘鸣而无哮喘倾向者常以中性粒细胞增多为主。

（4）治疗作用：随着呼吸介入治疗技术的发展，以及相关治疗设备的更新，除肺泡灌洗及内镜下局部给药以外，还可以进行气道异物取出、球囊扩张狭窄气道、冷热消融、支架置入等诊断治疗方法，使以往无法治疗或需外科手术治疗的疾病在支气管镜下即可完成，此大大促进了医学的进步。

【常见并发症及处理】

1. 麻醉药过敏

（1）临床表现：有胸闷、气促、心悸、面色苍白、喉水肿、血压下降、心律失常、眩晕、麻木、四肢抽搐、肌肉震颤、喉和支气管痉挛等，严重时呼吸抑制、心搏骤停，发生率为0.02%～0.08%。目前应用的表面麻醉药主要为利多卡因和丁卡因。丁卡因的麻醉效果满意，但出现严重不良反应的发生率较高。因此，大多数单位采用利多卡因进行局部麻醉用药。利多卡因虽然比较安全，但也有可能出现过敏反应。

（2）处理：应用表面麻醉药前应注意询问有无麻醉药或其他药物过敏史。麻醉时，先向患者的鼻咽部给予少许药物，观察2～3分钟无反应后再继续进行，一旦出现麻醉药过敏或中毒，应立即停止用药，马上抢救。给予吸氧、保持呼吸道通畅、输液，应用抗过敏和抗休克的药物，必要时给予经气管插管机械通气及心肺复苏等抢救措施。

2. 出血

（1）原因：出血是支气管镜检查尤其是需要活检时最常见的并发症。出血有以下方面的原因：支气管镜损伤黏膜；咳嗽或操作不当；活检或刷检时黏膜被刷破或撕裂病灶血管等；电凝、激光等治疗时损伤血管或治疗后局部病灶组织坏死脱落出血；球囊扩张、支架释放时引起血管撕裂；钳取异物损伤血管等。

（2）处理：支气管镜检查前行血常规、凝血功能检查，并询问有关病史，有出血倾向的患者要慎重考虑，血小板计数轻度降低不是支气管镜检查的禁忌证，具体数值尚无统一标准，血小板低于20×10^9/L应慎行支气管镜检查。检查前如行CT检查，有条件可行病灶增强扫描，注意排除血管瘤的可能，必要时应进一步行血管造影检查。如从鼻孔进镜，操作前应询问哪侧鼻孔较通畅，并给予利多卡因和麻黄碱使鼻黏膜麻醉与收缩。如经处理后鼻孔仍明显狭窄，应改经口进镜。充分麻醉，操作轻巧。活检时应注意局部病灶充血情况，以及有无搏动。如果充血明显，活检前可先用细胞穿刺针刺入病灶，负压吸引，如有较多的血液吸出，应避免活检。对充血明显的病灶，活检前可先滴入1：10 000肾上腺素，活检时用常规的组织钳尝试钳出较小的组织，以观察出血情况，如出血不多再根据需要钳取合适量的组织标本。

3. 低氧

（1）机制：一般认为约80%的患者行支气管镜检查时血氧分压下降，平均下降10～20mmHg，且操作时间越长，下降幅度越大，特别是检查过程中咳嗽或负压吸引时下降更为明显。心、脑等代谢活跃的器官对缺氧尤为敏感，应注意低氧血症可能诱发的进一步并发症发生，如心律失常、心肌梗死、心搏骤停、脑血管痉挛、脑卒中、呼吸衰竭等。

（2）处理：麻醉充分，对肺功能较差和有心、脑疾病等高危患者行支气管镜检查时，除做好监测、抢救等准备外，尽量缩短操作时间，检查时给氧，可明显缓解低氧血症。检查过程中实时监测脉搏血氧饱和度水平。

4. 喉头水肿与喉支气管痉挛

（1）原因：麻醉不充分、操作不熟练等原因可引起喉头水肿、喉支气管痉挛。支气管哮喘患者气道的敏感性较高，易受到激惹，喉头水肿、喉支气管痉挛的发生率较高。

（2）处理：声门下及气管麻醉不良常为诱因，应加强这些部位的麻醉。麻醉充分，操作轻巧，尽量减少刺激。支气管哮喘患者应在病情稳定后谨慎进行，检查前给予强化平喘治疗，麻醉时可用0.5%沙丁胺醇溶液1ml+2%利多卡因4ml雾化吸入，检查时吸氧。必要时静脉麻醉下进行支气管镜检查，需做好监测并做好抢救的准备。发生喉头水肿、喉支气管痉挛时，应停止操作，给予吸氧、补液，静脉注射糖皮质激素、氨茶碱，雾化吸入沙丁胺醇，出现严重呼吸困难应尽快行气管插管或气管切开。

5. 气胸

（1）原因：气胸多发生于活检，特别是经支气管镜肺活检、气道内治疗及大气道的高压球囊扩张等操作时。气胸量少可无明显症状，体检气胸侧呼吸音减低，可并发纵隔气肿、皮下气肿，在支气管镜检查或治疗后出现呼吸困难，经平喘等治疗效果不佳时，应注意考虑气胸、纵隔气肿的可能。详细体检，胸部X线检查是确诊的依据。

（2）处理：如气胸量不多且呼吸困难不明显，可给予吸氧、密切观察。如气胸肺压缩面积较大，则应尽快行胸腔闭式引流。

6. 感染

（1）机制：支气管镜检查后，报道称有0.03%～13%的患者出现发热。发热与机体应激、组织创伤或者感染有关。与发热有关的因素有患者原有感染病灶，检查时可能导致病灶的播散；器械消毒和灭菌不彻底所致的呼吸道感染。

（2）处理：注意器械的消毒，规范操作。对可能有肺部感染的患者进行检查时，一般先检查健侧，最后检查病变的部位。出现发热后，应密切监测血常规、细菌培养、胸部X线检查等，依据情况，必要时给予抗生素治疗。

总的来说，支气管镜是一种较为安全的诊疗手段，对儿童喘息具有较高的应用价值，但有一定的并发症，具体应用中的主要问题是确保安全。严格掌握适应证和禁忌证，进行充分的表面麻醉，掌握娴熟的操作技术，尽可能地缩短操作时间，术中及术后的严密护理观察是确保安全的关键。

（王雪松　周浩泉）

第1节 儿童哮喘的常用治疗药物

哮喘治疗药物分为控制药物、缓解药物和附加药物三大类。控制药物可以抑制气道炎症，减轻症状，改善肺功能，降低哮喘的远期风险。常用药物有吸入性糖皮质激素（ICS）、长效β₂受体激动剂（LABA）+ICS和白三烯受体拮抗剂（LTRA）等。缓解药物可以迅速缓解支气管痉挛，减轻气道阻塞症状，在哮喘症状出现时按需使用。常用药物有短效β₂受体激动剂（SABA）、短效抗胆碱能药物（SAMA）等。附加药物是儿童哮喘长期治疗方案中第4级及以上的干预措施中所需的药物，主要包括生物靶向药物和长效抗胆碱能药物（LAMA）。

【糖皮质激素】

支气管哮喘是慢性气道炎症性疾病，其本质是气道炎症，糖皮质激素是公认的最基本、最有效的抗炎药物。

1. 机制　主要作用机制包括：①干扰花生四烯酸代谢，减少白三烯和前列腺素的合成；②抑制嗜酸性粒细胞的趋化与活化；③抑制细胞因子的合成；④减少微血管的渗漏和抑制腺体的分泌，从而减轻支气管黏膜充血，改善气流受限；⑤增加细胞膜上β₂受体的合成；⑥降低气道高反应性。通过以上抗感染机制，减少哮喘发作频率，防止气道重塑，改善患儿预后。

2. 用药途径、剂量及方法　给药途径主要有吸入、静脉及口服。

（1）全身给药：静脉注射和口服主要用于重度哮喘急性发作，吸入高剂量激素而疗效不佳时，可选用甲泼尼龙（每次1～4mg/kg），其抗炎作用迅速（用药后30分钟血药浓度即达峰值）、强效（该药的效果比氢化可的松强5倍）、持久，且几乎无水钠潴留的不良反应，短期使用不会影响肾上腺皮质功能。也可选用氢化可的松（每次5～10mg/kg），它是天然短效糖皮质激素，直接起效，作用迅速。可每4～8小时使用1次，2～5天停药。口服糖皮质激素一般选用泼尼松，剂量1～2mg/（kg·d）（常用每日推荐剂量：2岁以下不超过20mg，2～5岁不超过30mg，6～11岁不超过40mg，12岁及以上总量不超过50mg），分2～3次，疗程3～7天。对于合并有结核病、免疫缺陷、糖尿病等患儿，应用全身糖皮质激素时应慎重并密切随访。我国《儿童支气管哮喘规范化诊治建议（2020年版）》中把全身应用糖皮质激素作为哮喘重度发作的一线治疗药物，可根据病情选择口服或静脉途径给药，如疗程＜7天，可直接停药。对于长期控制治疗，2020年GINA强调，小剂量口服糖皮质激素只有在使用其他所有可能治疗仍控制较差时才建议使用。

（2）局部给药：吸入性糖皮质激素是儿童哮喘长期控制治疗的首选药物，可有效减轻气道炎症和气道高反应性、减少哮喘发作、改善肺功能、改善哮喘患儿生命质量、降低哮喘病死率。GINA建议将其作为儿童

视频
10-1

准纳器使用方法

视频
10-2

都保使用方法

控制哮喘症状和降低未来发作风险的主要治疗。吸入性糖皮质激素是将全身激素的化学结构加以改建、修饰，同时具有一定脂溶性和水溶性的局部型糖皮质激素。吸入性糖皮质激素与全身用糖皮质激素相比，有如下优点：①局部抗感染作用强，低剂量即有显著的抗感染作用；②直接作用于呼吸道，生物利用率高，消化道吸收率和肝首过代谢率均低，进入血循环量少，副作用大大减少，故高效而低毒。儿童常用的吸入性糖皮质激素主要有布地奈德、丙酸氟替卡松和二丙酸倍氯米松等。表10-1列出了不同吸入性糖皮质激素的儿童估计等效每日量。每日吸入100～200μg布地奈德或其他等效吸入性糖皮质激素可使大多数患儿的哮喘得到控制。吸入性糖皮质激素常见3种剂型：压力定量气雾剂、干粉剂和雾化混悬液。不同年龄的儿童呼吸生理特点及依从性不同，应根据不同年龄、病情采用不同剂型及吸入装置。年幼儿童在应用定量气雾剂时应配合面罩储物罐吸入，对于用定量气雾剂有困难或病情严重的患儿，可选用布地奈德混悬液，每次0.5～1mg，每日1～2次。表10-2列出了不同年龄适用的吸入装置。雾化吸入吸入性糖皮质激素治疗指数高、安全性好，不需要患儿刻意配合，适用于任何年龄的儿童。

表 10-1　常用吸入性糖皮质激素的每日剂量换算（μg）

药物种类	低剂量		中剂量		高剂量	
	<12岁	≥12岁	<12岁	≥12岁	<12岁	≥12岁
二丙酸倍氯米松（CFC）	100～200	200～500	200～400	500～1000	>400	>1000
布地奈德（DPI）	100～200	200～400	200～400	400～800	>400	～800
布地奈德混悬液	250～500	/	500～1000	/	>1000	/
丙酸氟替卡松（HFA）	100～200	100～250	200～500	250～500	>500	>500

注：CFC.氟利昂；DPI.干粉吸入剂；HFA.氢氟烷。

表 10-2　不同年龄儿童适用的吸入装置

吸入装置	<2岁	2～5岁	>5岁
雾化器	可用	可用	可用
气雾剂+储物罐（面罩）	可用	酌情使用	不能用
气雾剂+储物罐（咬嘴）	不能用	可用	酌情使用
干粉剂（准纳器/都保，见视频10-1，视频10-2）	不能用	2～4岁酌情使用 4～5岁酌情使用	可用

3. 副作用　虽然吸入性糖皮质激素相对温和且不良反应发生率低，但是随着吸入性糖皮质激素向肺部输送，全身吸收增加，也会出现与口服糖皮质激素相似的不良反应。吸入性糖皮质激素不良反应分为局部及系统不良反应。局部不良反应由吸入性糖皮质激素残留物刺激口咽气道黏膜引起，在各个年龄段都会出现，表现为咳嗽、发音困难、声音嘶哑、清咽、自觉口渴及口腔念珠菌病等，口周皮炎和舌体肥大发生率较低。局部不良反应除与药物种类、输送装置、使用剂量和使用频率相关外，还与患儿年龄及药物依从性等因素相关。可通过选择或更换合适的给药装置及药物（如加用储雾

罐或选用干粉吸入剂），使用最低有效剂量控制疾病、吸药后清水漱口等方法减少其发生率。一旦出现不良反应时可予以对症处理（如鹅口疮可用含有制霉菌素的漱口水进行治疗），或停药1～2天，以减轻局部不良反应发生。吸入性糖皮质激素的系统不良反应主要表现为对身高、下丘脑-垂体-肾上腺轴（HPA轴）、骨密度的影响，增加白内障或青光眼和糖代谢异常的风险。研究表明，长期使用低中剂量吸入性糖皮质激素可使儿童最终身高降低0.7%，另有研究显示，对于轻度至中度持续哮喘儿童，长期使用吸入性糖皮质激素对儿童生长抑制呈剂量和疗程依赖性。规范吸入性糖皮质激素治疗对身高影响很小，安全性高，益处要远高于风险。当开始使用吸入性糖皮质激素时，应仔细评估其对儿童生长潜在的不良影响，监测身高增长，当发现身高增长速度下降时，应及时分析原因。当哮喘控制不佳时，应先积极寻找原因，需要调整方案时，可选择加用其他控制治疗药物（LABA或LTRA），而不是一味提高吸入性糖皮质激素剂量。高剂量吸入性糖皮质激素仅限于短时用于急性发作及强化治疗，一般不超过1～2周；一旦哮喘控制，应将吸入性糖皮质激素降至最低有效剂量。吸入性糖皮质激素可抑制HPA轴，当患儿处于应激（如感染、受伤、手术）或突然停止大剂量吸入性糖皮质激素的使用时，则可能发生肾上腺功能不全，表现为非特异性的症状（疲劳、头痛、腹痛、厌食、嗜睡、呕吐等），进一步表现为全身无力、低血压、急性低血糖、抽搐、意识减退甚至昏迷。吸入性糖皮质激素剂量越大，使用时间越长，肾上腺抑制的风险越高。中低剂量的吸入性糖皮质激素对儿童骨密度无影响，而高剂量吸入性糖皮质激素可以降低骨密度。长期使用吸入性糖皮质激素的哮喘患儿应增加每日日照时间（1～2小时）、给予均衡营养、保证良好睡眠，此有助于提升骨密度。同时，应注意监测眼部疾病风险，监测血糖等，将不良反应的风险降至最低。

4. 强效制剂　新的吸入性糖皮质激素有环索奈德气雾剂、糠酸氟替卡松干粉剂、糠酸莫米松干粉剂和气雾剂等。传统的气雾剂标准颗粒大小直径为2～5μg，而新制剂中有超细颗粒（直径为1.1～1.5μg），其吸入到肺部的沉积率高，约为30%（标准颗粒气雾剂吸入到肺部的沉积率仅10%左右）。超细气雾颗粒可被吸入到小气道，有助于糖皮质激素对小气道黏膜发挥抗感染作用。例如，新药糠酸氟替卡松干粉剂的低剂量和中剂量均为100μg/d，吸入性糖皮质激素的量减少了，但抗感染作用与丙酸氟替卡松干粉剂每日使用的中等剂量相当，故而可以明显减少吸入性糖皮质激素对人体产生的不良反应。

【β₂受体激动剂】

1. 机制　β₂受体激动剂是支气管舒张剂，属于G蛋白偶联受体，其主要作用机制是与气道平滑肌β₂肾上腺素受体结合，通过激活G蛋白，活化腺苷酸环化酶，提高了细胞内环腺苷酸水平，从而松弛支气管平滑肌，增强气道黏液纤毛清除能力，并且能作用于肥大细胞，减少肥大细胞及嗜碱性粒细胞脱颗粒及炎性介质的释放，使微血管的通透性下降，从而达到扩张痉挛支气管、减少渗出的作用。

2. 分类　此类药物分为长效和短效（速效）两类。给药途径主要为雾化吸入、定量气雾、干粉吸入、静脉和口服（静脉和口服因选择性差，以及心血管系统和中枢神经系统等不良反应，很少采用）。

（1）长效吸入型β₂受体激动剂（LABA）：该药的分子结构中具有较长的侧链，因此具有较强的脂溶性，对β₂受体具有较高的选择性，且LABA长期应用不会引起β₂受体功能的下调。儿科临床常用的LABA包括沙美特罗（salmeterol）和福莫特罗（formoterol），主要用于经中等剂量吸入糖皮质激素仍无法完全控制的≥6岁的哮喘儿童的联合控制治疗（福莫特罗起效快速，也可作为≥6岁哮喘儿童的缓解药物）。此类药物不单独使用（长期单独应用可能加重哮喘病情并升高病死率），LABA与吸入性糖皮质激素联合应用具有协同抗感染和平喘作用，可获得相当于（或优于）加倍吸入性糖皮质激素剂量时的疗效，在改善患儿肺功能、减轻哮喘症状和减少发作次数方面比单用吸入性糖皮质激素效果好，并可减少激素用量、增加患儿的依从性、减少较大剂量吸入性糖皮质激素的不良反应。≥6岁的哮喘儿童在以哮喘控制为目标的治疗方案中3级及以上治疗首选LABA与低、中剂量ICS联合应用。

LABA使用应遵循以下建议：①禁止所有年龄哮喘儿童单独使用LABA或与其他β_2受体激动剂联合使用来控制哮喘。②一旦哮喘得到控制，应逐渐停止使用LABA而继续使用吸入性糖皮质激素。③用低或中剂量吸入性糖皮质激素能够控制的患儿不建议使用LABA。④建议使用含有LABA和吸入性糖皮质激素固定剂量组合产品，以确保2种药物使用依从性。常用的组合有布地奈德/福莫特罗和沙美特罗/氟替卡松。

（2）短效（速效）β_2受体激动剂（SABA）：常用的药物有沙丁胺醇、特布他林。用空气压缩泵或储物罐吸入短效β_2受体激动剂是哮喘急性发作的首选用药。其溶液经氧驱动（氧气流量6～8L/min）或空气压缩泵雾化吸入适用于轻-重度哮喘急性发作。药物及剂量：雾化吸入沙丁胺醇或特布他林，体重≤20kg，每次2.5mg；体重>20kg，每次5mg；第1小时可每20分钟吸入1次，以后根据病情每1～4小时重复吸入治疗。吸入后5分钟左右即可见效，约30分钟作用达高峰，首次雾化吸入产生的肺功能改变最大，

再次吸入有累加作用。如不具备雾化吸入条件时，可使用压力定量气雾剂，在哮喘轻中度发作时按需使用，或在运动（某些诱发因素）之前，经储雾罐吸药，连用4～10喷（年龄<6岁患儿为3～6喷），用药间隔与雾化吸入方法相同。SABA作为缓解药物，其作用迅速，效果明显，然而过度使用SABA会产生一系列的不良影响，包括降低支气管舒张剂的反应性、增加气道高反应性、增加嗜酸性粒细胞和肥大细胞介质释放、产生严重药物不良反应，从而增加哮喘严重发作和哮喘死亡的风险。因此，在常规剂量SABA不能控制病情时，一般不再增加剂量，而应积极寻找哮喘未能控制的其他情况，如是否接触变应原、吸入技术掌握情况、激素剂量及药物剂型是否合适、是否合并变应性鼻炎等；根据相应情况，改变治疗方案。2021年GINA指南强调按需使用SABA，并建议使用SABA时应联合使用吸入性糖皮质激素；高剂量吸入或静脉使用β_2受体激动剂仅限用于经常规剂量吸入SABA及其他治疗无效的哮喘重度发作患儿，并需给予心电图、血气及电解质等监测。

口服的短效β_2受体激动剂常在口服后15～30分钟起效，维持4～6小时，一般仅用于哮喘急性发作时无法雾化吸入的年幼儿童。长效口服β_2受体激动剂包括沙丁胺醇控释片、特布他林控释片、盐酸丙卡特罗、班布特罗等，疗效可维持12～24小时，可明显减轻哮喘的夜间症状。但由于其潜在的心血管刺激、焦虑、骨骼肌震颤等不良反应，一般不主张长期使用。口服β_2受体激动剂对运动诱发性支气管痉挛几乎无预防作用。药物及剂量：盐酸丙卡特罗口服，15～30分钟起效，维持8～10小时，还具有一定抗过敏作用。<6岁：1.25μg/kg，每日1～2次；≥6岁：25μg或5ml，每12小时1次。

3. 不良反应　β_2受体激动剂的常见不良

反应：①肌肉震颤，多见于四肢肌肉。②心脏反应，表现为窦性心动过速，很少出现心律失常。③低钾血症，严重者可导致心律失常；在常规治疗剂量下血钾下降幅度不大，但连续高剂量吸入、高剂量口服或静脉使用 β_2 受体激动剂更容易出现低钾血症、QT间期延长、血压降低、心律失常甚至猝死。④血糖升高，对糖尿病患儿可能诱发酮症酸中毒。⑤头痛、兴奋。⑥药物依赖，长期或过度依赖SABA可能掩盖症状的严重程度，造成耐药和快速减敏现象。当出现肌肉震颤、心悸、头痛和兴奋时，应及时停药，一般停药后30分钟可消失；出现低钾血症时应及时予以纠正，对糖尿病患儿应慎用并注意血糖监测；当出现 β_2 受体耐药时，予以停药，一般1周后可恢复正常。

【抗胆碱能药物】

抗胆碱能药物为胆碱受体阻滞剂，与M受体激动剂（乙酰胆碱）的分子结构相似，可阻断气道平滑肌上的M胆碱受体，抑制细胞内环鸟苷酸的合成；阻断神经节后迷走神经传出支，降低迷走神经的张力；阻断气道内由胆碱神经释放的乙酰胆碱作用，降低内源性迷走神经的胆碱能对气道的收缩作用，因此该药具有较强的支气管舒张作用。胆碱能神经分布密度随气道管径变小而变稀疏，因此抗胆碱能药物对大中气道的作用大于小气道。吸入型短效抗胆碱能药物主要为异丙托溴铵，其舒张支气管的作用比 β_2 受体激动剂弱，起效也较慢（峰值时间为30~60分钟），但长期使用不易产生耐药，不良反应少（可引起口干、口苦、皮肤潮红等，极少数可诱发支气管痉挛）。常与 β_2 受体激动剂合用，使支气管舒张作用增强并持久。对于中重度哮喘发作患儿，尤其是对 β_2 受体激动剂治疗反应不佳者，应尽早联合使用。剂量：体重 $\leqslant 20kg$，每次 $250\mu g$；体重 $>20kg$，每次 $500\mu g$，加入 β_2 受体激动剂溶液行雾化吸入，用药间隔同 β_2 受体激动剂。某些哮喘患儿应用较大剂量 β_2 受体激动剂的不良反应明显，可换用此药，尤其适用于夜间哮喘及痰多患儿。抗胆碱能药物的定量气雾剂较少应用，一般作为应用SABA副作用大的哮喘患儿的替代用药。

长效抗胆碱能药物（long-acting muscarinic antagonist，LAMA）已被推荐用于6岁及以上儿童重症哮喘的附加治疗。现应用于临床的为噻托溴铵，其以浓度依赖的方式与人体M1、M2和M3受体相互作用，舒张支气管，但较 β_2 受体激动剂弱，起效也较慢。LAMA能够高选择性作用于胆碱能M1和M3受体，从而抑制乙酰胆碱的释放，导致持久的支气管舒张作用；它从M2受体复合物上解离的速度快，对M2受体的选择性低，可减少因胆碱能M2受体阻断而导致的支气管收缩、唾液分泌和瞳孔散大等不良反应，因此安全性较好。LAMA（ $5\mu g/d$ ）吸入后约30分钟起效，120分钟达最大效应，药效持续时间超过24小时，每日仅需用药1次，且很少发生耐药。噻托溴铵可改善哮喘患儿的临床症状、肺功能、生活质量等，一次给药提高了患儿的治疗便利性和依从性，对哮喘症状有明显的缓解和改善作用。噻托溴铵更适用于夜间哮喘发作频繁的患儿。但噻托溴铵起效较慢，不利于缓解哮喘急性发作。值得注意的是，为了减少哮喘急性发作风险，在使用LAMA前应确保患儿接受足够剂量的ICS治疗（即使是中等剂量ICS+LABA也十分必要），且在使用过程中应注意评估治疗反应，一旦无效则需考虑其他选择。LAMA安全性及耐受性良好，不良反应为口干、便秘、念珠菌感染、鼻窦炎及咽炎等，可及时停药和对症处理。

【白三烯调节剂】

白三烯调节剂可分为白三烯受体拮抗剂（孟鲁司特、扎鲁司特）和白三烯合成酶（5-脂氧化酶）抑制剂。白三烯调节剂是一类非激素类抗炎药，能抑制气道平滑肌中的白三烯活性，并预防和抑制白三烯导致的血管通透性增加、气道嗜酸性粒细胞浸润和支气管痉挛。我国仅有白三烯受体拮抗剂（LTRA）孟鲁司特可应用于儿科临床，可有效抑制半胱氨酰白三烯的作用靶点，减轻呼吸道炎症，产生轻度支气管扩张和减轻变应原、运动和冷空气等诱发的支气管痉挛的作用，是儿童哮喘控制治疗的备选一线药物，尤其适用于无法应用或不愿使用吸入性糖皮质激素，或伴变应性鼻炎、咳嗽变异性哮喘、运动性哮喘、阿司匹林及药物诱发的哮喘患儿，但单独应用的疗效不如吸入性糖皮质激素。GINA及我国儿童哮喘防治指南指出，白三烯调节剂可作为2级治疗的单独用药或与吸入性糖皮质激素联合用作2级以上的治疗，可以减少吸入性糖皮质激素的剂量，并提高吸入性糖皮质激素的疗效。研究表明，糖皮质激素并不能阻断半胱氨酰白三烯介导的气道炎症途径，因此加用白三烯调节剂可以全面抑制炎症反应。LTRA对<6岁儿童持续性喘息、反复病毒诱发性喘息及间歇性喘息部分有效，并可降低气道高反应性。有证据表明，在呼吸道感染早期服用LTRA可以减少学龄前间歇性哮喘患儿的病毒诱发性喘息发作，并可能降低后续医疗需求。该药不含激素，副作用少，每日1次，服用方便，因此提高了患儿的用药依从性。LTRA口服后吸收起效快，能在1~2小时改善患儿的肺功能，并可降低哮喘再次发作的风险，改善哮喘患儿的生活质量。目前临床常用的制剂为孟鲁司特：≥15岁，10mg，每日1次；6~14岁，5mg，每日1次；1~5岁，4mg，每日1次；皆为睡前服用。

虽然LTRA不良反应相对轻微，但近年来越来越受到重视，其涉及众多系统和器官：神经及精神系统（为主要累及系统，包括抑郁、攻击性、自杀意念、失眠、行为异常、焦虑、头痛、癫痫等），消化系统（肝酶升高、胃肠道紊乱、腹痛），泌尿系统（遗尿）等，以及皮肤及其附件（皮疹、血管神经性水肿）等器官。约50%的神经及精神病学不良事件发生于开具处方90天内，且主要发生于儿童，不同年龄组神经及精神病学不良事件表现不同，如婴儿为睡眠紊乱，儿童为焦虑、抑郁，青少年则表现为自杀倾向。应持续对患儿服用孟鲁司特的神经、精神反应保持警惕，评估相关风险，与家长商讨，并进行密切监护，一旦出现可疑的精神行为方面不良反应要及时停药并处理。出现皮肤损害时应停药，必要时予以抗炎抗过敏治疗，通常预后良好。消化系统损害表现为腹痛、呕吐及腹泻时，一般症状轻微，不影响治疗；当出现肝酶升高时，可停药并进行保肝治疗。出现遗尿症状时，停药后即可恢复。

【茶碱类药物】

茶碱曾是治疗支气管哮喘的经典药物，其作用机制如下：①增加纤毛运动，促进气道分泌物的清除；②改善呼吸肌的收缩，增加通气量，改善肺功能；③减轻心脏后负荷，改善心肌收缩；④解除睡眠呼吸障碍者的症状；⑤抑制炎症细胞的活化及过敏介质的释放；⑥调节辅助性T细胞和抑制性T细胞的比例；⑦干扰α干扰素诱发的气道高反应性；⑧茶碱浓度为10~20mg/L，可抑制磷酸二酯酶活性，提高细胞内环磷酸腺苷的水平，抑制钙离子内流，舒张支气管平滑肌；⑨低浓度茶碱（5~10mg/L）具有抗炎及免疫调节作用。茶碱与糖皮质激素联合用于中重度哮喘的长期控制时，可有助于控制哮喘、减少激素剂量。缓释茶碱具有半衰期长、血药浓度稳定、对胃肠道的刺激相对较小的优点。但其都为口服制剂，作用速度不快，适用于慢性持续哮喘的治疗。常用剂量为6~10mg/（kg·d），分1~2次服用。可与糖皮质激素和抗胆碱能药物联合应用，但与β₂受体激动剂联用时更易诱发心律失常，应慎用，必要时需适当减少剂量。茶碱的疗效不如低剂量吸入性糖皮质激素，而且副作用较多，如厌食、恶心、呕吐、头痛及轻度中枢神经系统功能紊乱、心血管反应（心律失常、血压下降）、内环境紊乱（低血钾、高血糖）；也可出现发热、肝病、心力衰竭；过量时可引起抽搐、昏迷甚至死亡。考虑到茶碱的有效性和毒副作用，GINA已不再推荐其作为儿童哮喘急性发作的缓解药物。我国《儿童支气管哮喘规范化诊治建议（2020年版）》也不推荐常规使用，仅在哮喘中重度急性发作经规范使用SABA和糖皮质激素等药物治疗仍不能有效控制时可酌情静脉使用茶碱类药物，但需密切观察并监测心电图和血药浓度。可选用氨茶碱，负荷量为4～6mg/kg（总量≤250mg），缓慢静脉滴注20～30分钟，继之根据年龄持续滴注，维持剂量为0.7～1.0mg/（kg·h）；亦可采用间歇给药方法，每6～8小时缓慢静脉滴注4～6mg/kg。

【硫酸镁】

硫酸镁治疗儿童哮喘的具体机制仍未完全清楚，可能包括：①镁离子可抑制钙离子通过细胞膜，改变腺苷酸环化酶的活性；抑制钙离子与肌球蛋白相互作用，舒张平滑肌细胞，从而扩张支气管。②镁离子参与多种酶的反应而稳定细胞结构，包括抑制胆碱能神经终板对胆碱能的释放，稳定T细胞、抑制肥大细胞脱颗粒、降低炎性介质释放，从而达到抗感染目的。③刺激一氧化氮和前列腺素合成，对抗毛细血管和小动脉痉挛，降低心脏后负荷，减轻肺淤血，间接改善肺功能和缺氧。我国《儿童支气管哮喘诊断与防治指南（2016年版）》及《儿童支气管哮喘规范化诊治建议（2020年版）》中指出，对于儿童哮喘急性发作，初始治疗无反应伴持续低氧血症或治疗1小时后肺功能FEV₁仍

低于60%者可考虑静脉使用硫酸镁。常用剂量为25～40mg/（kg·d）（总量≤2g/d），分1～2次，加入10%葡萄糖溶液20ml缓慢静脉滴注（20分钟以上），酌情使用1～3天。有助于危重哮喘症状的缓解，安全性良好；不良反应包括一过性面色潮红、恶心等；如过量可静脉注射等量10%葡萄糖酸钙进行拮抗。使用等渗硫酸镁（25%硫酸镁稀释到3倍）雾化也有较好的疗效。

【生物靶向药物】

近年来，生物靶向药物是治疗重症哮喘的新型药物，包括抗IgE单抗、抗IL-5单抗、IL-5受体（IL-5R）单抗、IL-4受体（IL-4R）单抗等。奥马珠单抗是一种高度人源化的抗IgE单克隆抗体，为全球首个获批也是第一个在我国上市的儿童哮喘靶向治疗药物（视频10-3）。奥马珠单抗可降低游离IgE水平，抑制IgE与效应细胞（肥大细胞、嗜碱性粒细胞）表面的特异性受体FcεR Ⅰ结合，并下调效应细胞表面FcεR Ⅰ的表达，从而抑制炎症介质的释放和减少抗原提呈作用。对IgE介导的过敏性哮喘、哮喘合并过敏性鼻炎、慢性荨麻疹、特应性皮炎、食物过敏等具有较好的效果。但由于价格高，仅适用于血清IgE升高、高剂量ICS-LABA无法控制的≥6岁中重度过敏性哮喘患儿。奥马珠单抗已在我国儿科临床应用中取得了较好的疗效，且不良反应少（主要有注射部位肿痛、头痛、发热和上腹痛等，严重过敏反应少见）。该药具有降低哮喘发作率和入院率、减少ICS使用量和改善患者生活质量等优势。根据测定的血清总IgE水平和体重，利用剂量表（表10-3）来确定给药剂量，每次给药剂量为75～600mg，以奥马珠单抗的半衰期和清除率为基础，每2～4周皮下注射1次。若每次给药剂量≤150mg，则于1个部位皮下注射；若剂量＞150mg，则按需分1～4个部位分别皮下注射。注

射部位为上臂的三角肌区，若因某些原因不能在三角肌区注射，也可在大腿部位注射给药。现已证实，奥马珠单抗浓度在超过基准IgE水平约15倍的摩尔浓度时最有效。建议在接受治疗至少16周后进行疗效评价。根据总体哮喘控制效果，即治疗有效性全球评估（global evaluation of treatment effectiveness，GETE）来判断是否继续应用奥马珠单抗。应答显著改善者建议继续使用；中等应答或无法明确判断应答情况者，则应延长治疗时间至6个月或6～12个月再次评估；无应答者则予以停止治疗。根据2020年GINA的建议，在持续使用奥马珠单抗12个月后，如哮喘患儿在中或低剂量吸入性糖皮质激素治疗下仍能得到很好的控制，可考虑尝试停用。季节性加重的患儿建议酌情在秋季和（或）春季前加用奥马珠单抗4～6周。

表10-3　奥马珠单抗应用于≥6岁哮喘儿童的剂量

基线IgE （IU/ml）	体重（kg）									
	≥20～25	>25～30	>30～40	>40～50	>50～60	>60～70	>70～80	>80～90	>90～125	>125～150
≥30～100	75	75	75	150	150	150	150	150	300	300
>100～200	150	150	150	300	300	300	300	300	450	600
>200～300	150	150	225	300	300	450	450	450	600	375
>300～400	225	225	300	450	450	450	600	600	450	525
>400～500	225	300	450	450	600	600	375	375	525	600
>500～600	300	300	450	600	600	375	450	450	600	
>600～700	300	225	450	600	375	450	450	525		
>700～800	225	225	300	375	450	450	525	600		
>800～900	225	225	300	375	450	525	600			
>900～1000	225	300	375	450	525	600				
>1000～1100	225	300	375	450	600					
>1100～1200	300	300	450	525	600					
>1200～1300	300	375	450	525						
>1300～1500	300	375	525	600						

禁用-尚未获得推荐给药剂量数据

■每4周皮下注射1次　　　　■每2周皮下注射1次　　　　（剂量单位：毫克/次）

【其他】

1. 口服抗组胺药物（H₁受体拮抗剂）　口服抗组胺药物如西替利嗪、氯雷他定、酮替芬等，在哮喘治疗中作用较弱，主要用于伴有变应性鼻炎和（或）湿疹的哮喘患儿，不建议长期使用抗组胺药物。

2. 色甘酸钠　为非皮质激素类抗炎药，能稳定肥大细胞膜，抑制IgE介导的肥大细胞等炎症细胞中炎症介质（组胺、白三烯等）的释放，可阻止迟发反应和抑制非特异性气道高反应性。治疗儿童哮喘效果比成人好，副作用少。在轻中度哮喘患儿中可用色甘酸钠气雾剂2毫克/揿、5毫克/揿，每次2～4揿，每日3～4次吸入。

（沈　暐　潘家华）

第 2 节　儿童哮喘的给药途径及吸入装置

【给药途径】

哮喘的治疗药物可通过吸入、口服或其他肠道外（静脉、透皮等）等方式给药，其中吸入给药是治疗儿童哮喘的首选给药方法。吸入疗法是通过不同的吸入装置，将药物以气溶胶的形式输出并随呼吸进入体内，对呼吸道局部进行靶位治疗。吸入药物直接作用于气道黏膜，局部作用强，而全身不良反应少。提高吸入药物在小气道中沉积的方法：吸入药物的空气动力质量中位数直径（MMAD）为 $2 \sim 5\mu m$、吸气流速为 30L/min 左右及增加每次吸气容积和延长吸药后屏气的时间。因此，是否选择了正确的吸入装置及正确的吸入方法对治疗效果有很大影响。

【吸入装置】

常用哮喘吸入给药系统包括压力定量气雾吸入器（pressurized metered dose inhaler，pMDI）、压力定量气雾吸入器+储雾罐（pMDI+spacer）、干粉吸入器（dry power inhaler，

DPI）和雾化吸入器。各种吸入装置都有一定的吸入技术要求，吸入装置操作和吸入技术的正确性是影响治疗效果的一个重要因素。应权衡吸入药物的特点，患儿的年龄、病情和使用技术，吸入装置的费用和应用便利性等因素，选择合适的吸入装置。装置使用不当较普遍，会导致哮喘控制不佳，增加哮喘急性发作甚至死亡的风险及吸入药物的不良反应。医护人员应熟悉各种吸入装置的特点，为患儿选择合适的吸入装置，训练指导患儿正确掌握吸入技术，以确保临床疗效。吸入装置的运用技巧培训非常有必要。我国《支气管哮喘防治指南（2020年版）》强调，医师、临床药师或护士应当以实物正确演示每一种吸入装置的使用方法，然后让患者练习，查看患者药物使用的细节，发现错误及时纠正，如此反复数次。在治疗过程中，随时评估患者吸入装置的应用情况，反复对患者进行吸入技术教育可提高正确使用率。推荐在吸入装置技巧培训时引入视频教育模式，以提高吸入装置的正确使用率。吸入装置的具体使用要点见表 10-4，视频 10-4，视频 10-5。

视频
10-4

吸入型糖皮质激素使用方法

视频
10-5

雾化疗法

表 10-4　吸入装置的选择和使用要点

吸入装置	适用年龄	吸入方法	注意事项
压力定量气雾吸入器（pMDI）	>6 岁	在按压气雾剂前或同时缓慢地深吸气（30L/min），随后屏气 $5 \sim 10$ 秒	吸入吸入性糖皮质激素后必须漱口
pMDI+储雾罐	各年龄	缓慢地深吸气或缓慢潮气量呼吸	吸入吸入性糖皮质激素后必须漱口，尽量选择抗静电的储雾罐，<4 岁者加面罩
干粉吸入器（DPI）	>5 岁	快速深吸气（理想流速为 60L/min）	吸入吸入性糖皮质激素后必须漱口
雾化吸入器	各年龄	缓慢潮气量呼吸伴间隙深吸气	选用合适的口器（面罩）；如用氧气驱动，流量 ≥ 6L/min；普通超声雾化器不适用于哮喘治疗

1. 压力定量气雾吸入器（pMDI）　该吸入器便于携带，作用快捷，无须维护，是目前临床应用最广泛的吸入装置，但需要患者进行呼吸配合，对吸入方法要求较高，主要用于6岁以上的哮喘儿童。其结构由3个部分

组成：塑料固定座（包含吸口）、定量阀门和储药罐。储药罐内含药物、推进剂、表面活性物质或润滑剂（预防微粒聚集），药物溶解或悬浮于推进剂内。由于各种成分的比重和溶解特性不同，在每次吸入前需充分摇匀药

物，如操作正确，吸入肺部的药量可达10%以上。临床上常用的有硫酸沙丁胺醇气雾剂、丙酸倍氯米松气雾剂、丙酸氟替卡松气雾剂等。

使用pMDI吸入药物的具体步骤：①吸入前摇晃pMDI 5～6次，使罐内药物溶解均匀，保持喷嘴向下的垂直位，然后取下密封盖（如初次使用或已经超过1周未用此药，需对外空喷2～3次后再使用）。②用力深呼气后再将pMDI喷嘴放入口内4cm处（置于舌上），闭紧双唇，稍用力用口吸气，在吸气过程中揿动阀门，喷出药液。③缓慢深吸气>5秒，随之屏气10秒，使药物充分到达下气道，正常呼气。④如需吸入第2剂，可在休息30秒后再重复上述步骤（勿连续吸入）。⑤盖上密封盖，深部漱口。⑥将储药罐拔出，用温水彻底清洗吸入器，晾干，然后将储药罐放回原位，每周至少清洗1次。需注意，pMDI不可冷藏储存。

2. pMDI + 储雾罐　因为pMDI有较高的吸入技术要求，所以幼龄儿童应用受限。临床常加用储雾罐作为辅助装置吸药，pMDI+储雾罐的基本原理是提供一定的空间使快速运动的药雾流速减缓并使药雾颗粒直径变小，由于提供了一定的药物储存空间，可以反复吸药，这样既能增加到达下气道的药量，又能解决吸药协调性的问题，进而提高疗效。同时随着抛射剂和溶剂的挥发雾滴变小，致冷感消失，减少了冷空气诱发气道痉挛的风险，也减小了药物不良反应。pMDI+储雾罐可连接面罩或咬嘴，通常4岁以上使用咬嘴，4岁以下可使用面罩。但pMDI+储雾罐也有一定的缺点，如没有剂量计数器，不能提示药物剩余剂量，储雾罐腔壁内会产生静电等。

使用pMDI+储雾罐吸入药物的具体步骤：①吸入前摇晃pMDI 5～6次，然后取下喷嘴上的密封盖。②储雾罐与面罩或咬嘴连接，将pMDI喷嘴插入储雾罐的连接环。③面罩轻轻按于面部，覆盖全部口鼻部，

或用牙齿轻轻咬住咬嘴，并且用口唇包紧。④按压pMDI喷药，同时缓慢呼吸5～6次。⑤使用结束后，盖好气雾剂密封盖，将储雾罐底部连接环、面罩或咬嘴取下，清水洗净，再用家庭或医院专用消毒液（乙醇）浸泡消毒15分钟（每周1次），换清水清洗所有部件，最后晾干，存储在无尘、干燥处。

使用pMDI+储雾罐时，有以下注意事项：①使用前要检查储雾罐是否损坏，所有部件应连接紧密。②对于年幼儿童，容量<350ml的储雾罐较为合适。③塑料储雾罐可由于静电负荷对药雾的吸附作用而明显降低药物的吸入效率，建议选择防静电而无须预处理的金属储雾罐或新型内壁有防静电材料的塑料储雾罐。④如果初次使用或已经超过1周未使用，需先对外空喷2～3次再使用。⑤儿童保持直立坐位，下颌略向上，pMDI直立向上，储雾罐保持水平位，面罩鼻部位置向上，口鼻部与储雾罐的夹角为90°，以保证气道的充分开放。⑥吸入时应将储雾罐面罩覆盖住口鼻部，保持贴紧，避免漏气。⑦如果需要连用2喷或以上，第1喷操作完成后，等待30秒，再按上述步骤操作吸入第2喷，依次类推。⑧每次吸入的时间为20～30秒，5～6次缓慢潮式呼吸，不能吸入得太快。⑨每次吸入药物（主要是吸入性糖皮质激素）完毕后，请立即洗脸及漱口，将漱口水吐掉。⑩拆下连接环、面罩，清洗所有部件，然后甩干表面水分。⑪每天使用储雾罐，最好每周清洗1次，建议同时每周消毒1次。⑫储雾罐必须完全干燥，由于是抗静电材质，可使用毛巾擦干；所有部件接连好后放在无尘、干燥处备用。⑬pMDI大多数没有药物计数器，如果使用的是每日吸入的糖皮质激素，根据使用的具体药物频次和剂量，计算1瓶药物可以使用的总时间，在药物包装盒上注明使用的起止时间；如果使用的是支气管舒张剂，由于

并非每日用药，每次使用后在药物包装盒上做好标记，注明已经使用的总次数，并关注1瓶药物可以使用的总次数和药物保质期。

3.干粉吸入器（DPI） DPI与pMDI不同，它是把吸附着药物微粉的载体分装在胶囊或给药装置的储药室中，通过患儿主动吸入空气的动能，将药物微粉以气溶胶的形式吸入肺内。因此，口咽部的存留量少，吸入肺内的药物比例增高，也不需要手、口同步及呼吸配合。DPI携带方便，吸入快捷，操作容易，不含抛射剂，可使用纯药物，但需要患儿掌握正确的吸入方法，主要适用于5岁以上儿童。需要注意的是，在哮喘急性发作期，吸气流量下降，使肺部药物沉积量减少，除一些含有速效β_2受体激动剂的DPI可以作为早期轻症哮喘急性发作的缓解治疗外，一般DPI不建议用于哮喘急性发作期治疗。DPI装置主要分为单剂量DPI和多剂量DPI。

（1）单剂量DPI：有旋转式和转动式两种。药物干粉置于胶囊内，使用时将药物胶囊装入吸纳器，然后稍加旋转即让旋转盘和转动盘上的针刺破胶囊，患者借助口含管深吸气即可带动吸纳器内部的螺旋叶片旋转，搅拌药物干粉使之成为气溶胶微粒而吸入。临床上单剂量DPI的常用药物为噻托溴铵。

（2）多剂量DPI：有涡流式吸入器、蝶式吸入器、都保、准纳器及主动式DPI，临床上常用的是都保和准纳器。

1）都保：在理想的吸气流速为60L/min时，吸入肺部的药量可达到20%以上，显著高于pMDI；吸气流速在35L/min时，吸入药量可达到14.8%±3.2%，适用于6岁以上的儿童。但都保对吸气流速要求较高，且无准确计数装置，剂量定量不够准确。代表药物有布地奈德粉吸入剂（普米克都保）、布地奈德福莫特罗粉吸入剂（信必可都保）。

都保的使用方法：①旋松并拔出瓶盖，确保红色旋柄在下方。②竖直都保，握住底部红色部分和都保中间部分，先向某一方向旋转到底，再向反方向旋转到底，听到1次"咔嗒"声，即完成1次装药。③先远离吸嘴用力深呼气，再将吸嘴置于齿间，用双唇包住吸嘴用力且深长吸气，然后将吸嘴从口部移开，继续屏息5～10秒，缓慢呼气；如需吸入多剂量须重复上述过程。④使用完毕后用干净的纸巾擦净吸嘴，盖上并旋紧瓶盖，用水反复漱口，漱液吐出。

使用都保装置时需要注意以下事项：①在装药时，如果没有竖直拿住装置，会造成装药剂量减少，影响疗效。②尽量把旋柄拧到底，然后再旋回到原来的初始位置，这样就往吸入器内加入了1个剂量的药物。③首次使用时，需要旋转3次（听到3次"咔嗒"声），其中前2次为初始化，第3次为首次装药；之后装药时只需要旋转1次。在第1次旋转时，只能向某一方向旋转到底，在旋转第2次或以后，才能向某一方向旋转到底，再向反方向旋转到底，回到初始位置。④不要随意多次来回旋转：虽然不会导致药物丢失，但会使剂量指示窗显示剩余剂量不断减少，当显示为0时，容易让人误以为药已经用完而造成浪费。⑤不要对着吸嘴呼气，以免潮气进入装置内造成粉状药物结块而堵塞螺旋通道。⑥吸嘴放置太浅、太深或角度放置不当都会影响吸入效果；唇舌或牙齿挡住吸嘴，或药物吸附于上腭或舌面，吸气动作不正确，没有用力深吸气，都会直接影响吸入的实际剂量。⑦伴随1次用力经口深吸气（切勿从鼻吸入），应有轻微抬头后仰的动作；不要用蛮力快速短促地吸气。⑧如1次吸入感觉力度不够，须2次或更多次地吸入，但多次可导致药物的沉积剂量不均，协同作用不能充分发挥；需要多加练习，尽量一气呵成。⑨每次吸药后及时漱口，注意在漱口时仰起头，进行深咽喉部漱口；不要将漱口水吞下，以减少药物在口咽部的沉留所带来的声音嘶哑、真菌感染等不良反应（建议每天的吸入时间可安排在儿童早晚刷牙前，既可以保证不忘记药物吸入，又可以保证有漱口清洗口腔的过程）；严禁使用水或液体擦洗吸嘴。⑩都保装置的剂量指示窗可显示剩余剂量；当指示窗出现红色时，表明还剩10吸；当红色记号0到达指示窗中部时，提示药物已用完。当红色记号0到达指示窗中部时，如果摇动都保装置，还会发出响声，那是内置的干燥剂产生的，切勿以为还有药物。每次用完后应旋紧瓶盖，勿拆装都保装置的任何部分。

2）准纳器：是将药物的微粉密封在铝铂条内，铝铂条缠绕在一模制的塑料装置中。舒利迭准纳器内含丙酸氟替卡松和沙美特罗，其吸气阻力较都保低，故所需的吸气流速也较低，当吸气流速为30L/min时，肺部药物沉积量可达12%～17%，更方便儿童使用，适用于4岁以上儿童。准纳器的每个剂量单位都是单独包装并密封，以确保药品不受温度和湿度的影响，使治疗更为简便可靠；而且准纳器上的计数窗可准确提示患者所剩余的吸药次数，为医师和患者提供了更为有效的管理依据。

准纳器使用方法：①用一手握住准纳器外壳，另一手拇指放在手柄上，拇指向外推动直至完全打开。②握住准纳器使吸嘴对着患者自己，向外推动滑动杆发出"咔嗒"声，一个标准剂量的药物已备好，同时在剂量指示窗口有相应显示。③远离准纳器吸嘴，尽量呼气（切记不要将气呼入准纳器中），再将吸嘴放入口中，深且平稳地吸入药物，直到不能再吸入为止，然后将准纳器从口中拿出，继续屏气5～10秒，缓慢呼气。④将拇指放在手柄上，往后拉手柄，发出"咔嗒"声表示准纳器已关闭，滑动杆自动复位。

使用准纳器时需要注意以下事项：①取出准纳器时，准纳器应处于关闭位置。②须完全打开鱼嘴形的吸嘴，再向外推动滑动杆，直至发出"咔嗒"声（说明装药完成，已经打开1个剂量的药物）。③不要随意拨动滑动杆，以免造成药物浪费；只有在准备吸入药物时才可推动滑动杆。④儿童可以双手水平握住准纳器，呼气时应使之远离嘴，不要将气呼入准纳器中，以免潮气进入装置内造成粉状药物结块而堵塞通道。⑤吸嘴放入嘴中的位置太深或太浅都会影响吸入效果。⑥用力深长地用嘴吸气（切勿从鼻吸入），不要用蛮力快速短促地吸气，伴随1次深吸气，应有轻微抬头后仰的动作；吸气动作不正确，没有用力深吸气则直接影响吸入的实际剂量。⑦装药1次，感觉吸入力度不够，需要2次或更多次地吸入；但2次吸入给药可导致药物的沉积剂量不均，协同作用不能充分发挥；需要多加练习，尽量一气呵成；没有不适的情况下吸入后尽量屏气（年幼儿童可能屏气时间较短）。⑧每次吸药后及时漱口，不要将漱口水吞下，以减少药物在口咽部的沉积所带来的声音嘶哑、真菌感染等不良反应；注意在漱口时，仰起头，进行深咽喉部漱口；建议每天的吸入时间可安排在儿童早晚刷牙前，既可保证不忘记药物吸入，又可保证有漱口清洗口腔的过程；在漱口完毕后，用干布或干纸巾把吸嘴外侧擦拭干净，严禁使用水或液体擦洗吸嘴。⑨将手柄往后拉，发出"咔嗒"声后说明准纳器已经关闭，滑动杆自动复位；不需要先复位滑动杆，再关闭准纳器。⑩每次药物吸入后，检查准纳器计数窗的数字是否已经减少了1次；药物接近用完时，注意装置上计数窗的提示，及时更换新的药物。

4. 雾化吸入器　可根据需要添加药物，可以使用氧气驱动，仅需患儿平静呼吸即可，无复杂技术要求，因此没有年龄限制，应用广泛，各级医院都建立了雾化室或雾化中心，家庭雾化也日益增多。但雾化吸入器由压缩空气或氧气气流驱动，携带不方便；

所需费用相对较高。自主呼吸的患儿在理想的情况下，也仅有8%～12%的药液沉降于肺，故药物浪费严重。而且该病的治疗时间长，一般为10～15分钟；如消毒不严，还有污染的可能。目前主要用于婴幼儿、不能正确掌握pMDI及无法做深吸气的危重哮喘患者。

雾化吸入装置有压缩雾化器、滤网式雾化器等，其中压缩雾化器根据驱动原理不同，又分为氧气驱动雾化器和空气压缩雾化器。通过对比压缩雾化器和滤网式雾化器，以及不同接口、不同流速的雾化药物输送速度，显示滤网式雾化器（连接咬嘴）的药物输送效率明显高于压缩雾化器（连接面罩）。因此，不同的雾化器使用相同药物时产生的效果却并不相同，在选择雾化器时，应注意产品的类型和接口。另外，压缩雾化器还能与智能设备相连接，这样医师可以通过APP了解患者的雾化时间、频率、持续时间等，以提高患者的依从性，从而提高药物疗效。患儿哮喘急性发作时使用压缩雾化器（氧气驱动压缩雾化器），研究显示滤网式雾化器治疗轻中度哮喘急性发作的疗效与压缩雾化器相当。临床上，空气压缩雾化器是目前最常用的家庭雾化吸入装置，滤网式雾化器在未来的应用将更为广泛。

（1）压缩雾化器：主要分为4个部分，即主机、送气管、雾化装置、咬嘴或吸入面罩。主机由压缩泵、控制系统、过滤组件组成，以氧气或压缩泵驱动；工作原理是高速运动的压缩气体通过狭小开口后突然减压，在局部产生负压将药液吸出，并通过高速运动的持续气流形成药雾微粒，其中大药雾微粒通过挡板回落至储药池，小药雾微粒随气流输出进入呼吸道。对于不同的雾化吸入器，管道内药液残留量存在差异，但至少有0.5ml的药液最终留存在雾化吸入器管道中。因此，应用压缩雾化吸入器时，药池的液量要充足，一般为3～4ml，可在10～15分钟输出全部药液。

压缩雾化器的使用方法：①将手洗净并彻底干燥。②将主机放在坚固的表面上，连接电源。③通过空气导管连接主机和雾化器。④将药物倒入雾化器杯中，拧上雾化杯的顶部，与面罩或咬嘴连接。⑤患儿采取坐姿，保持药杯直立。⑥打开机器，尽量通过口呼吸，定时拍打雾化器的周壁以减少无效腔量，直至所有药物消失，过程持续10～15分钟。因为年幼儿童不能正确掌握或不能配合使用咬嘴型雾化器，建议采用面罩型，平静潮气呼吸。⑦使用结束后应清洁面部，深部漱口或口腔护理，并做好雾化器的清洁维护工作，避免造成感染。

清洁维护步骤：①雾化结束后，应用温水彻底冲洗雾化器杯、面罩或咬嘴，甩掉多余的水，然后晾干或用布擦干。②将药杯和空气导管连接到压缩机，开启压缩机，并通过管道和药杯吹入空气数秒，以使系统完全干燥。③每周清洗设备1次，使用喷雾器制造商建议的消毒溶液对设备进行消毒；在稳定的洁净水流中冲洗干净，甩掉多余的水，将药杯和空气导管连接到压缩机，开启压缩机，并通过管道和药杯吹入空气数秒，以使系统完全干燥。④雾化器不用时，用干净的布盖住压缩机。⑤雾化器的使用期限应参照说明书，超过时限应更换。

在使用压缩雾化器时应注意以下事项：①雾化治疗前30分钟避免患儿过度进食，吸入前及时清除口腔分泌物、食物残渣，避免雾化过程中因哭吵出现恶心、呕吐等症状，或妨碍雾滴吸入；雾化治疗前需充分清除呼吸道分泌物，呼吸道分泌物多时，先叩背咳痰，必要时吸痰，有利于气溶胶在下呼吸道和肺内沉积；雾化吸入治疗前需洗脸，不要涂抹油性面霜/膏，避免脂溶性药物被面部的油性面霜/膏吸附。②正确组装管路、喷雾器及面罩（或咬嘴）；新开启使用的雾化器因在生产过程中管腔内残留异味而易诱发患者喘息发作或不适，因此应在使用前用空气吹3～5分钟；根据治疗方案选择合适的药物和使用正确的剂量，注意药物配伍禁忌；雾化吸入时选择坐位，对于不能采取坐位的儿童应抬高头部并与胸部成30°，婴幼儿可采取半坐卧位，有利于药物在终末细支气管的沉降；每次雾化用量为3～4ml，若药物容量不足，可使用塑料瓶装（避免玻璃安瓿瓶造成的意外伤害）的生理盐水稀释；采用咬嘴型雾化吸入时，药物直接经口吸入到达下呼吸道，可使药物更多地沉积在呼吸道深部，适用于病情轻、中度的年长儿；应用面罩型雾化吸入时，药物经鼻或口进入气道，更多的是经过鼻腔进入，气流量明显小于经口的气流量，且鼻内的机械阻挡及无效腔多，易造成药物的流失和浪费，使肺内沉积率下降；面罩型雾化吸入适合不能正确掌握或不能配合使用咬嘴型雾化器的年幼儿或病情较重的年长儿；应选择密闭性较好的面罩，并将面罩紧贴口鼻部，以减少药物对眼睛的刺激，并增加气溶胶的输送量，避免漏气造成疗效下降；雾化吸入过程中，垂直握持喷雾器，避免药液倾斜外溢；由于婴幼儿喉组织发育不完善，鼻腔及喉腔缓冲作用小，为避免大量冷雾气急剧进入气道可能引起的刺激性咳嗽等不适，可以在开始吸入时将雾化量调至较小，逐渐调大；也可考虑在刚开始时使雾化面罩离患儿6～7cm，然后逐步减少到3cm左右，最后紧贴口鼻部，让患儿逐渐适应雾化液的温度；雾化治疗时，采取平静潮气呼吸，或行间歇性深吸气，可使雾滴吸入更深。③哭闹时吸气短促或处于屏气状态，药物微粒主要以惯性运动方式留存在口咽部，从而影响疗效，故年幼儿雾化时应保持安静；对不配合的患儿，采取安抚、分散其注意力、少量喂食等办法后仍不能安静合作者应暂停雾化或采取睡眠后雾化；在雾化治疗的最初阶段，部分儿童容易因呼吸过快（换气过度）出现眩晕或恶心，可以拿开喷雾器用鼻部轻松呼吸几次，待不

适感消失后再继续，这种方法也适用于在雾化过程中突然想咳嗽的儿童。④雾化治疗时患儿咳嗽会减少药物在肺内的沉积，不推荐患儿在雾化治疗时咳嗽，雾化结束后可以鼓励患儿咳嗽；婴幼儿可叩击背部协助其顺利排痰。⑤雾化吸入过程中应密切观察患儿有无不适反应，包括面色、呼吸情况、神志等，如出现面色苍白、异常烦躁及缺氧等症状，应立即停止治疗。⑥雾化结束后应及时清洁面部，以除去附着在面部的药雾；用清水漱口或适量饮水，减少咽部不适及去除口腔中残留的药物，降低局部念珠菌感染率；对于不会漱口的小婴儿，用棉签蘸生理盐水擦拭口腔进行护理。⑦雾化药物建议8～30℃下避光保存，一般不可冷藏；一次未用完的药物，保存时间建议不超过24小时，以免影响药物效价。⑧雾化结束后，必须进行器械的清洁和消毒，以防止雾化器污染和随后可能诱发的感染；喷雾器使用后为防止药物结晶而堵塞喷嘴，可加入少量清水雾化数十秒，再冲洗喷雾器；将除空气导管外的所有喷雾器配件一起用清水冲洗干净并甩干水，将各部件放在干净的布或纸巾上晾干，或用布擦干，喷雾器完全干燥后，组装喷雾器放入干净的盒内备用；喷雾器每周可使用洗洁精或医用消毒液浸泡进行一次常规消毒，部分产品的喷雾器可进行高温消毒（空气导管和面罩不可煮沸消毒），存放过久的喷雾器不宜再使用；不同雾化装置的配件更换时间不同，应按照产品要求定期更换（尤其是喷雾器），简易喷雾器推荐使用30次后更换；清洁和消毒可能会影响喷雾器的性能，因此须定期检查。家庭中检测雾化器质量的简易方法如下：用清水进行雾化，将喷雾器对准镜子，观察雾化微粒的大小，若呈水滴状，则表明喷雾器阻塞或需要更换喷雾器；压缩器过滤芯需根据说明书及时更换，通常1年更换1次，出现明显污垢时需立即更换。

（2）超声雾化器：医用超声雾化器通常由主机、雾化杯、雾化管、吸嘴或吸入面罩组成，其中主机由超声波发生器（超声换能器）、振荡薄膜、送风装置、调节和控制系统组成。医用超声雾化器由超声波发生器产生高频电流，经过安装在雾化罐内的超声换能器将高频电流转换为超声波，将药液分裂成微粒后，再由送风装置产生气流生成药雾，药雾经雾化管输送给患儿。超声雾化混悬液药雾微粒并不能完全到达雾粒的液面顶层，雾滴密度大，有效药物颗粒少，并可增加气道阻力；超声雾化器的高频还可转化成热能，可能降低糖皮质激素类药物的活性。使用超声雾化器时，药物容量大，药雾微粒输出效能较低，大部分药物最终留存在残留液中，并不适合下气道炎症性疾病的治疗。目前儿科不再使用超声雾化器。

（3）滤网式雾化器：是通过压电陶瓷片的高频振动，使药液被微小的网孔挤出而产生雾粒，形成可吸入的微颗粒。该类雾化吸入器具有小巧轻便、携带方便、噪声小、可调节输出雾量和可使用直流电驱动等优点。目前我国滤网式雾化器的种类有限，主要使用被动式装置，不能外接延长吸气管，使用混悬液时网眼容易堵塞，滤网耐久性能较低是其最大缺点。

【吸入装置的选择】

1. 根据病情选择 哮喘急性发作时，应尽快缓解症状，需选择起效迅速的药物，如速效 β_2 受体激动剂或抗胆碱能药物。同时还要选择合适的吸入装置。轻度和部分中度急性发作者常在院外治疗，可选用pMDI（加储雾罐）或DPI。部分中度和所有重度急性发作者，需在急诊室治疗或收住入院，首选以压缩空气或氧气作为驱动的压缩雾化器；如果没有条件，也可以选择pMDI+储雾罐。中重度哮喘发作时吸气流速下降，通常不选用有流速要求的DPI。哮喘慢性持续期或缓解期的治疗目标在于预防哮喘急性发作和减轻症状，须长期规则使用控制药物。首选吸入装置以pMDI+储雾罐和DPI为宜，幼龄儿童不能配合吸入时，可以选用雾化吸入器。

2. 根据患儿年龄选择 年幼患儿吸气流速小，操作能力弱，不适宜选用DPI或pMDI。一般0～3岁选择雾化吸入器或pMDI+储雾罐（带面罩）；＞3岁首选pMDI+储雾罐（带咬嘴或面罩），或雾化吸入器；＞4～6岁可用DPI，也可选用pMDI+储雾罐，或雾化吸入器；＞6岁首选DPI，若协调能力好，可直接用pMDI，或pMDI+储雾罐（用一口气吸入法），雾化吸入器作为二线选择。另外有研究发现，同时使用两种不同类型吸入器的患者较使用单一吸入器的患者更难达到哮喘控制，因此应统一使用一种吸入器，尽量避免pMDI和DPI混用。

3. 根据环境场合选择 院内治疗可选择设备较大、不易携带的雾化吸入器。家庭治疗可用pMDI或DPI，也可用雾化吸入器。而在工作单位、出差或外出旅游时，则宜选择携带方便的pMDI或DPI。

4. 儿童使用吸入装置时常见的错误 使用pMDI最常见的错误是使用前未将气雾剂上下摇晃5～6次；吸入前即喷药；吸气速度和（或）深度不够；没有吸入后屏气；使用第2剂药物未间隔30秒。使用DPI常见的错误是吸药前未呼气至残气量；吸气流速不足；吸气结束后未屏住呼吸10秒。

压缩雾化器虽然在我国大力推广，但在实施过程中仍然存在误区和使用不规范之处。医护人员或家长在选择雾化器时应选择明确标出雾粒中位粒径的产品，适合范围在1～5μm。为避免雾化增加感染的情况发生，应根据雾化面罩的说明书规范使用雾化面罩，如为可以反复使用的面罩，应做好专人专用、保管和定期消毒。

（沈 晖 潘家华）

第3节 儿童哮喘的治疗

【阶梯式治疗策略】

儿童哮喘的阶梯式治疗是指按照中国《儿童支气管哮喘诊治指南（2020年版）》和全球哮喘防治倡议（GINA）中儿童非急性发作期的治疗方案的分级治疗开展的。根据年龄不同，其阶梯治疗的治疗方案有所差异：6～11岁患儿、12岁及以上青少年的治疗策略与成人哮喘一致分为5级治疗，≤5岁患儿分为4级治疗。在所有的儿童哮喘长期治疗中都包含非药物干预，即哮喘防治教育、环境控制。

1. ＞5岁儿童哮喘的长期治疗方案 儿童哮喘的长期治疗包括非药物干预和药物干预两部分。药物干预包括以吸入性糖皮质激素（ICS）及白三烯受体拮抗剂为代表的抗感染药物和以β₂受体激动剂为代表的缓解药物。缓解药物依据症状按需使用，抗感染药物作为控制治疗需持续使用，并适时调整剂量。ICS/LABA联合治疗是该年龄儿童哮喘控制不佳时的优选升级方案，6～11岁儿童的哮喘长期治疗方案见表10-5，≥12岁青少年的哮喘长期治疗方案见表10-6。

表 10-5 6～11岁儿童哮喘的长期治疗方案

措施		第1级	第2级	第3级	第4级	第5级
非药物干预		哮喘防治教育、环境控制				
缓解药物		按需使用SABA				
临床表现		每月症状＜2次	每月症状≥2次，但不是每天	多数天有症状，或每周≥1次伴随哮喘醒来	多数天有症状，或每周≥1次伴随哮喘醒来，且肺功能低（无法控制的严重哮喘可短期应用口服糖皮质激素）	-
控制药物	优选方案	考虑低剂量ICS	低剂量ICS	低剂量ICS/LABA 中剂量ICS	中剂量ICS/LABA 咨询专家意见	参考表型评估±附加治疗，如抗IgE治疗
	其他方案	按需SABA+低剂量ICS	LTRA 按需SABA+低剂量ICS	低剂量ICS+LTRA	高剂量ICS/LABA 高剂量ICS/LABA+噻托溴铵或LTRA	抗IL-5治疗，增加低剂量口服糖皮质激素，需关注不良反应

表 10-6 ≥12岁青少年哮喘的长期治疗方案

措施		第1级	第2级	第3级	第4级	第5级
非药物干预		哮喘防治教育、环境控制				
优选缓解药物		按需低剂量ICS/福莫特罗		按需低剂量ICS/福莫特罗维持和缓解治疗		
其他缓解药物		按需使用SABA				
控制药物	优选方案	按需低剂量ICS/福莫特罗	低剂量ICS 按需低剂量ICS/福莫特罗	低剂量ICS/LABA	中剂量ICS/LABA	高剂量ICS/LABA •参考表型评估±附加治疗，如噻托溴铵、抗IgE、抗IL-5、抗IL-5R、抗IL-4R治疗
	其他方案	按需SABA+低剂量ICS	LTRA 按需SABA+低剂量ICS	中剂量ICS 低剂量ICS+LTRA	高剂量ICS+噻托溴铵或LTRA	增加低剂量口服糖皮质激素，关注不良反应

2. ≤5岁儿童哮喘的长期治疗方案 最有效的治疗药物是ICS，对大多数患儿推荐使用低剂量作为初始控制治疗。如果低剂量ICS不能控制症状，优选考虑增加ICS剂量。无法应用或不愿使用ICS，或伴变应性鼻炎的患儿可选用白三烯受体拮抗剂（leukotriene receptor antagonist，LTRA）。吸入性长效β$_2$受体激动剂（LABA）或联合制剂尚未在5岁及以下儿童中进行充分的研究。对于≤5岁儿童的哮喘长期治疗，除长期使用ICS和（或）LTRA外，结合依从性和安全性因素，部分间歇发作或轻度持续哮喘患儿可按需间歇使用高剂量ICS/SABA，见表10-7。

表10-7　≤5岁儿童哮喘的长期治疗方案

措施		第1级	第2级	第3级	第4级
非药物干预		哮喘防治教育、环境控制			
缓解药物		按需使用SABA			
控制药物	优选方案	一般不需要	低剂量ICS	低剂量ICS基础上的双倍量	继续控制并遵从专家评估
	其他方案		LTRA 发作时间歇性短疗程ICS+SABA	低剂量ICS+LTRA 考虑专家推荐	增加LTRA 增加ICS用药频率 间歇性增加ICS量

3. 长期控制治疗药物

（1）ICS：是哮喘长期控制的首选药物，可有效控制哮喘症状。主要的药物有丙酸倍氯米松、布地奈德和丙酸氟替卡松，每天吸入100～200μg布地奈德或其他等效剂量的ICS可使大部分患儿哮喘得到控制。12岁以上青少年常用ICS使用剂量同成人。对于6岁及以上儿童哮喘的3级及以上患者，可以进行ICS+LABA的联合控制治疗。ICS长期应用对哮喘儿童生长发育的影响一直是临床医师和家长关心的问题。国内外研究均指出，长期研究并未显示低剂量ICS治疗对儿童生长发育、骨质代谢、下丘脑-垂体-肾上腺轴有明显的抑制作用。在治疗中随病情的控制按阶梯治疗方案逐渐减量，以所需的最低剂量ICS长期维持，从而达到低剂量ICS维持哮喘良好控制的目标，并定期监测患儿身高。

（2）LTRA：是除ICS外，唯一可单独用于轻度持续哮喘长期治疗的药物，也可用于过敏性鼻炎合并哮喘的患儿，以及家长不愿长期吸入激素的轻度哮喘患儿。也常与ICS联合用于中重度哮喘的长期治疗。临床常用的药物为孟鲁司特，分为片剂（每片10mg，适用于15岁以上的青少年或成人）、咀嚼片（每片5mg，适用于5～15岁儿童）、颗粒剂（每包4mg，适用于1～4岁儿童）。

【管理】

哮喘治疗应尽早开始，并坚持长期、持续、规范、个体化治疗原则。哮喘治疗目标不仅限于尽快控制哮喘急性发作，还应预防和减少反复发作，达到并维持最佳控制状态，选择合适的药物进行个体化治疗和避免或降低哮喘治疗药物的不良影响。

我国儿童哮喘控制治疗多采用联合治疗或增加起始药物剂量快速控制症状，以提高患儿对哮喘药物治疗的信心和依从性。但是强化治疗应有时间限定，一般建议强化治疗2～4周进行临床疗效评估，如症状显著改善，可考虑降低用药强度至适级推荐剂量，并持续维持治疗。对以往未经规范治疗的初诊哮喘患儿根据病情严重程度分级，选择第2级、第3级或第4级治疗方案。如果哮喘症状控制良好且通气功能稳定持续3个月以上，通常可以考虑降级治疗。对于6岁及以上患儿，每3个月降低25%～50%的ICS剂量。对使用ICS-LABA的患者，激素减量至最小剂量后再停用LABA，单独吸入ICS维持良好控制半年以上，可以尝试停用长期控制治疗药物，密切随访观察。<6岁患儿使用低剂量ICS，维持良好控制3～6个月，可考虑停药；对于部分不愿或不能持续使用ICS控制治疗的6岁及以上儿童，可以考虑按需使用ICS-福莫特罗，加用LTRA有利于ICS剂量的下调。减量时要注意根据患儿当前的治疗方案、风险因素和偏好，降级治疗的方法需因人而异。要选择合适的降级治疗时机，避免呼吸道感染、旅游（环境变化）、雾霾严重、开学及季节变化等诸多不利因素的影响。降级治疗时根据现用方案，下调治疗药物强度的顺序按以下原则：减少口服糖皮质激素用量直至停用；降低高剂量ICS的用量；减少药物使用频率，直至每晚1次；单用低剂量ICS或白三烯受体拮抗剂，直至停药随访观察。任何降级治疗都应该被视为一次尝试性方案调整，从症状控制和急性发作频率方面评估其治疗效应。

在儿童哮喘的长期治疗方案中，除每天规则地使用控制治疗药物外，根据病情按需使用缓解药物。吸入型速效β₂受体激动剂是目前最有效的缓解药物，是所有年龄儿童急性哮喘的首选预防和治疗哮喘的药物，通常情况下1天内不应超过3～4次；也可以选择联合吸入抗胆碱能药物作为缓解药物。5岁及以上儿童如果使用含有福莫特罗和布地奈德单一吸入剂进行治疗，可作为控制和缓解药应用。

哮喘儿童在停药后2～4周必须进行随访，并定时长期随访。随访包括症状评估、喘息相关症状的早期识别及适时干预。如果患儿出现症状复发，应根据发作的强度和频率确定进一步治疗方案。对于轻度偶发症状，可按需对症治疗，继续停用长期控制药物；对于非频发的一般发作可恢复至停药前的长期控制治疗方案；对于严重和频繁的发作，应依据停药前的长期控制治疗方案予以升级（越级）治疗。针对急性发作的患儿，及时采取短期强化控制治疗（高剂量ICS和按需使用支气管舒张剂），一般不超过2周。

对于5岁以下儿童哮喘的长期治疗，最有效治疗药物是ICS，对于大多数患儿推荐使用低剂量吸入性糖皮质激素（第2级）作为初始控制治疗。如果低剂量ICS不能控制症状，增加ICS剂量是最佳选择，也可联合使用白三烯受体拮抗剂。无法应用或不愿使用ICS或伴过敏性鼻炎的患儿可选用白三烯受体拮抗剂。吸入型LABA或联合制剂尚未在5岁以下儿童中进行充分的研究。

必须强调任何年龄都不应将LABA作为单药治疗，只能在使用适量ICS时作为联合治疗使用。

对于儿童哮喘缓解期治疗的儿童，仅有哮喘或哮喘合并过敏性鼻炎，如果变应原检测螨虫呈强阳性者，建议尽早做特异性免疫治疗。4岁以上儿童可以做舌下免疫治疗，5岁以上儿童可以做皮下免疫治疗。

（林荣军）

第4节 儿童哮喘急性发作的治疗

【病情评估】

急性发作期哮喘指患者突然发生喘息、咳嗽、气促、胸闷等症状，或原有症状加剧。根据急性发作时的症状、体征，以及肺功能和血氧饱和度等检查结果情况，进行哮喘急性发作严重程度的分级。具体分级标准：<6岁儿童哮喘急性发作的严重程度分级见表10-8。≥6岁儿童哮喘急性发作的严重程度分级见表10-9。

表10-8 ＜6岁儿童哮喘急性发作严重程度分级

临床特点	轻度	重度[a]
精神、意识改变	无	焦虑、烦躁、嗜睡或意识不清
血氧饱和度（治疗前）[b]	≥92%	＜92%
讲话方式[c]	能成句	说单字
脉率	＜100次/分	＞200次/分（0～3岁） ＞180次/分（4～5岁）
发绀	无	可能存在
哮鸣音	存在	减弱，甚至消失

注：a. 判断重度发作时，只要存在一项就可以归入该等级

b. 血氧饱和度是指在吸氧和使用支气管扩张剂治疗前的测得值

c. 需要考虑儿童的正常语言发育过程

表10-9 ≥6岁儿童哮喘急性发作严重程度分级

临床特点	轻度	中度	重度	危重度
引发气短的运动	走路时	说话时	休息时	呼吸不整
体位	可平卧	喜坐位	前弓时	不定
讲话方式	能成句	能短句	说单字	难以说话
精神、意识改变	可有焦虑、烦躁	常焦虑、烦躁	常焦虑、烦躁	嗜睡、意识模糊
辅助呼吸肌活动及三凹征	常无	可有	通常有	胸腹反常运动
哮鸣音	散在，呼气末期	响亮、弥漫	响亮、弥漫、双相	减弱乃至消失
脉率	略增加	增加	明显增加	减慢或不规则
PEF占正常预计值或本人最佳值的百分数	SABA治疗后＞80%	SABA治疗前为50%～80% SABA治疗后为60%～80%	SABA治疗前≤50% SABA治疗后≤60%	无法完成检查
血氧饱和度（吸空气）	90%～94%	90%～94%	90%	＜90%

注：判断急性发作严重程度时，只要存在某项严重程度的指标，即可归入该项严重程度等级；幼龄儿童较年长儿和成人更易发生高碳酸血症（低通气）

【药物治疗】

哮喘急性发作定义为一次急性或亚急性发作的哮喘症状渐进性加重，并出现气道气流阻塞。急性发作期的气流阻塞严重时可发展为呼吸窘迫以至危及生命。哮喘急性发作经合理应用支气管舒张剂和糖皮质激素等哮喘缓解药物治疗后，仍有严重或进行性呼吸困难者，称为哮喘危重状态（哮喘持续状态）。如支气管阻塞未及时得到缓解，可迅速发展为呼吸衰竭，甚至危及生命，此时称为危及生命的哮喘发作。

哮喘急性发作期的治疗主要根据发作的严重程度及对初始治疗的反应，在原基础上进行个体化治疗。

1. 吸入速效β₂受体激动剂 使用空气压缩泵或氧驱动雾化（氧气流量为6～8L/min）。第1小时可每20分钟吸入1次，以后根据病情评估每1～4小时重复吸入治疗。药物剂量：每次吸入沙丁胺醇2.5～5mg或特布他林5～10mg。如无雾化吸入器，可

使用压力型定量气雾剂（pMDI）经储雾罐吸药，沙丁胺醇每次2～10喷（200～1000μg），用药间隔与雾化吸入方法相同。

经吸入速效β₂受体激动剂治疗无效者，可能需要静脉应用β₂受动激动剂。药物剂量：沙丁胺醇15mg/kg缓慢静脉注射，持续10分钟以上；病情严重需静脉维持滴注时剂量为1～2mg/（kg·min）[≤5mg/（kg·min）]。静脉应用β₂受体激动剂时容易出现心律失常和低钾血症等严重不良反应，使用时要严格掌握指征及剂量，并及时监测心电图、血气及电解质等。

2. 糖皮质激素　全身应用糖皮质激素是治疗儿童重症哮喘发作的一线药物，早期使用可以减轻疾病的严重度，给药后3～4小时即可显示明显的疗效。药物剂量：口服泼尼松1～2mg/kg。重症患儿可静脉注射琥珀酸氢化可的松5～10mg/kg，或甲泼尼龙1～2mg/kg，根据病情可间隔4～8小时重复使用。《糖皮质激素雾化吸入疗法在儿科应用的专家共识（2014年修订版）》指出，轻度哮喘急性发作时，在吸入速效β₂受体激动剂的基础上联用雾化吸入高剂量布地奈德混悬液1mg作为起始治疗，能更快速有效地缓解急性期症状，起始治疗后按症状改善情况可在4小时或6小时后重复给药，直到症状缓解。中重度哮喘急性发作时，相关指南推荐每20～30分钟1次，连用3次吸入速效支气管舒张剂作为第1小时起始治疗。对于危及生命的哮喘急性发作必须起始治疗时即尽早使用全身应用糖皮质激素。第1小时起始治疗后根据症状缓解情况，可2～4小时重复1次雾化吸入布地奈德1mg，急性期症状获得初步控制后可调至间隔6～8小时用药2～3天，后逐渐过渡至间隔8～12小时用药，并建议继续维持该剂量治疗至少3～5天（门急诊）或5～7天（住院），然后进入长期控制治疗。

3. 抗胆碱药　是儿童危重哮喘联合治疗的组成部分，其临床安全性和有效性已确立，对β₂受体激动剂治疗反应不佳的重症者应尽早联合使用。药物剂量：异丙托溴铵每次250～500μg，加入β₂受体激动剂溶液作雾化吸入，间隔时间同吸入β₂受体激动剂。

4. 氨茶碱　静脉滴注氨茶碱可作为儿童危重哮喘附加治疗的选择。药物剂量：负荷量4～6mg/kg（总剂量<250mg），缓慢静脉滴注20～30分钟，继之根据年龄持续静脉滴注维持剂量0.6～0.8mg/（kg·h）。如已口服氨茶碱者，直接使用维持剂量持续静脉滴注。亦可采用间歇给药方法，每6～8小时缓慢静脉滴注4～6mg/kg。最好使用缓释制剂、控释制剂，保持血药浓度稳定。茶碱与其他药物相互作用也较多，联合使用时需注意大环内酯类抗生素可增加茶碱类药物的血药浓度。

5. 硫酸镁　有助于危重哮喘症状的缓解，安全性良好。药物剂量：25～40mg/（kg·d）（总剂量≤2g/d），分1～2次，加入10%葡萄糖溶液20ml缓慢静脉滴注（20分钟以上），酌情使用1～3天。不良反应包括一过性面色潮红、恶心等，通常在药物输注时发生。如过量可静脉注射10%葡萄糖酸钙拮抗。等渗硫酸镁雾化也有很好的疗效及安全性。

儿童哮喘危重状态经氧疗、全身应用糖皮质激素、β₂受体激动剂等治疗后病情继续恶化者，应及时给予辅助机械通气治疗。关于儿童哮喘急性发作诊疗流程见图10-1。

【急性发作期后的管理】

发作期后患儿需进行长期控制治疗，根据控制水平分级评估进行调整治疗。

急性发作后应对病情进行评估，具体情况如下：

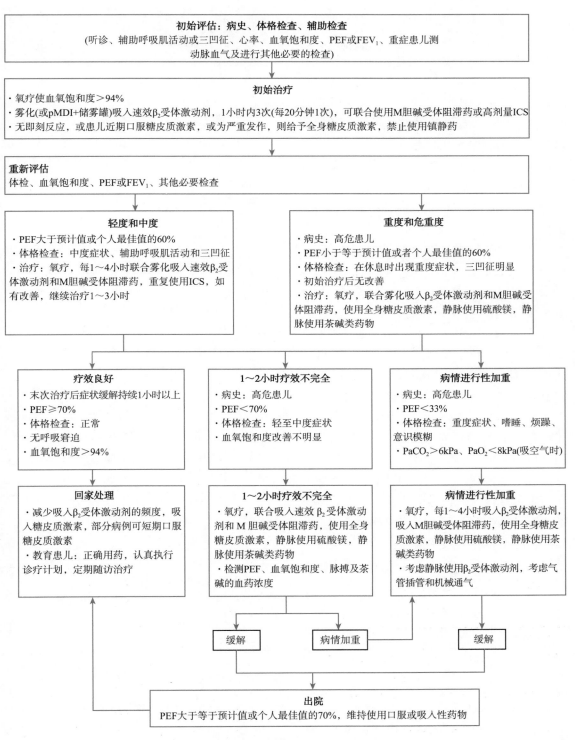

初始评估：病史、体格检查、辅助检查
(听诊、辅助呼吸肌活动或三凹征、心率、血氧饱和度、PEF或FEV$_1$、重症患儿测动脉血气及进行其他必要的检查)

初始治疗
· 氧疗使血氧饱和度＞94%
· 雾化(或pMDI+储雾罐)吸入速效β$_2$受体激动剂，1小时内3次(每20分钟1次)，可联合使用M胆碱受体阻滞药或高剂量ICS
· 无即刻反应，或患儿近期口服糖皮质激素，或为严重发作，则给予全身糖皮质激素，禁止使用镇静药

重新评估
体检、血氧饱和度、PEF或FEV$_1$、其他必要检查

轻度和中度
· PEF大于预计值或个人最佳值的60%
· 体格检查：中度症状、辅助呼吸肌活动和三凹征
· 治疗：氧疗，每1～4小时联合雾化吸入速效β$_2$受体激动剂和M胆碱受体阻滞药，重复使用ICS，如有改善，继续治疗1～3小时

重度和危重度
· 病史：高危患儿
· PEF小于等于预计值或者个人最佳值的60%
· 体格检查：在休息时出现重度症状，三凹征明显
· 初始治疗后无改善
· 治疗：氧疗，联合雾化吸入β$_2$受体激动剂和M胆碱受体阻滞药，使用全身糖皮质激素，静脉使用硫酸镁，静脉使用茶碱类药物

疗效良好
· 末次治疗后症状缓解持续1小时以上
· PEF≥70%
· 体格检查：正常
· 无呼吸窘迫
· 血氧饱和度＞94%

1～2小时疗效不完全
· 病史：高危患儿
· PEF＜70%
· 体格检查：轻至中度症状
· 血氧饱和度改善不明显

病情进行性加重
· 病史：高危患儿
· PEF＜33%
· 体格检查：重度症状、嗜睡、烦躁、意识模糊
· PaCO$_2$＞6kPa、PaO$_2$＜8kPa(吸空气时)

回家处理
· 减少吸入β$_2$受体激动剂的频度，吸入糖皮质激素，部分病例可短期口服糖皮质激素
· 教育患儿：正确用药，认真执行诊疗计划，定期随访治疗

1～2小时疗效不完全
· 氧疗，联合吸入速效β$_2$受体激动剂和M胆碱受体阻滞药，使用全身糖皮质激素，静脉使用硫酸镁，静脉使用茶碱类药物
· 检测PEF、血氧饱和度、脉搏及茶碱的血药浓度

病情进行性加重
· 氧疗，每1～4小时吸入β$_2$受体激动剂，吸入M胆碱受体阻滞药，使用全身糖皮质激素，静脉使用硫酸镁，静脉使用茶碱类药物
· 考虑静脉使用β$_2$受体激动剂，考虑气管插管和机械通气

缓解

病情加重

缓解

出院
PEF大于等于预计值或个人最佳值的70%，维持使用口服或吸入性药物

图10-1 儿童哮喘急性发作的治疗流程图

1. 对于初治患者应按哮喘患儿进行初始评估 按相应级别进行长期治疗及管理。

2. 对于已经接受哮喘规范治疗的患儿应进行再评估 检查患儿吸药技术、依从性、变应原回避及其他诱发因素等情况，针对存在鼻-鼻窦炎、阻塞性睡眠呼吸障碍、胃食管反流、肥胖等导致哮喘控制不佳的共存疾病的患儿，还需要同时考虑兼顾治疗。在排除上述因素后考虑根据阶梯式治疗方案予以升级治疗。参照以下内容进行评估：

（1）<6岁儿童哮喘控制分级项目包括：①持续至少数分钟的日间症状>1次/周；②夜间因哮喘憋醒或咳嗽；③应急缓解药物使用>1次/周；④因哮喘，儿童出现活动受限（如较其他孩子活动、玩耍减少，易疲劳）。4周内无上述现象为良好控制，存在1～2项为部分控制，存在3～4项为未控制。

（2）≥6岁儿童哮喘控制分级项目包括：①日间症状>2次/周；②夜间因哮喘憋醒；③应急缓解药物使用>2次/周；④因哮喘，儿童出现活动受限。4周内无上述现象为良好控制，存在1～2项为部分控制，存在3～4项为未控制。

3. 预防呼吸道感染 儿童哮喘急性发作大多是急性呼吸道感染诱发，一般先有感染，2～7天后随呼吸道感染加重哮喘恶化。因此，除预防呼吸道感染外，一旦感染应尽早短期升级治疗7～10天，确保呼吸道感染期间哮喘不发作，见表10-10。

表10-10 儿童哮喘短期升级治疗方案

原来方案	短期升级
低剂量ICS	ICS加量，加SABA，或SABA加LTRA，或大剂量ICS加SABA加LTRA
低剂量ICS/福莫特罗	加量（每天不多于8吸）加LTRA，或大剂量ICS加SABA加LTRA
低剂量ICS/沙美特罗	加SABA，或SABA加LTRA，或大剂量ICS加SABA加LTRA

（黄 昊 潘家华）

第5节 儿童难治性哮喘和重症哮喘的治疗

目前，国内外对重症哮喘（severe asthma）的定义尚不统一，曾有许多与重症哮喘有关的术语，如重度哮喘、难治性哮喘、难控制哮喘、未控制哮喘、药物抵抗哮喘、激素不敏感哮喘、激素依赖/抵抗哮喘、脆性哮喘、不可逆哮喘、致死性哮喘等。

【概述】

1. 难治性哮喘 是指所有哮喘儿童每天吸入≥800μg的丙酸倍氯米松或相当剂量的其他吸入性糖皮质激素（如氟替卡松≥500μg）而仍有频繁症状，需要应用营救性的支气管扩张剂，每周3次以上。

难治性哮喘的诊断标准具体如下：

（1）主要临床指标

1）持续或近似持续（大于1/2的时间，即4天/周或16天/月以上）需口服糖皮质激素。

2）需要吸入高剂量糖皮质激素：丙酸倍氯米松>1260μg/d、布地奈德>1200μg/d、氟替卡松>880μg/d。

上述治疗只能将症状维持轻到中度哮喘状态。

（2）次要临床指标

1）每日需要应用长效β_2受体激动剂、茶碱或白三烯受体拮抗剂。

2）每日需应用短效β_2受体激动剂。

3）持续呼吸道阻塞：FEV_1<预计值的80%，PEF变异率>20%。

4）每年因哮喘发作而采取急救措施>1次。

5）每年口服糖皮质激素>3次。

6）减少口服或吸入糖皮质激素量的25%会加重病情。

7）既往有致死性哮喘发作史。

符合上述2项主要指标或1项主要指标加2项次要指标，排除其他疾病及诱因、依从性问题，可考虑诊断难治性哮喘。

2. 重症哮喘 在哮喘诊断明确且共患疾病得到处理的前提下，需要使用哮喘的高剂量吸入性糖皮质激素（ICS）加上第二种控制药物[和（或）全身性糖皮质激素]来维持哮喘控制，或尽管使用上述治疗仍维持"未控制"的状态。

2014年ERS/ATS指南将重症哮喘定义为①已确诊哮喘，并关注到共存疾病；②需用高剂量ICS加另一种控制药物才能预防其成为"未控制"，或应用此治疗仍然"未控制"。

2019年GINA定义：未控制哮喘（uncontrolled asthma）（包括以下两者或者其一）。①症状控制差（症状频繁或频繁使用缓解药物，因哮喘活动受限，因哮喘出现夜醒）；②需要频繁口服激素的急性发作（≥2次/年）或需要住院的严重急性发作（＞1次/年）。

尽管使用了GINA 4级或5级治疗仍不能控制，或必须使用GINA 4级或5级治疗才能维持症状或降低急性发作风险的哮喘。

通常情况下，难治性哮喘由可修饰因素，如吸入技术不正确、依从性不良、吸烟、共患病或诊断错误等导致。

重度哮喘是难治性哮喘的一个亚组，意味着尽管使用了最大剂量的最优化的治疗且依从性良好，其他附加因素得到处理，但哮喘仍然不能控制，或大剂量治疗一旦减量，哮喘就加重。如附加因素（如吸入技术和依从性）得到纠正，则哮喘显著改善，此时不能称为重度哮喘。

【流行病学和疾病负担】

重症哮喘的发病率在成人和儿童中均无明确的流行病学资料。2000年ATS制定的

难治性哮喘共识指出，难治性哮喘占哮喘患者的比例＜5%；2014年ERS/ATS制定的关于"重症哮喘的定义、评估和治疗指南"指出，重症哮喘占哮喘患者的5%～10%。中国哮喘患病及发病危险因素的流行病学调查（China asthma and risk factors epidemiologic survey，CARE）结果显示，我国14岁及以上青少年和成人哮喘患病率为1.24%，其中重症哮喘占5.99%。

重症哮喘患者住院和急诊就医频率明显增加，导致疾病诊治过程中公共卫生资源消耗巨大。美国重症哮喘治疗每年人均直接费用高达14 212美元，西班牙为2635欧元，英国为2912～4217英镑，韩国为2214美元。我国全国哮喘研究协作组报道，2013～2014年，哮喘患者急性发作住院治疗的直接费用（每人每次）达11 603元人民币。

【诊断思路】

1. 首先判断是否诊断有误，与其他具有咳嗽、呼吸困难和喘息等症状的疾病进行鉴别诊断。

2. 判断药物治疗是否充分，掌握用药的依从性和吸入技术情况。

3. 判断是否存在诱发哮喘加重的危险因素。

4. 进行相关检查判断是否存在未控制的并存疾病，如胃食管反流、肥胖伴或不伴睡眠障碍、过敏性鼻炎或鼻窦病变、心理焦虑。

5. 除上述因素以外，再评估患儿的控制水平和对治疗的反应，见图10-2。

【治疗原则】

虽然儿童重症/难治性哮喘的患病率低于成人，但是所致原因更复杂多样。儿童哮喘控制不良进行药物升级治疗前需进行全面准确的评估；儿童重症哮喘对激素治疗的敏感性低，一旦诊断明确应尽早考虑多药联合治疗方案，如非生物制剂LABA、LAMA、LTRA等。有条件可以用生物制剂抗IgE等

生物靶向药物治疗，有望提高儿童重症哮喘的临床控制率。

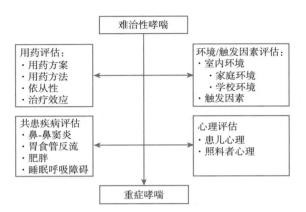

图 10-2　难治性哮喘的控制水平和治疗反应

（沈照波）

第6节　儿童哮喘的精准治疗

哮喘是儿童期最常见的以气道炎症为特征的异质性慢性呼吸道疾病。据统计，目前全球约有哮喘患者3亿人，我国14岁以下儿童累计患病率达3.02%，发病率仍呈逐年增高趋势。最近的流行病学调查显示，中国儿童哮喘未控制比例高达19%，其中部分患儿经规范治疗后仍然控制不佳，哮喘已经严重危及儿童生命健康及生活质量。哮喘治疗上基本以吸入糖皮质激素为主，联合应用支气管舒张剂等，但这种常规治疗方法未考虑到哮喘的不同临床特征（表型）和内在发病机制（内型），相当部分患儿经常规治疗仍不能良好控制。不同的哮喘患儿，其表型和内型并不完全一致，用一种治疗方式不一定适合每一位患儿，不同人群对特定疾病的易感性或特定治疗的反应存在明显差异，因此在哮喘发病机制日益明朗的今天，人们越来越关注哮喘的个体化、精准化治疗。

【定义】

精准医学（precision medicine）是指根据疾病发病机制（内型）的差异来制订疾病的预防和治疗方法，真正做到在正确的时间内用正确的方式来治疗正确的人。精准医学的目的就是实现对疾病的个体化治疗。近年来，哮喘的新型生物靶向制剂不断上市或者进入临床试验，标志着针对哮喘患者的治疗进入了一个新的时代——精准医学时代。

【哮喘免疫机制与哮喘精准治疗】

哮喘是一种异质性气道慢性炎症性疾病，对哮喘免疫病理生理发病机制的深入研究为实现哮喘的精准治疗奠定了基础，尤其是某些炎症途径被证实与哮喘的内型相关。根据气道炎症的不同分子机制可分为不同内型：Th2型哮喘及非Th2型哮喘。前者主要由嗜酸性粒细胞、肥大细胞、树突状细胞及固有淋巴样细胞2型参与，分泌IgE、IL-4、IL-5、IL-13、IL-33、前列腺素D_2及胸腺基质淋巴细胞生成素（thymic stromal lymphopoietin，TSLP）等抗体和炎症因子。非Th2型哮喘是中性粒细胞等炎症细胞分泌IL-1、IL-6、IL-17、趋化因子配体（CXCL）-1、CXCL-8、γ干扰素、肿瘤坏死因子（tumor necrosis factor，TNF）-α等细胞因子参与。根据哮喘不同表型的发病机制，为各类靶向治疗药物提供了不同的作用位点。

【Th2型哮喘儿童的精准治疗】

随着哮喘发病机制及表型的研究进展，目前针对Th2型哮喘的靶向药物奥马珠单抗、美泊利单抗、贝那利珠单抗及度普利尤单抗等已在部分年龄段儿童患者中被批准应用并取得了良好的疗效，为重症及难治性哮喘儿童的治疗带来了新的希望。

1. 抗IgE单克隆抗体——奥马珠单抗　奥马珠单抗作为全球首个获批治疗哮喘的生物

靶向药物，是一种高度人源化的抗IgE单克隆抗体。其通过重链Fc片段ε3区选择性结合IgE，使血清游离IgE水平降低。通过IgE耗竭下调细胞表面高亲和力受体FcεRⅠ密度，抑制IgE与效应细胞结合，减少效应细胞激活及抗原提呈细胞对T细胞的作用，从而阻断哮喘儿童过敏级联反应的发生，减轻机体炎症反应。

奥马珠单抗2003～2005年分别经美国食品药品监督管理局（FDA）和欧洲药品管理局（EMA）批准上市，2014年《ERS/ATS重症哮喘管理指南》推荐在重度儿童过敏性哮喘中应用，2018年中国国家药品监督管理局批准用于≥6岁儿童中重度过敏性哮喘的治疗，2019年全球哮喘防治倡议（GINA）推荐其用于≥6岁的中重度过敏性哮喘儿童。

奥马珠单抗的适应证：对于中重度或难治性哮喘儿童，变应原检测出至少对一种变应原特异性IgE或皮肤点刺试验阳性（至少1种变应原所致风团直径大于阴性对照直径3mm以上），血清总IgE水平升高＞30U/ml并＜1500U/ml。

奥马珠单抗的禁忌证：对奥马珠单抗活性成分或其辅料有过敏反应的患儿；奥马珠单抗目前不适用于哮喘急性加重或急性发作的治疗；血清总IgE水平＜30U/ml或＞1500U/ml的患儿。

给药方法：采用皮下注射给药，根据患儿体重及基线血清总IgE水平决定给药剂量及频率。目前研究表明，治疗起效的最佳时机为治疗12～16周，如奥马珠单抗治疗16周无反应，继续使用奥马珠单抗临床获益的可能性减小。奥马珠单抗的最佳治疗疗程尚不确定，但不需要无限期使用奥马珠单抗。奥马珠单抗治疗期间不需要监测血清总IgE或游离IgE水平。使用奥马珠单抗期间可以进行脱敏治疗，在脱敏剂量递增期，奥马珠单抗联合特异性免疫治疗能够减少不良反应，使更多患儿达到目标维持剂量。

疗效：国内外多项研究显示，奥马珠单抗可以有效提高中重度哮喘儿童的控制水平，减少哮喘急性发作次数及急性发作导致的住院次数，降低每日ICS用量，减少急性发作相关全身性糖皮质激素用量，明显改善中重症哮喘患儿及其家庭的生活质量，但对肺功能的改善并不突出。中重症哮喘患儿合并蟑螂、屋尘螨等多种变应原过敏、特应性皮炎、食物过敏等其他过敏性疾病时，初始外周血嗜酸性粒细胞增多，高血清总IgE水平及呼出气一氧化氮（FeNO）水平升高预示使用奥马珠单抗可能获得更好的效果。

不良反应：大部分儿童皮下注射奥马珠单抗后可良好耐受，常见不良反应为轻至中度局部反应，包括注射部位疼痛、局部风团反应，一般缓解较快。在青少年患者治疗过程中，严重过敏反应发生率为0.1%～0.2%，目前尚无明确证据显示奥马珠单抗治疗会增加恶性肿瘤发生率。

2. 抗IL-5单克隆抗体 嗜酸性粒细胞通过脱颗粒作用，释放炎性因子及细胞毒性因子，导致气道上皮损伤、黏液过度分泌、气道高反应及气道重构。IL-5是嗜酸性粒细胞生存、分化、激活和存活的重要因子，可促进嗜酸性粒细胞的生成、成熟和迁移，同时抑制嗜酸性粒细胞凋亡。因此，IL-5是哮喘治疗的一个关键靶点，特别是在嗜酸性粒细胞性表型中，抗IL-5/抗IL-5受体单克隆抗体通过阻断IL-5作用，抑制体内嗜酸性粒细胞增多，从而改善哮喘儿童的临床症状及生活质量。

2020年GINA指南指出，抗IL-5/抗IL-5受体单克隆抗体可用于过去1年内有哮喘急性发作史且外周血嗜酸性粒细胞＞300/μl的重度嗜酸性粒细胞哮喘儿童的附加治疗。

以IL-5及其受体为靶点的生物制剂

主要是美泊利单抗（mepolizumab）、瑞利珠单抗（reslizumab）及贝那利珠单抗（benralizumab），美泊利单抗、瑞利珠单抗都直接与IL-5结合，而贝那利珠单抗与IL-5α受体结合，引起嗜酸性粒细胞的凋亡。

（1）美泊利单抗：是美国FDA第一个批准的特异性阻断IL-5的全人源化IgG1型单克隆抗体。针对其适应证，各国建议不同，2015年经美国FDA批准上市，用于≥6岁儿童重度嗜酸性粒细胞哮喘计数＞150/μl及哮喘急性发作病史的附加治疗；2015年欧洲批准上市用于≥6岁儿童重度嗜酸性粒细胞哮喘[过去12个月内至少一次嗜酸性粒细胞计数＞300/μl，需要持续口服糖皮质激素治疗和（或）＞4次哮喘急性发作病史]。而我国≥12岁儿童的Ⅲ期临床试验正在进行，采用皮下注射，≥12岁儿童每次100mg，6～11岁儿童为每次40mg，每4周1次，用药后哮喘症状体征缓解、急性发作次数减少、生活质量及FEV_1改善。

给予美泊利单抗治疗时，大部分研究人群耐受良好，不良反应以注射部位局部反应、呼吸道感染及哮喘急性发作常见，偶有疲劳或头痛，但由于大部分研究人群仅包含少量12岁以上儿童，结果能否推广至更小年龄的患儿还有待更大样本的研究结果。

（2）贝那利珠单抗：是小鼠来源IgG1型的抗IL-5α受体单克隆抗体，诱导嗜酸性粒细胞快速、完全耗竭并可调节嗜酸性粒细胞相关蛋白和（或）基因。2017年经美国FDA批准上市，可用于≥12岁儿童重度嗜酸性粒细胞哮喘的附加治疗。适应证为患儿过去12个月内血嗜酸性粒细胞计数＞300/μl且哮喘急性发作2次以上，接受高剂量ICS-LABA治疗仍无法控制。而我国仍在进行12～75岁重度哮喘患者的Ⅲ期临床试验。贝那利珠单抗采用预充注射器进行皮下注射，每次30mg，前3次每4周用药1次，后改为每8周1次；疗效在多项随机双盲、平行组、安慰剂对照Ⅲ期临床研究结果提示，与安慰剂组相比，贝那利珠单抗可以显著缓解重症患者哮喘症状，减少每年急性发作次数，改善支气管扩张剂使用前的FEV_1水平。青少年使用贝那利珠单抗进行治疗时，疗程超过108周后最常见的不良反应是哮喘急性发作，未发现感染、肿瘤或死亡等不良事件与治疗存在因果关系。

（3）瑞利珠单抗：是IgG4型全人源化IL-5单克隆抗体，可结合循环中的IL-5。2016年经美国FDA批准上市，可用于18岁以上、嗜酸性粒细胞计数＞400/μl的重度嗜酸性粒细胞哮喘的附加治疗。推荐剂量30mg/kg，每4周1次，每次25～50分钟静脉注射给药。多项安慰剂对照研究结果提示，与安慰剂组相比，瑞利珠单抗可以有效改善12岁以上中高剂量ICS仍未控制的重度嗜酸性粒细胞哮喘儿童的症状、肺功能及生活质量，减少哮喘急性发作，降低局部及全身嗜酸性粒细胞水平，改善FEV_1，减少全身激素用量。早发哮喘患儿疗效优于晚发哮喘，疗效优于贝那利珠单抗。瑞利珠单抗起效快、疗效持续时间长，首次给药后2～3天即可发现哮喘控制及肺功能改善，并可持续长达24个月。不良事件发生率可随治疗疗程延长而增加，主要不良反应包括感染、哮喘急性发作及头痛，注射局部或全身不良反应很少，尚无恶性肿瘤或死亡相关的报道，但各项研究所纳入的儿童患者数量较少，在儿童患者中有效性及安全性还有待更大样本的进一步研究。

3. 抗IL-4和IL-13单克隆抗体 IL-4和IL-13作为Th2型炎症的重要驱动因素，同样是哮喘精准治疗的靶点。其通过结合IL-4受体α亚基或者IL-4α/IL-13α异质二聚体受体复合物，参与IgE的生成、黏液的高分泌、嗜酸性粒细胞的招募、支气管收缩及通过纤维蛋白和胶原的表达参与气道重构。

（1）度普利尤单抗（dupilumab）：是全人源化IgG4型单克隆抗体，可结合IL-4受体α亚基而阻断和IL-4和IL-13在哮喘及特应性疾病中的共同信号通路。2017年美国FDA批准其用于≥12岁儿童中至重度及外周血嗜酸性粒细胞计数≥150/μl或FeNO≥25ppb且过去1年有急性发作病史的重度嗜酸性粒细胞哮喘或口服激素依赖中重度哮喘的补充治疗。GINA也推荐上述儿童患者选择抗IL-4单抗作为附加治疗。

度普利尤单抗用于年龄＞12岁且每日经ICS治疗后仍未得到有效控制的中重度哮喘患儿，可以显著减少急性发作次数，改善肺功能，提高哮喘控制水平，并可以降低口服糖皮质激素剂量，减少严重的激素依赖哮喘的急性发作次数。使用方法是皮下注射用药，第一次400mg，之后每2周200mg，或者第一次600mg，之后每2周300mg。常见副作用主要是注射部位反应、上气道感染等。

在我国正在进行Ⅲ期临床研究。

（2）抗IL-13单克隆抗体：来金珠单抗（lebrikizumab）和曲卡诺单抗（tralokinumab）均为IgG4型人源化IL-13单克隆抗体，可结合可溶性IL-13阻断其功能。多项Ⅲ期临床研究结果不一致，部分可改善肺功能FEV$_1$并减少急性发作次数，提高生活质量，尤其在高骨膜蛋白患者中效果更显著，但另一部分研究结果未见明显改善，尚未批准上市。

4. TSLP单克隆抗体 tezepelumab是一种人源化IgG2型单克隆抗体，特异性结合上皮细胞因子TSLP受体，阻断TSLP引发的Th2细胞分化及IL-4、IL-5、IL-13等Th2炎症因子释放的级联炎症反应。2019年美国FDA批准作为ICS-LABA联合治疗的重症非嗜酸性粒细胞哮喘的附加治疗，但仍未上市。对于≥12岁的哮喘儿童Ⅱ期临床研究结果显示，tezepelumab能减少哮喘急性发作次数，改善肺功能及生活质量，并降低患者血嗜酸性粒细胞、IgE及FeNO水平。Ⅲ期临床研究仍在进行中，结果有待评估分析。

另外两种上皮源性细胞因子IL-25和IL-33，目前尚无上市的靶向制剂。

【非Th2型哮喘儿童的精准治疗】

非Th2型哮喘以IgE、FeNO、嗜酸性粒细胞等Th2型生物标志物缺失为特征，可分为中性粒细胞型哮喘及寡粒细胞型哮喘两个亚型，病理机制尚不清楚。目前认为其主要由辅助性T1细胞（Th1）、辅助性T17细胞（Th17）、中性粒细胞介导，涉及IL-1、IL-6、IL-8、IL-17A/F、IFN-γ、TNF-α等炎症因子。目前针对中性粒细胞相关通路的靶向药物研究引起了研究者的兴趣。IL-8是一种强烈的中性粒细胞化学吸引物。CXCR2是IL-8的受体，Th1细胞因子通过与CXCR2结合而在炎症部位招募及激活中性粒细胞。

目前常见的非Th2型哮喘精准治疗药物主要针对中性粒细胞性哮喘，但相关研究结果不能明确支持哮喘急性发作次数减少、哮喘症状控制或肺功能改善，如人源性IL-17受体α的IgG2型单克隆抗体布罗达单抗（brodalumab）、趋化因子受体CXCR2拮抗剂SCH527123、选择性CXCR2拮抗剂AZD5069。

另外，中性粒细胞型哮喘可能从大环内酯类药物中获益。寡细胞型哮喘患者对抗胆碱能药物更敏感，如果患者尿白三烯E$_4$水平明显升高，那么患者应用白三烯受体拮抗剂的治疗效果较好。

【儿童哮喘精准治疗的选择】

IgE是过敏性气道炎症的重要炎性介质，对于部分应用大剂量吸入性糖皮质激素仍不能很好控制病情的重度哮喘患者，应用抗IgE抗体药物（奥马珠单抗）取得了显著疗效。但对于中国儿童，尤其是6岁以下儿童，还没有可靠的临床试验数据支持。另外，相继出现了一些免疫调节性单克隆抗体，如针对IL-4、IL-5、IL-13通路的新型靶向药物在成人重症哮喘的治疗方面取得了一定效果，但同样没有儿童应用的相关数据。

综上所述，近年来哮喘发病机制、不同炎症亚型分类及不同作用位点靶向药物的研发给重症哮喘及难治性哮喘患儿带来了新的治疗希望，对于小年龄哮喘患儿，靶向药物治疗的有效性及安全性尚有待进一步研究。各类靶向药物之间的差异及治疗选择策略或联合治疗少有研究。目前应用安全有效的靶向药物多针对嗜酸性粒细胞升高的Th2型哮喘，非Th2型哮喘尚缺乏有效靶向药物。

近年来，大规模组学技术对人体及疾病的研究不断深入，信息学大数据的应用、人工智能技术的开发及应用有助于精准医学的发展，在不断努力下，真正的精准医学时代不会太远。

（何金根　潘家华）

第7节　儿童哮喘的特异性免疫治疗

哮喘是一种常见病、多发病，我国哮喘发病率为0.5%～5.0%，且发病率呈逐年上升趋势。过敏性哮喘为最常见的哮喘类型。变应原刺激是诱发哮喘发作的主要原因，常导致病情反复加重难以控制。特异性免疫治疗（sepcific immunotherapy，SIT）亦称脱敏疗法，是在临床上确定了过敏性哮喘的变应原后，通过皮下或舌下途径逐渐增加特异性变应原量，使机体产生免疫耐受，从而减轻患者的过敏症状。在IgE介导的过敏性哮喘中，SIT是除避免接触变应原外唯一可以改变过敏性疾病进程的治疗方法，并且具有防止其他变应原致敏的作用。明确变应原，以控制为目标，在药物治疗基础上结合针对变应原的特异性免疫治疗，成为目前哮喘治疗的关注点。

【机制】

目前SIT作用机制尚未完全阐明。随着研究的深入，发现SIT可不同程度地诱导体内血清抗体反应及细胞的改变，目前研究主要集中于"Treg细胞诱导免疫耐受学说"。

1. Th2型到Th1型的变化　在SIT的刺激下，树突状细胞（dendritic cell，DC）释放IL-12、IL-27和IL-10，导致自然和诱导性调节性T细胞（natural and inducible regulatory T cell，NTreg和ITreg细胞）的激活和产生，这两种细胞都是抑制过敏反应的调节性T细胞（regulatory T cell，Treg细胞）的不同表型，同时也上调调节性B细胞的表达。这些细胞均可释放IL-10和转化生长因子-β（transforming growth factor-β，TGF-β），抑制变应原特异性Th2淋巴细胞的激活（并通过这种方式抑制Th2依赖的炎症），减少特异性IgE合成，直接诱导致耐受性树突状细胞亚群表达，下调肥大细胞表面FcεR I 受体的表达，并产生从Th2型到Th1型的变化。

2. 抗体亚型的变化　SIT通过Treg细胞作用的另一个重要机制是抗体亚型的变化。SIT可提高血清变应原特异性免疫球蛋白G4（specific immunoglobulin G4，sIgG4），降低变应原特异性IgE（specific IgE，sIgE）。此外，在B细胞的促进下，IgA和IgG4的产生增加。IgG4介导一种"免疫阻断"作用，以竞争的方式与IgE识别的相同部位的表位结合，抑制肥大细胞和嗜碱性粒细胞脱颗粒IgG4的另一个可能作用是刺激抑制性IgG受体FcγR II b的表达上调，它可以负向调节FcεR I 信号，进而抑制效应细胞的激活。

【适应证与禁忌证】

随着研究的深入，国际上对于SIT的适应证又有了新的认识。最新的观点认为，SIT要尽早启动，而不是在常规治疗失败后采用SIT作为挽救性措施，所有患者在哮喘药物控制治疗同时进行SIT。儿童患者对特异性免疫治疗也具有良好的耐受性和疗效，对适合的5岁以上的过敏性哮喘患儿可考虑实施此治疗。

1. 适应证

（1）患儿的哮喘症状与致敏的变应原相关，目前多参考的辅助变应原检测标准为皮肤点刺试验超过（++）和（或）血清sIgE呈2级以上。

（2）症状由单一或少数变应原引起者。

（3）病程较长的患者。

（4）哮喘病情为轻、中度，当前控制类药物治疗级别为1～3级者。

（5）不愿意接受长期药物治疗或药物治疗引起不良反应的患者。

（6）能接受和配合健康管理者。

2. 禁忌证

（1）严重的尚未控制的哮喘和（或）FEV_1小于70%预计值，或存在不可逆转的呼吸道阻塞，如肺气肿者。

（2）除户尘螨和粉尘螨外，存在其他变应原致敏，且其皮肤点刺试验阳性或sIgE水平大于户尘螨和粉尘螨者。

（3）急性上呼吸道感染者。

（4）存在SIT禁忌证者。

（5）既往行SIT的患者。

（6）患儿及家长无法理解治疗的风险和局限性者。

【变应原检测】

通过变应原检测以明确病因诊断是过敏性哮喘，目前变应原检测的方法分为体内法和体外法。体内法中适用于呼吸系统变应性疾病的主要为皮肤点刺试验，《变应性鼻炎及其对哮喘的影响（ARIA）指南》（2010修订版）将其推荐为检测吸入性变应原引起的过敏反应的首选检测方法。与皮肤点刺试验相比，体外法与皮肤点刺试验有良好的一致性，并具有方便、安全、不受药物影响等优点，为哮喘的病因诊断和针对性治疗开辟了新道路，以CAP检测系统和Mediwiss过敏筛定量检测系统最有代表性，其中CAP检测系统是定量检测血清sIgE的金标准。此外，尚有研究表明，ELISA法和CAP检测系统所得出的结果一致性高度符合，与进口试剂相比，ELISA价格低廉，临床实践中可能替代价格昂贵的进口试剂。

目前，提示是否存在临床症状的特异性IgE阈值尚不清楚。幼儿血清中低特异性IgE水平不能排除过敏症状的发生；相反，在血清总IgE水平非常高的幼儿中，其血清中特异性IgE水平可能很低。因此，需要同时检测总IgE水平与sIgE水平。研究表明，对于某些变应原，皮肤点刺试验阳性结果与sIgE水平阳性结果无关，反之亦然。如果只使用一种诊断试验（皮肤点刺试验/血清sIgE水平），则可能增加误诊的敏感型患者人数。因此，建议两种方法相结合来诊断哮喘患儿的致敏原。

【治疗方法、流程与疗程】

1. 方法　临床常用的治疗方式为皮下免疫治疗（subcutaneous immunotherapy，SCIT）和舌下免疫治疗（sublingual immunotherapy，SLIT），见视频10-6，视频10-7国外循证医学研究表明，SLIT对变应性疾病治疗的疗效劣于SCIT。尚无证据表明SLIT能够取代SCIT。尚有研究表明，联合应用SCIT+SLIT的患者IL-5、IL-10等临床指标改善优于单独应用SLIT、SCIT或药物治疗的患者，SLIT+SCIT成功地组合了两者的优势，看上去或许更有希望。还有学者尝试经口服、鼻内、支气管、淋巴结内注射等途径进行免疫

视频
10-6

皮下免疫
治疗

视频
10-7

舌下免疫
治疗

治疗，目前多处于研究阶段。

SCIT是目前SIT的经典方式，通过皮下注射变应原疫苗的方式进行的免疫治疗，通常选择上臂远端1/3处行皮下注射，可用于皮下免疫治疗的变应原种类包括尘螨、花粉、真菌和动物皮屑等。SLIT是指将变应原疫苗含服在舌下1～2分钟，然后吞咽入消化道，又称为舌下吞咽途径的免疫治疗，可用于舌下免疫治疗的变应原有花粉、尘螨、猫毛等。

由于部分非标准化制剂可能缺乏重要的变应原成分，造成治疗无效，另外变应原提取物可能被其他不相关的变应原污染，导致治疗前无IgE抗体的患者变成过敏体质，我国目前只有标准化的屋（粉）尘螨制剂应用于临床。

值得提出的是，应用基因工程技术重组低过敏性的变应原衍生品，既可提高其特异性及功效，又能减少不良反应的发生，这是一种新的、更有效的甚至可以广泛应用于SIT预防性治疗的研究方向。

2. 流程 SIT的治疗方案尚无统一规范。在考虑特异性免疫治疗之前要认真评估患者的疾病及其严重程度、对症治疗的效果、疾病及治疗的潜在危险因素、患者的心理健康状态及其对疾病和治疗措施的态度。具体流程如下：

（1）根据适应证和禁忌证评估患者，确定是否可获得高质量的变应原制剂。

（2）与患者探讨治疗的途径（皮下或舌下）和方法，说明治疗期间需联合用药控制或预防症状。

（3）皮下免疫治疗：每次治疗时评估患者对治疗的耐受情况及是否出现新的治疗禁忌证；舌下免疫治疗：每次常规随访（如3个月）时评估患者对治疗的耐受性、顺应性及是否出现新的治疗禁忌证。

（4）出现症状时应用药物控制和预防症状，酌情调整免疫治疗剂量或推迟治疗。

（5）评估疗效：当治疗失败时复评过敏情况，以除外其他变应原导致的症状。

3. 疗程 在SIT疗程结束后，其疗效还可得以延续，从而使患者长期获益，疗程长短与疗效维持时间之间的关系也缺乏公开的论据阐述。鉴于SIT疗程的长短，争议较大，WHO推荐治疗时间为3～5年。国内一般认为如果要达到好的疗效，至少需要3年，可通过对临床哮喘症状的控制、血清特异性IgE水平等进行综合评估，然后方可考虑终止治疗。该治疗耗时长久且无绝对的治疗时间期限，也导致了患者的依从性低、失访率高。

【疗效监测】

对进行SIT的哮喘患者随访观察发现，SIT可改善肺功能FEV_1、PEF和FVC及血清中IgG4及IgE水平等指标；降低哮喘患者气道高反应性；减少用于哮喘治疗及控制的药物剂量；还可以抑制对新变应原的致敏作用，即使在停止治疗后仍能保持至少几年的效果，并能控制其他过敏性疾病，如过敏性鼻炎。主要随访监测的疗效指标有肺功能（FEV%、FEV_1%pred、FEV_1/FVC%、PEF%pred、PEF、MMEF%）、呼出气一氧化氮（FeNO）、嗜酸性粒细胞百分比（AL%）、哮喘症状控制评分（包括哮喘日间评分、哮喘夜间评分及哮喘患儿用药评分等）、血清免疫学指标（如sIgE、总IgE、IgG4等）。

此外，欧洲变应性反应与临床免疫学会（EAACI）工作组已经研究并审查了许多用于临床预测对AIT治疗无效患者可能的生物标志物，包括细胞和体液标志物。例如，总IgE、sIgE、sIgE/总IgE；特异性免疫球蛋白（sIgG）亚类（sIgG1、sIgG4，包括sIgE/IgG4）；血清IgE与抗原结合（Fab）因子的抑制活性；嗜碱性粒细胞激活；白细胞介素、细胞因子和趋化因子；树突状细胞及调节性B细胞生物标志物等已经被研究。尽管数据不一致，但sIgE/总IgE和血清IgE-Fab被认为是有希望的生物标志物，有助于选择符合SIT条件的患者，甚至可以用来评估该疗法的依从性、反应和疗效。

【安全性与注意事项】

1. 安全性问题　虽然SCIT疗效确切，但少数患者可出现注射局部红晕、肿胀、皮下结节或坏死等局部反应，也可出现哮喘、荨麻疹、变应性鼻炎、结膜炎等全身不良反应，甚至可引起过敏性休克而导致死亡。通常，SCIT每500～1000次注射会发生一例全身不良反应（即发生率为0.1%～0.2%），每250万次注射会发生一例致命的全身不良反应。然而，美国报道称，SCIT全身不良反应的发生率为5%～7%，美国每年平均有1.7例病例死亡。对于小于5岁的儿童，开展的皮下免疫治疗研究尚不多，对该治疗的作用也存在较大争议。一般来说SLIT引发的不良事件比SCIT少而轻。口腔黏膜反应最常见，其次为胃肠道反应、鼻结膜炎，而荨麻疹、哮喘发作等全身不良反应也可见到。目前尚无SLIT导致过敏性休克或死亡事件的报道。有研究表明，在接受SIT治疗前服用抗组胺药可减少不良事件的发生风险。另有研究证实，SLIT在5岁以下儿童中使用及应用高剂量变应原进行SLIT也是安全的。我国有关SIT不良事件发生情况尚待进一步分析总结。

2. 注意事项　注射后患儿在治疗室观察>30分钟后方可离开；注射后24小时内，患儿避免剧烈运动和长时间洗热水澡；对前次注射后出现变态反应的患儿需引起注意，并进行评估；注射间隔期如需注射其他疫苗，需与SCIT间隔7天；治疗期间出现下列情况时暂停注射或调整剂量：发热或出现其他感染症状，注射前有变态反应，肺功能显著下降，有异位性皮炎，最近接触过大量变应原，注射了其他疫苗。

（周浩泉）

第8节　儿童哮喘的非药物干预

儿童哮喘防治应坚持长期、持续、规范和个体化的治疗原则。急性发作期以快速缓解症状为主，进行平喘及抗感染双重治疗；慢性持续期和临床缓解期应以防止症状加重和预防复发为主，如避免诱发因素、抗感染等，以降低气道高反应性和防止气道重构。哮喘目前还不能根治，其治疗目的在于通过规范化用药达到症状控制，维持正常的肺通气功能，减少急性发作，最终达到和维持临床良好控制。在儿童哮喘治疗中，要注重药物治疗和非药物治疗相结合。而哮喘管理和哮喘教育是哮喘综合治疗中非药物干预的非常重要的环节。其中儿童哮喘健康教育在本书其他章详细介绍（参见第11章），本节不再赘述。

【环境干预】

哮喘的危险因素分为宿主因素和环境因素。环境因素的多样性和不确定性被普遍认为是造成儿童哮喘患病率不断上升的主要因素。环境因素（室外环境、家庭环境、学校环境）包括接触变应原、呼吸道感染（包括病毒）、职业性刺激物、烟草烟雾、空气污染、食物和药物等。儿童哮喘的主要环境干预措施包括避免吸入变应原、避免暴露于烟草烟雾、避免接触室内外空气污染等。针对哮喘儿童采取的环境干预措施越早，效果越好。

环境中吸入性变应原致敏是导致儿童哮喘致病和急性发作最主要原因之一，主要的吸入性变应原包括室外草花粉、室内尘螨、蟑螂、真菌及动物皮屑等。通过适当的环境干预，改变生活习惯和降低环境的湿度，可明显降低儿童哮喘的发作次数。

（1）植物花粉：是空气中主要的吸入性变应原，当它被吸入人体鼻腔、支气管后，能释放多种可溶性蛋白质，具有很强的抗原性，是引起支气管哮喘发病和发展的重要因素。因此，在致敏花粉飘散的高峰季节（春季树木花粉、夏秋杂草花粉），有支气管哮喘等过敏性疾病的患儿，关好门窗待在室内，减少室外活动；尽量居住在有空调的房间，有条件者房间可加装空气过滤器，使空气循环过滤；春游或秋游时，可采用戴口罩等防护措施，尽量减少与花粉接触；避免室内养花；严重的花粉过敏患者在致敏花粉播散季节可考虑移地进行预防。

如不能回避，有专用花粉阻隔剂，涂抹鼻孔，对局部予以保护。

（2）尘螨：主要包括屋尘螨、粉尘螨、热带螨，其变应原主要存在于螨虫的躯体、分泌物及排泄物中。尘螨普遍存在于室内床垫、被褥、沙发、地毯、不洁家具、毛绒玩具、宠物皮屑和毛发中，甚至室内空气不流通、温度湿度偏高都会导致尘螨变应原水平相应升高。引起过敏性疾病最常见的变应原是尘螨，约80%的婴幼儿及40%～50%的成人哮喘由尘螨过敏引起。由此可见，哮喘患儿尘螨干预尤其重要，建议每周用热水洗床上用品，不用地毯和软椅坐垫，建议使用木质家具，吸尘器最好带滤网，不玩毛绒玩具，定期清洗空调滤网。保持室内干燥通风，必要时使用除湿机、除螨仪。室外旅行选择居住无地毯的房间。

（3）蟑螂：是全球分布的昆虫，WHO及美国国家卫生研究院已将它列为环境中重要的变应原。室内蟑螂可作为某些病毒、细菌、真菌、寄生虫等病原微生物的中间宿主或传播者，其虫体、排泄物、分泌物及尸体粉末均是变应原的来源。有研究表明，有

60%～80%的儿童被蟑螂变应原致敏，提示蟑螂变应原是哮喘发生的重要因素，蟑螂普遍存在且是高致敏原。因此，哮喘儿童室内要彻底消灭蟑螂，并彻底清除蟑螂尸体及排泄物；剩余食物放入容器内；家中不要堆放报纸、纸箱和空瓶等。

（4）宠物：宠物在家庭中与人密切接触，其毛发和皮屑已被证实是重要的变应原。约10%的人群可能对动物过敏，而20%～30%的哮喘患者家中饲养宠物。此外，宠物的毛发和皮屑是螨虫的食物来源，从而助长了螨虫大量繁殖。猫、犬变应原在空气中停留时间较长，其分泌物形成很微小的颗粒并以一种气溶胶的形式存在，移走猫、犬后还需要6个月以上的时间才能恢复到无猫犬的家庭水平；因此，有哮喘患者的家庭不宜养猫、犬等宠物，也尽量不要带哮喘儿童到养有宠物的人家做客。

（5）真菌：主要出现在室内环境中，是重要的室内变应原。真菌喜欢在阴暗、潮湿、通风差的环境中生长，现代城市生活的空调、湿化、取暖系统等为真菌提供了赖以生长的环境。真菌孢子和菌丝碎片均可引起过敏，以孢子致敏性最强，这些真菌变应原飞散在空气中，诱发哮喘发作。因此，哮喘儿童想要避免真菌致敏，就要及时清扫家中潮湿区域和有霉斑生长处，尤其是卫生间和厨房；保持室内干燥通风，使室内湿度保持在50%以下；地毯、墙纸、空调均有利于真菌繁殖及生长，定期清洗或消毒可以减少真菌孢子水平；室内尽量减少大面积的水养植物池和盆栽植物。

（6）烟草烟雾：香烟中的二氧化氮能加重哮喘症状，所含的有机化合物甲醛可能是致敏物，生命早期暴露于被动吸烟可以直接影响儿童呼吸系统的发育，暴露于高浓度的烟草烟雾可明显增加哮喘患儿症状的严重度。香水、清洁剂、喷雾剂、农药等也是很

强的刺激物，容易引发或加重哮喘。因此，哮喘儿童家长及其密切接触者禁止室内吸烟和防止儿童在有烟雾的公共场所滞留，当有做饭的烟雾或燃烧木柴时，要开窗通风。当室外汽车尾气、工厂污染等严重时，要关闭门窗。

（7）空气污染：室内空气污染主要来源于室内建筑和装饰材料、室内燃料燃烧、烹饪油烟等。选用环保材料装修，使用清洁燃料和良好的抽油机设备，经常开窗通气，保持通风，有条件者房间可加装空气过滤器，使空气循环过滤，可减少室内空气污染。室外空气污染物主要包括细颗粒物（PM2.5）、SO_2、NO_2、O_3、CO 及金属离子等，可引起患儿肺功能降低、气道反应性升高和免疫系统功能的变化，增加哮喘患者对抗原的敏感性，容易引发哮喘并使症状加重。哮喘儿童户外可采用戴口罩等防护措施，尽量减少与污染空气的接触。

此外，儿童哮喘好发于秋季或冬春季节，由于此季节的温差大，空气较为寒冷，儿童呼吸道对气候变化很敏感，如天气突然变冷，冷空气刺激呼吸道，诱发哮喘发作。避免接触冷空气，户外活动戴口罩。另外，大哭大笑等剧烈运动和儿童恐惧紧张等刺激也可引发儿童哮喘发作，要适当加以干预。

随着发展中国家的社会经济发展及城市化进程的加速，人们生活起居及环境暴露的模式发生了很大变化。环境因素对哮喘发生发展所产生的影响，越来越受到研究者的广泛关注。切实做到避免接触那些常年性变应原及环境化合物，可以降低哮喘的发病率及改善症状。环境控制可以在任何药物干预前就使疾病的活动度和症状发生改善，且该方法费用低，方法简便，易被患儿家长接受。

【饮食干预】

随着哮喘和食物过敏发病率上升，同步提高对疾病的认识具有重要意义。哮喘和食物过敏可以并存于同一患者，食物过敏增加了哮喘患者发展为重症哮喘的风险。在症状未控制的哮喘患者中，食物过敏可以是全身严重不良反应的一部分，食物过敏合并哮喘意味着发生严重不良反应的风险增加。对于食物过敏、哮喘或二者合并存在的患者，回避变应原是首要措施，采取及时的救治措施可以减少不良后果。食物过敏诱发哮喘的确切机制还有待进一步明确，食物过敏是否会直接影响哮喘的控制也值得进一步研究。

一方面，摄入某些特异性食物可以激发哮喘，另一方面合理饮食可能有助于控制哮喘发作。引发哮喘的物质主要为异性蛋白质，可对少数人诱发哮喘。蛋白类食物作为一种抗原，可引起变态反应，在哮喘的早期形成和发作过程中起着极为重要的作用。而液态奶、冷饮、巧克力等食物尽管不作为一种变应原起作用，但其食品添加剂如香精、人工色素、防腐剂等可增强气道高反应性，从而引发或加重哮喘。而水果和蔬菜的摄入可增加食物中抗氧化剂含量，起到控制哮喘的作用。

【运动干预】

哮喘是一种以气道慢性炎症和气道高反应性为特征的疾病。运动是哮喘患儿常见的诱发因素之一。与正常儿童相比，哮喘儿童的运动量在一定程度上是减少的。部分哮喘患儿运动时出现呼吸道症状，如咳嗽加重、气促、胸闷等，患者及其家人便因此对运动产生误解，从而降低了哮喘儿童日常运动量，最终导致哮喘儿童比非哮喘患者身体素质更差，哮喘治疗效果不佳，生活质量进一步下降。患儿、家长、医师三者对运动的态度都会影响哮喘儿童运动。

运动诱发性支气管收缩（exercise-induced bronchoconstriction，EIB）是气道高反应的一种表现，是指运动引起的急性气道狭窄。EIB在哮喘患者和非哮喘患者中均有发生。其特征是运动后肺功能下降，FEV_1下降＞10%。在哮喘儿童中，EIB发生率为20%～90%，而在无哮喘儿童中只有7.4%。症状控制不佳/重症哮喘患者比哮喘症状控制良好/轻度哮喘患者更有可能出现EIB。在哮喘患者中的确切患病率尚不清楚。运动诱发哮喘患者出现典型临床表现是患者在运动过程中，呼气阶段出现咳嗽、胸闷和喘息。

国内外多项研究表明，哮喘儿童一般在症状控制良好状态下，可进行正常运动，适当运动可以减少哮喘症状，降低哮喘发作风险，提高运动能力和生活质量。运动可以显著提高人体最大摄氧量，改善哮喘儿童心血管健康和生活质量，改善哮喘患者最大耗氧量和心肺耐力，提升运动耐受力。对于进行规律的药物治疗、哮喘处于控制状态的患儿，在采取了适当的预防措施后，可以进行正常运动。但哮喘儿童所处的环境会影响运动：干冷环境易加重EIB，而湿热条件下如室内游泳则较少发作，但在水环境相关的运动对哮喘患者的影响方面还需要进行更多的研究，可能要对游泳池中的消毒液加以注意。运动引起支气管收缩通常受环境因素影响，在空气污染、花粉和其他变应原浓度增加、呼吸道病毒和细菌感染、运动场所空气质量下降（泳池含氯量、杀虫剂、除草剂、油漆及其他挥发性装饰材料等浓度增加）的情况下，运动可加重支气管痉挛性收缩，从而导致FEV_1明显下降。因此，有吸入性变应原致敏的哮喘儿童在运动时要进行相应的环境控制。

美国运动医学会对哮喘患者提出了"FITT"的建议，即为哮喘患者运动制定的、需要遵循的FITT原则：F即"Frequency"的缩写，指运动频率；I即"Intensity"的缩写，指运动强度；T即"Time"，指运动时间；T即"Type"的缩写，指运动类型。关于有氧运动的建议中提出，哮喘患者的运动频率为3～5天/周，运动强度为中等强度，运动时间逐渐增加至少30～40分钟/天，运动方式是全身大肌肉群组参与的有氧活动，如步行、跑步、骑车、游泳等。但对儿童哮喘患者无特定的建议，因此关于哮喘儿童的运动处方标准还需要进一步探索。

哮喘患者运动的特殊注意事项：①根据心率控制运动强度时要考虑心率和通气量之间关系的变异性，以及哮喘控制药物对心率的影响；②运动前后服用短效支气管扩张剂可以预防EIB的发生；③哮喘发作期的患者在症状及气道功能改善之前应暂停运动；④哮喘患者避免在冷环境和有变应原的环境中运动；⑤哮喘患者最好在无氯的游泳池中游泳。

制订哮喘儿童运动方案时有两个难点，即运动强度评估及运动类型选择，运动强度是决定运动干预是否有效的关键因素。寻求个体化精准治疗的同时，制订哮喘儿童运动方案也力求个体化，应制订个体化的运动强度，将运动强度和运动项目的选择有效地结合起来。关于哮喘儿童具体的运动建议还需要进一步研究和论证。

总之，虽然哮喘儿童在运动过程中可能出现EIB，但研究表明运动对改善哮喘儿童心肺耐力、肺功能、气道高反应性、哮喘症状和生活质量均有一定获益，应推荐哮喘儿童通过运动改善疾病状态。EIB发作的哮喘儿童可以在运动前服用相应的药物进行预防。目前数据表明，哮喘儿童经常进行运动的好处远远大于风险。因此，临床医师应鼓励症状控制好的哮喘儿童进行适当强度的运动，以提高哮喘控制的整体水平，改善哮喘儿童生活质量。

【减肥干预】

肥胖已经成为哮喘的一个重要危险因素，在2006年GINA已将肥胖确定为哮喘的独立危险因素之一。肥胖不仅可以增加哮喘的发病率，同时还可以影响哮喘严重程度及治疗效果。大量临床研究证实肥胖可以增加哮喘的日发病率、急救药物使用率、急诊就诊率及住院率等；肥胖伴有哮喘的患者较一般哮喘患者活动受限，生活质量降低；另外，肥胖伴有哮喘患者治疗后起效慢、疗程长等。可见，肥胖明显影响哮喘患者的临床症状及治疗效果。肥胖对呼吸系统的影响存在多方面的影响机制，包括机械性、炎性及激素水平等。

临床医师应结合肥胖患儿年龄、民族、文化、地域背景开具生活方式处方，促进以家庭为中心的生活方式（如饮食、身体活动、行为）的改变，以达到促进患儿体重指数合理降低的目的。

推荐临床医师根据我国促进儿童青少年健康指南、共识开具健康膳食处方促进学龄期儿童健康：①减少食用快餐食品，减少在外就餐及外卖点餐。②减少加糖食品并避免含糖饮料，禁止饮酒。③减少高脂、高钠加工食品摄入。④减少饱和脂肪酸摄入。⑤多吃水果和蔬菜，增加膳食纤维摄入。⑥进食速度不宜过快。⑦按时、规律进餐，避免不吃早餐和白天不断加餐，尤其是放学后、晚饭后和睡觉前。⑧三餐达到蛋白质、碳水化合物、脂肪摄入均衡。⑨避免进餐时看电视或电子产品。⑩按量做饭，避免购买大份包装食品；减少摄入高升糖指数食物，建议增加摄入富含ω-3的不饱和脂肪酸食物，多喝水。

建议对婴幼儿及学龄前期肥胖儿童的饮食进行如下干预：①减少高脂肪或高钠加工食物的摄入；②2岁及以上儿童减少饱和脂肪酸摄入；③限制含反式脂肪食物摄入；④推荐增加水果和蔬菜摄入；⑤减少和避免快餐、添加糖食物及果汁摄入；⑥培养健康进食习惯，适当控制零食。

临床医师对肥胖患儿身体情况进行整体评估后开具运动处方，指导患儿进行体力活动。建议幼儿每天保证体力活动60分钟；3～6岁儿童每天保证60分钟体力活动，包括30分钟有指导的结构化体育锻炼。减少久坐行为。对家庭成员（父母）进行合理运动的相关教育。建议＞6岁儿童和青少年应该每天至少保证60分钟中等至较高强度的有氧运动，每周至少进行3天的增强肌肉和骨骼的高强度运动。

【心理行为干预】

哮喘儿童心理行为问题检出率明显高于正常儿童，哮喘患儿不同程度、不同性别的行为问题不完全相同，哮喘严重程度对患儿行为影响较大；学习成绩、家庭及父母婚姻关系、母孕期疾病对行为问题也有影响。哮喘儿童往往存在焦虑、抑郁、自卑感、过分依赖等表现。在人格特征方面，在面对哮喘这一应激原时，容易对疾病做出负性的认知评价，常因疾病郁郁不乐、忧心忡忡，以致出现不够理智的行为，与人沟通也更加困难，从而陷入焦虑和抑郁的恶性循环，对生活质量造成严重的影响。同时对于由哮喘引起的气促、咳嗽、胸闷、呼吸困难等症状的主观体验更强烈，导致更低的生活质量。另外，高神经质的哮喘患者，其客观支持往往较低，因而容易采用消极的应对方式，从而引发患者产生负性情绪，降低其生活质量。造成患儿心理行为问题的原因有哮喘反复发作、久治不愈的困扰，发作时无助感的痛苦经历，以及哮喘对患儿学习、生活等造成的不利影响和干扰，这些都可能引起患儿的自卑、抑郁、焦虑、人际交往不良等，从而使其心理处于不良状态。

心理干预能明显改善患儿的情绪障碍、躯体症状和肺功能，是一种有效地辅助治疗方法。因此，正确积极的心理行为干预可控制或防治儿童哮喘的发作及复发，明显改善哮喘症状，具有临床积极意义。

哮喘发作与不良行为有密切关系，对不良行为的认识，远离和避免暴露于刺激原环境可使病情明显改善。良好的社会家庭心理环境是儿童身心健康发育的重要条件，哮喘患儿病程长、反复住院，性格易变得孤僻、焦虑、恐惧。为此，父母要保持良好的心态，采取正确的干预方式，保护患儿自尊心和自信心，培养患儿解决实际问题的能力，逆转不良心理状态，从而减轻或预防哮喘发作。

放松训练原理是通过长期反复的可形成条件反射性的心、身松弛训练，改善哮喘患者抑郁、焦虑情绪，使人体的非自主反应，如心跳、呼吸和血压、肾上腺素的分泌在自主的控制中，这对于控制哮喘发作有积极意义。放松训练可以消除大脑皮质不良兴奋灶，稳定神经内分泌系统调节功能，减少炎性介质释放，减轻支气管黏膜水肿，改善通气功能，减少机体耗氧量，改善缺氧状态，帮助患儿消除紧张情绪，达到宁心、安神、平喘的作用。

了解儿童哮喘发作前后有无情绪变化，根据患儿自身个性特点及患儿家长认知情况给予疏导。情绪疏导指根据患儿病史及存在的不同心理问题，给患儿宣泄及倾诉的时间，教会患儿以正确的方式表达自己当时的感受，同时让患儿家长充分认识患儿情绪变化与病情变化之间的关系，调动患儿及家长的期望心理，激发患者的心理能量，努力获得最佳肺功能。对于个别心理障碍严重的患儿在上述综合治疗的基础上，请专业心理医师进行心理治疗。

研究表明，在药物吸入治疗的基础上辅以心理干预治疗，在缓解哮喘患儿焦虑、抑郁情绪的同时，增强了药物吸入的疗效，从而达到提高哮喘患儿肺功能和生活质量的目的，比单纯应用药物吸入治疗具有更多的优越性，是治疗学龄儿童哮喘的有效辅助方法，值得临床推广应用。对处于哮喘急性发作期的患者，由于存在有明显的焦虑情绪和躯体不适症状，在这一阶段不适合使用需要患者投入努力的认知重建技术，使用放松训练、意象想象、催眠治疗等方法较为合适，而对缓解及康复期的患者，更侧重于采用一些要求患者更加积极主动参与的治疗方法，如团体治疗、家庭治疗和认知疗法，这样可以起到更加显著的效果。

（何金根　潘家华）

第11章　儿童哮喘的健康教育

健康教育是哮喘管理的重要部分，有效的健康教育可减少儿童哮喘急性发作，降低医疗成本，避免因哮喘导致的死亡，并改善患儿的肺功能，减少急诊就诊次数和住院频次。因此，面对逐年升高的儿童哮喘患病率和不够理想的哮喘控制现状，如何为家长提供有效的健康教育以提高儿童哮喘的控制水平成为医务人员关注的重点。

1. 儿童哮喘健康教育的新要求　随着新媒体的蓬勃发展，传统医学健康教育模式已经不能满足大众的需求，如何利用医院的现有人力、物力资源，借助新兴传播形式，探索出医学科普新途径，提升公众健康素养水平，成为新时代的新问题。

随着《健康中国行动（2019—2030年）》的推进，我国提出了健康知识普及、合理膳食、全民健身、心理健康促进等15个重大专项行动。健康知识普及是第一个行动，要让公众掌握健康的基本知识和技能，这对儿童哮喘健康教育提出了新要求，并赋予了儿童哮喘健康教育新内涵。医护人员需要利用各种传媒以浅显的、通俗易懂的方式，让公众接受儿童哮喘相关的预防、治疗、监测和保健知识，推广科学技术的应用，倡导科学方法，传播科学思想。

2. 儿童哮喘健康教育的总体目标和具体目标　儿童哮喘健康教育的总体目标与儿童哮喘治疗目标是一致的。①达到并维持症状的控制；②维持正常活动水平，包括运动能力；③维持肺功能水平尽量接近正常；④预防哮喘急性发作；⑤避免因哮喘药物治疗导致的不良反应；⑥预防哮喘导致的死亡。

儿童哮喘健康教育的具体目标是为了实现总体目标设计的、具体的、量化的指标，计划目标必须回答4个"W"和2个"H"。

Who——对谁？

What——实现什么变化（知识、信念、行为、发病率等）？

When——在多长时间内实现这种变化？

Where——在什么范围内实现这种变化？

How much——变化程度多大？

How to measure——如何测量这种变化？

3. 儿童哮喘健康教育的内容和干预策略　加强儿童哮喘的健康教育与科普宣传，对于哮喘的防治、增加患儿及家长的依从性尤为重要。通过建立医患之间的伙伴关系，传授的内容和方式适应患儿及家长对健康知识的认知程度，充分讨论关心的问题，形成共同目标，有助于提高健康教育的效果。

（1）儿童哮喘早期预防

1）母亲妊娠期宜进食富含维生素D和维生素E的食物。

2）母亲妊娠期及婴儿出生后避免烟草暴露。

3）提倡自然分娩。

4）鼓励母乳喂养。

5）出生1年内婴儿尽量避免使用广谱抗生素。

6）母亲妊娠期和儿童生命早期避免使用对乙酰氨基酚。

7）避免二氧化氮、二氧化硫和PM2.5微粒等室内外环境污染物的暴露。

（2）儿童哮喘健康教育内容

1）哮喘的本质、发病机制、哮喘的诊断和基本治疗原则。

2）变应原检测和肺功能检查的必要性和局限性。

3）避免触发、诱发哮喘发作的各种因素的方法。

4）哮喘加重的先兆、发作规律及相应家庭自我处理方法，制订个体化哮喘行动计划。哮喘行动计划以症状或峰流速，或两者结合作为判断病情的标准。哮喘行动计划应用3个区带描述哮喘的控制水平，采用交通信号灯的颜色：绿色、黄色和红色，分别提示在不同情况下需要应用的药物和采取的行动。

5）自我监测，掌握PEF的测定方法，记哮喘日记。应用儿童哮喘控制问卷判定哮喘控制水平，选择合适的治疗方案。常用的儿童哮喘控制问卷有儿童哮喘Track评分（5岁以下）、哮喘控制测试评分表（c-ACT，12岁以上）、哮喘控制问卷（ACQ）等。

6）了解各种长期控制及快速缓解药物的作用特点、药物吸入装置使用方法（特别是吸入技术）及不良反应的预防和处理对策。医护人员应当以训练器/实物正确演示每一种吸入装置的使用方法，然后让患儿练习，查看患儿药物使用的细节，发现错误及时纠正，如此反复数次。推荐在吸入装置技巧培训时引入视频教育模式，以提高吸入装置的正确使用率。

7）哮喘发作的征象、应急措施和急诊指征。

8）变应原特异性免疫治疗、生物制剂在儿童哮喘治疗中的适应证和注意事项。

9）饮食、运动、疫苗、免疫调节剂、中医中药在儿童哮喘防治中的作用。

10）变应性鼻炎、鼻窦炎、阻塞性睡眠呼吸障碍、胃食管反流和肥胖等共存疾病的治疗。

11）心理因素在儿童哮喘发病中的作用。

（3）儿童哮喘健康教育干预策略

1）治疗干预：将复杂的药物治疗简化为每日1次用药，将多种药物应用合并为单个吸入装置使用能有效地提高患者依从性。

不正确地应用吸入器是导致治疗失败的常见原因，雾化吸入装置、吸入气雾剂和干粉制剂的使用方法是完全不同的，需要反复评估患儿对吸入装置的应用情况，当发现错误时应及时进行纠正。

2）自我管理干预：通过哮喘患儿自我检测呼气峰流速或症状，结合定期医疗记录和书面的哮喘行动计划，可使哮喘患儿的健康转归得到显著改善，如使夜间哮喘发作次数、住院次数、门诊就诊频次、因病缺课的天数下降。

如果能进一步优化哮喘行动计划的设计，图形化方案能使患儿父母更容易理解哮喘管理。根据哮喘患儿的病情调整用药，使发生用药错误的可能性明显降低。

3）以患儿为中心的沟通方式：以患儿为中心的治疗方案可改善患者依从性和临床转归，且不增加时间和成本。动机性面谈是一个以患儿为中心的访谈方式，可以简短地整合到门诊治疗中，用来促使患儿改进那些他们不愿意改变的方面。

现有的哮喘管理方法（如教育和自我管理）会使那些未准备好或不愿接受治疗的患儿及家长产生抵触情绪；而动机性面谈可以在宣教之前，帮助患儿及家长解决他们的矛盾心理，同时构建内在动力。其中使用交流技巧（开放式提问、积极聆听等）去确认患儿及家长的担忧，通过动机性访谈解决患者的担忧。

4.儿童哮喘健康教育方式

（1）儿童哮喘健康教育主要载体门诊教育：是最重要的基础教育和启蒙教育，是建立医患合作关系的起始点。通过门诊的个体化教育，患儿及其家属初步了解哮喘的基本知识，学会应用吸入性药物。

集中教育：通过座谈、交流会、哮喘学校（俱乐部）、夏（冬）令营和联谊会等进行集中系统的哮喘防治教育。

媒体宣传：通过广播、电视、报纸、科普杂志、书籍等推广哮喘知识。

网络教育：应用电子网络或多媒体技术传播哮喘防治知识。通过中国哮喘联盟网（www.chinaasthma.net）、全球哮喘防治倡议网（www.ginasthma.org）和相关互动多媒体技术传播哮喘防治信息。

定点教育：与学校、社区卫生机构合作，有计划开展社区、患儿、公众教育。

医师教育：注意对各级儿科医师的教育。普及非专科儿科医师及社区医护人员的哮喘知识，更新和提高专科医师的哮喘防治水平，定期举办哮喘学习培训班。

（2）物联网及数字化技术在儿童哮喘健康教育中的应用：应用物联网、人工智能等技术是管理哮喘患儿更优化的途径和方法，能使哮喘儿童的家庭自我管理更有效地开展。随着现代科技的发展，各地通过物联网技术管理哮喘患儿收到了很好的效果，如开展远程视频、网络、APP等多种形式的教育，使用家用智能肺功能测定、智能用药监测设备等来帮助哮喘患儿进行自我病情监测和用药管理，显著改善了患儿的症状控制水平和预后。

（3）微信群管理在儿童哮喘健康教育中的应用：随着微信成为主要的互动沟通、信息传播方式，儿童哮喘专病微信群已经成为目前健康教育的主要形式，而且带有疾病科普性质的抖音、视频号都是群众喜闻乐见的形式。人们通过这些形式可以尽快理解和掌握儿童哮喘的相关防治知识。

微信群管理中嵌入的小团体式的自我导向学习和同伴教育丰富了健康教育内涵，但是这耗费了医务人员每天大量的时间和精力，而微信群智能管理软件和智能机器人的出现却很好地解决了这一问题。

5. 儿童哮喘健康教育困境与解决方案 "供需存在差异，缺少权威声音"是当下儿童哮喘健康教育的困境之一，而造成这一困境的因素是多方面的。由于健康教育，尤其是科普知识的传播，近几年出现多种多样的自媒体形式。但是大部分医院未将之纳入绩效考核，医务人员重视程度不够，创作热情不高。随着医院将健康科普的地位提升至战略高度，即从政策上鼓励和支持儿童哮喘的系列科普创作，让家长有更多的途径获取通俗易懂的防治知识，从而达到"上医治未病"的目的。

目前疾病健康教育逐步趋于科普教育化，由传统的门诊教育转变为门诊教育与科普教育相结合的方式。由于大部分医务人员缺乏媒体素养，输出的多以严肃的科普教育为主，这类内容大多枯燥乏味、专业术语多，大众不易接受，导致关注度不高，潜在获益降低，进一步影响医务人员的参与热情。因此，儿童哮喘的科普教育应避开误区，围绕哮喘患儿及家长最关心的问题开展科普创作，如采用话剧、小品、小说等形式，将科学性与趣味性相结合，以新传播方式引发关注度，把晦涩难懂的科学道理以生活对话方式形成通俗易懂的语言，便于大众理解和接受。

6. 儿童哮喘健康教育建议 儿童哮喘健康教育具有程序性和针对性特征，应该为每一位哮喘儿童制订一份健康教育计划，涵盖儿童哮喘防治的所有内容，贯穿于哮喘治疗的整个过程，并根据哮喘患儿及家长接受教育的能力及时调整教育方案。

儿童哮喘健康教育具有长期性和复杂性的特征，需要循序渐进、持之以恒，根据不同治疗阶段出现的"新问题"，不断重复教育，解除疑惑，正确引导；建立多元化团队，与社区、学校合作，不断提升健康教育的覆盖面和效能。

儿童哮喘健康教育需要兼顾系统性和灵活性，开展多种形式的健康教育，不断强化正确的理念和实践，充分发挥新兴媒体的作用，开展寓教于乐教育，利用创新载体的即时性和互动性，提高认知度、参与度和满意度。强调儿童哮喘健康教育的有效性，重点聚焦自我管理和结局评价。

儿童哮喘健康教育需要具有专业性和技巧性，作为健康教育主体的医务人员，需要适应新变化，不断提升业务能力和创作技巧，满足健康教育常态化、规范化的要求。关注心理行为治疗，再强的媒体作品也无法替代医务人员的关怀和温暖，医务人员应与哮喘患儿及家长建立良好的信任关系。

儿童哮喘健康教育是儿童哮喘管理的重要一环，通过健康教育，哮喘患儿及家长掌握儿童哮喘防治知识，树立健康观念，从而转化为健康相关行为，这符合当代生物-心理-社会医学模式，也是新时代对医务人员提出的新要求。需要医务人员与时俱进，转变工作模式，由"治病"向"防治结合"转变，积极应对健康促进的新挑战。

（殷　勇）

哮喘的表型具有明显异质性，并且受不同遗传和环境因素的影响。基因是易患哮喘和机体过敏性的基础，而接触变应原、呼吸道感染和环境污染可能是影响哮喘的发病机制以及每个个体间哮喘严重程度差异。支气管哮喘预防的进展包括更个性化的治疗方法，了解不同支气管哮喘表型或不同疾病生物标志物的易感个体间的遗传变异有助于个体化防治策略并使其更加有效。以下总结支气管哮喘三级预防措施，以期降低哮喘发病的可能，从而有效控制哮喘，防止病情继续恶化。

【一级预防】

一级预防是在明确有危险因素触发前，采取预防措施，目的是防治易感个体发展成哮喘，只有一级预防才能达到降低哮喘发病率的目的。由于哮喘症状通常出现在儿童早期，因此一级预防越早越好，甚至在母亲妊娠期就开始。

1. 遗传因素　通过调查婴幼儿哮喘及哮喘家系中喘息患儿的分布情况、分离分析等遗传病的遗传方式，调查哮喘的分离比为 0.163，明显小于 0.25，说明哮喘遗传方式为非单基因遗传病。通过流行病学调查，哮喘患儿一级亲属患病率（23.26%）＞二级亲属患病率（8.29%）＞一般群体率，一级亲属遗传度为 84.05%，二级亲属遗传度为 68.84%，一、二级亲属平均加权遗传度为 78.87%，属平均加权遗传。通过计算可得出一、二级亲属的平均加权遗传度均大于 60%，说明遗传因素是哮喘发病中的主要因素。

针对过敏的一级预防性变应原特异性治疗（allergen specific therapy，AIT）可以通过母体接种来实现，实验研究表明，母体免疫可以抑制后代的过敏反应。这种保护作用主要由被动免疫模型中变应原特异性 IgG 抗体的转移介导。孕妇的 AIT 可以保护儿童免受变应原特异性 IgE 致敏，AIT 诱导的 IgG1 和 IgG4 抗体会传递给子代，并且可以在脐带血中检测到。在一项出生队列研究中，母亲通过脐带血将较高水平的变应原特异性 IgG 抗体传递给子代，其子代对 IgE 致敏率低于母亲传递较低水平的特异性 IgG 抗体的子代。高水平的天然母体变应原特异性 IgG 抗体可以防止儿童在随访至 5 岁时发生过敏反应。在后来一项研究中，母体来源的变应原特异性 IgG 抗体可以在出生后长达 6 个月中检测到。这些 IgG 抗体具有保护作用，表明生命的最初几个月可能是变应原致敏的最关键时期。其他研究也支持这一结论，在花粉季节前不久出生的儿童比在花粉季节停止后出生的儿童更容易对花粉变应原过敏。事实上，在考虑预防性变应原特异性疫苗接种策略时，定义变应原致敏发生的早期时间窗口非常重要。波兰一项调查结果显示，有过敏性疾病的父母接受 AIT 是否影响子代过敏性疾病患病率的回顾性队列研究发现，生育前男女任何一人或两人均接受 AIT 后，其子女患哮喘及其他过敏性疾病的患病率比未接受 AIT 者的子女明显降低。用现代分子过敏疫苗进行预防性过敏疫苗接种可能是一项可能的任务，它有望根除与传染病类似的过敏性疾病。

2. 孕母饮食与营养

（1）妊娠期饮食：无确切证据表明在妊娠期摄入何种特定的食物会增加子代患过敏性哮喘的风险。相反，一些生育前队列研究表明，孕妇摄入常见过敏性食物（如花生、牛奶、小麦等）与其子代的过敏和哮喘减少有关。因此，对无食物过敏的孕妇而言，在妊娠期不建议进行特别的饮食限制或添加。

（2）母亲肥胖或超重：妊娠前和妊娠期女性肥胖与儿童喘息和青少年哮喘显著相关，持续喘息OR=1.20（95% CI 1.04～1.39），反复喘息OR=1.35（95% CI 1.11～1.64），哮喘OR=1.28（95% CI 1.06～1.54）。母亲超重和肥胖可能会影响其子代患哮喘的风险，孕妇体重控制可能成为预防青少年哮喘和喘息的新目标。

（3）维生素：各种维生素与过敏及哮喘有关，具体内容如下所述。

1）维生素D：维生素D缺乏可能与哮喘和过敏症的发病率增加有关，脐带血维生素D水平低与5岁儿童的特应性风险增高有关。妊娠期补充维生素D的母亲，其子代在3岁以下发生哮喘和喘息的概率较低。孕妇补充维生素D可将3岁以下儿童的哮喘和反复喘息的风险降低26%。妊娠期维生素D的摄入也可能有助于减少有特应性和过敏性疾病家族史的儿童喘息。

2）维生素A：维生素A在预防哮喘中的作用可能与其抗氧化能力有关，同时也与其对免疫系统的影响有关。它可以通过减少氧化应激来调节Th1/Th2细胞平衡，并通过抑制Th17发挥抗过敏作用。妊娠期和出生后前几个月补充维生素A可改善子代的肺功能。维生素A缺乏可能与较高的哮喘风险有关。它的低膳食摄入量增加了哮喘发展的可能性，并与更严重的哮喘类型有关。

3）维生素E：维生素E潜在抗哮喘作用可能是减少氧化应激、减少免疫球蛋白E的产生，以及通过降低IL-4的产生来减少气道炎症。妊娠期维生素E摄入量低会增加5岁以下儿童患哮喘和喘息的风险。相反，母亲血浆中维生素E的高水平可降低子代患哮喘和喘息的风险。

4）维生素C：在各种水果和蔬菜中发现的维生素C（抗坏血酸）被用作许多疾病的治疗剂，因为它可以保护免疫系统，降低过敏反应的严重程度并降低患心血管疾病、脑卒中和癌症的风险。预防哮喘的作用可能是维生素C的抗氧化潜力和抗感染特性的结果。而对于孕妇吸烟者，妊娠期补充维生素C（500mg/d）可改善其子代在1岁时的喘息发生率。

（4）鱼油和长链多不饱和脂肪酸：越来越多的证据表明，ω-3长链多不饱和脂肪酸具有抗感染特性，可能会调节过敏性疾病的风险。鱼油是ω-3长链多不饱和脂肪酸的重要来源，调查母体在妊娠期间补充鱼油效果的研究表明，子代对吸入性变应原过敏的风险降低。Cochrane综述表明，有限的证据支持在妊娠和哺乳期间补充ω-3长链多不饱和脂肪酸可以降低儿童过敏的发生率，并降低学龄前儿童的喘息发生率。

（5）益生菌/益生元：不同的荟萃分析表明，母亲在妊娠或哺乳期间补充益生菌并不能降低子代患喘息或哮喘的风险。目前，现有数据不支持在产前使用益生元和益生菌来预防婴儿喘息和哮喘。

3. 吸入变应原回避　婴幼儿时期的常年性变应原（如屋尘螨、猫和犬的毛发）暴露与过敏及哮喘的发生密切相关，生命早期同时暴露于高水平的常年性变应原会加剧这一过程。与未致敏相比，高暴露者肺功能明显下降，并且这种暴露还增强了过敏性喘息儿童气道高反应性的发展。去除高暴露可以减少哮喘的发生率。

为了通过产后早期接种疫苗实现初级过

敏预防，需要在过敏致敏发生之前进行免疫接种。因此，儿童需要在出生后不久接种疫苗，以建立阻断变应原特异性反应，防止变应原致敏。在研制传染病预防性疫苗的情况下，目标是建立一种特定的B细胞记忆，该记忆在感染时被激活，并在理想情况下提供终生保护。关于过敏，目标是预防变应原过敏，根据出生队列研究，变应原致敏仅发生在儿童早期，而在生命后期接触变应原不会引起变应原致敏。因此，在生命后期通过变应原接触激活B细胞记忆似乎并不重要，而是在早期发生变应原致敏时保持高保护性变应原特异性抗体尤为重要。

虽然有证据表明，对特定变应原分子敏感的遗传倾向取决于人类白细胞抗原（human leukocyte antigen，HLA）背景，目前没有明确的标记可以安全地定义有可能对特定变应原过敏的儿童。儿童将在出生后不久接受1个疗程的疫苗接种，这些疫苗是针对人群中高度流行的变应原制成的基于B细胞表位的肽载体疫苗，以建立变应原特异性IgG阻断抗体反应。这种IgG反应可通过加强注射来维持约3年，这是AIT疫苗建立持续IgG反应的首选时间。理想情况下，儿童的初级预防性疫苗接种是安全的，可诱导变应原特异性IgG阻断抗体反应，并防止特定变应原致敏。

目前变应原特异性疫苗缺乏安全性和抗致敏能力方面使用的经验，并且未致敏儿童的早期产后变应原特异性疫苗接种涉及非常年幼的儿童，其理想的预防致敏的疗效尚待临床验证。

4. 吸烟及环境污染 吸烟、空气污染不仅导致儿童和成人新发哮喘，还会促使儿童喘息、呼吸道感染住院和哮喘发作率增加。理想的解决方案是戒烟和改善空气质量。

5. 药物

（1）抗生素：有大量证据表明，早期抗生素（特别是产前抗生素暴露）与儿童哮喘有关。动物实验和人类微生物研究证实，产前或产后子代使用抗生素与子代哮喘呈剂量-效应关系，提示抗生素在儿童哮喘发展中的因果作用。因此，生命早期（产前和婴儿早期）尽量避免使用广谱抗生素可以降低过敏性疾病风险，尤其是哮喘。

（2）非甾体抗炎药：生命早期使用对乙酰氨基酚可能是导致哮喘发生和加重的一个新风险因素。ISAAC的由31个国家参与的多中心研究表明，给予婴儿对乙酰氨基酚与6~7岁时喘息发生率增加有关，还发现与湿疹和鼻-结膜炎有关。随后的系统评价和进一步的流行病学研究也报道了婴儿期使用对乙酰氨基酚与哮喘之间的关联，合并OR约为1.5。

6. 微生物感染

（1）呼吸道病毒感染：儿童哮喘和婴儿呼吸道病毒感染分别是儿童最常见的慢性和急性疾病。多年来，已经有可能在这些疾病之间建立联系并发现共同的临床特征。已发现生命早期呼吸道合胞病毒（RSV）和人鼻病毒（HRV）下呼吸道感染（LRTI）与哮喘风险增加密切相关。开发有效疫苗或者限制病毒传播是主要的可用保护措施。

（2）其他微生物感染：研究证据表明，内毒素是革兰氏阴性菌的细胞壁成分，与哮喘患病率降低有关。卡介苗是减毒活牛分枝杆菌的非致病菌株，接种感染后可能降低哮喘的发生率。但最近一项加拿大研究显示，卡介苗疫苗接种与儿童哮喘的发展之间没有关联。

7. 母乳喂养 母乳喂养超过6个月可降低年幼儿童和5岁以上母乳喂养儿童患哮喘和喘息的风险。纯母乳喂养的持续时间和引入固体食物的时间可能会影响过敏的发展。母乳喂养的总持续时间比纯母乳喂养的时间对哮喘预防的影响更显著。

【二级预防】

二级预防主要是出生后一些与哮喘发生、发展密切相关疾病的早发现、早诊断和早治疗，以早期阻止病程进展或延缓疾病发展。

1. 过敏性疾病干预　过敏性疾病的各种临床表现以时间顺序逐渐呈现，称为过敏进程。在儿童中经常观察到不同过敏状况的连续进展，这些儿童对常见的环境变应原有特应性IgE抗体反应。通常出生后第1个月除婴儿湿疹外，很少出现过敏性疾病临床表现。从食物过敏、婴儿湿疹到儿童过敏性气道疾病的疾病进展，湿疹（特应性皮炎）是过敏进程的第一个临床表现，其次是哮喘和（或）过敏性鼻炎。20%～30%的湿疹婴儿经历了这种不利的病程，并且与严重和持续的过敏性疾病表现有关。

近年来，过敏进程的概念越来越受到关注，过敏症状可能以不同的顺序表现出来。对于过敏进程的理解，里程碑式的发现是丝聚蛋白基因突变，该突变发现提供了皮肤屏障缺陷与湿疹和随后的哮喘发展联系起来的遗传证据。湿疹的全基因组关联研究（genome wide association studies，GWAS）位点排名显著高于哮喘位点，表明过敏进程基因单独对湿疹的影响比单独对哮喘的影响更大，说明触发湿疹的基因是过敏进程的主要驱动力。相比之下，哮喘的大多数GWAS基因似乎更多地参与了与湿疹无关的表型，这支持了哮喘易感性的遗传异质性。这一发现强调了皮肤作为宿主和环境之间的界面在塑造局部与全身免疫反应中的作用，这些免疫反应诱导慢性炎症并可能影响宿主的远处器官。在小鼠中，已经证明变应原的经皮渗透增强促进了变应原特异性IgE抗体产生和支气管高反应性的形成。在人类中FLG-null突变与湿疹、疾病进展为哮喘密切相关，但并非仅与哮喘有关。这一发现提供了皮肤特异性蛋白质丢失、皮肤屏障缺陷、湿疹和随

后的哮喘发展之间的第一个遗传联系。此外，流行病学数据强调了婴儿湿疹在随后的哮喘易感性中的重要性，早期湿疹使哮喘风险增加4.3倍。湿疹和这种哮喘亚型之间的因果关系将对干预策略产生重要影响。

多项过敏性疾病进展的研究中，60.7%的过敏性儿童首先出现湿疹。在所有患有湿疹的儿童中，86%的儿童将其作为他们的第一个过敏症状，而在哮喘或过敏性鼻炎后发展为湿疹的情况并不常见。湿疹和食物过敏是过敏性疾病的最初表现，多数食物过敏患儿于2岁时自行缓解，40%湿疹患儿发展为哮喘和（或）过敏性结膜炎。呼吸道症状大多在5岁以前出现，但多数3岁以内发生喘息的儿童均可自行缓解，较少发展为过敏性哮喘。而发生于学龄期的喘息和喘息持续至青春期，更倾向于发展为过敏性哮喘。

由于没有治愈哮喘的方法，有学者推测，在婴儿早期调节皮肤完整性可能是一种有效的策略，不仅可以预防湿疹，还可以预防部分患者的特应性发作。最近，新生儿皮肤润肤疗法在预防湿疹方面取得了可喜的成果。然而，对这些儿童哮喘的长期影响仍有待证实。治疗婴幼儿及儿童的特应性皮炎防止发展为呼吸道变态反应；早期治疗呼吸道过敏性疾病（过敏性鼻-结膜炎）以减少发展为哮喘的风险。

2. 变应原回避及脱敏治疗

（1）避免变应原：阻断变应原对抗原提呈细胞刺激是有效的预防措施。食物过敏一旦被确诊，回避过敏食物是最好的治疗方法。根据不同地理位置、气候和地区因素，儿童持续暴露于各种不同吸入变应原，主要室内变应原包括尘螨、动物皮毛和蟑螂，而室外变应原包括花粉和孢子。减少对室内变应原暴露方法比减少对室外变应原刺激方法更有效。

（2）变应原特异性免疫治疗（AIT）：抑制Th2应答，通过逐渐增加变应原注射量

方法治疗花粉过敏性鼻炎已有百年历史。免疫治疗通过产生阻断抗体IgG抗体，下调Th2淋巴细胞功能，减少变应原特异性IgE，对IgE介导吸入性过敏性疾病有效。AIT是一种可以根本上改变过敏进程方法，还能显著降低单一变应原发展为多重过敏的风险。根据致病变应原的分子特征，已开发出新形式的分子AIT，其中基于B细胞表位的肽载体疫苗已在多项临床试验中进行了评估，并发现其表现出使其可能成为预防性过敏性疾病的疫苗。

基于人群的出生队列研究，通过使用微阵列变应原分子对儿童进行纵向测试获得的数据表明，大多数4~6岁儿童对呼吸道变应原在临床上表现为无症状的IgE致敏，这些变应原在以后的生活中会发展为症状过敏。临床上无症状的IgE致敏为临床静默IgE致敏，与此相关的IgE水平通常较低，似乎可以通过IgE水平确定临床静默致敏和症状性过敏的阈值。此外，这些研究表明，在生命早期（即4~6岁）测量的变应原特异性IgE反应模式和水平有助于预测过敏症状的进展。因此，这些出生队列研究表明，人们可以识别早期临床上无症状致敏的儿童，这些儿童在以后的生活中发生过敏的风险增加。可以通过二级预防性变应原特异性治疗以防止临床静默IgE对过敏症状的致敏进展。实际上，可以通过检测IgE对一组全面的微阵列变应原分子反应的血清学测试来识别这些儿童，并用针对相关变应原的基于B细胞表位的肽载体疫苗接种这些儿童。基于B细胞表位的肽载体疫苗的优势，只需少量疫苗接种即可建立和维持阻断IgG抗体反应。因此，变应原特异性IgE水平将保持在症状阈值水平以下，而接种疫苗的儿童中变应原特异性IgG会升高，这是二级预防研究中所期盼的。

AIT是一种有效且可改善过敏的疾病治疗方法。它代表了一种治疗性脱敏治疗，可

诱导变应原特异性IgG抗体阻断IgE对变应原的识别及随后由IgE变应原免疫复合物诱导的过敏性炎症。AIT是一种经济且唯一的疾病缓解治疗，即使在停药后也具有持久的效果。

3. 抗细胞因子抗体治疗　气道上皮细胞受到病原体感染、变应原暴露，分泌细胞因子如胸腺基质淋巴细胞生成素（thymic stromal lymphopoietin，TSLP）、IL-33和IL-25，这些细胞因子参与淋巴细胞2型（innate lymphoid cells type 2，ILC2）的激活。ILC2的激活导致IL-4、IL-13和IL-5的释放，并导致哮喘和过敏性鼻炎的Th2型炎症。IL-4和IL-13参与B细胞成熟及IgE产生；IL-5是一种对嗜酸性粒细胞的增殖、成熟和活化很重要的生长因子，嗜酸性粒细胞与哮喘和过敏性炎症有关。哮喘中存在的2型炎症以气道嗜酸性粒细胞浸润为特征，高嗜酸性粒细胞水平与恶化和支气管阻塞有关。Th2型细胞因子导致嗜酸性粒细胞增多、IgE产生和杯状细胞增生，引起气道炎症反应和永久性损伤。IgE、IL-4、IL-5和IL-13单克隆抗体可以结合或阻断这些炎症通路的关键部分，从而减少炎症并改善过敏性疾病症状。

IL-5的人源化IgG1/κ单克隆抗体通过表位特异性相互作用，以高亲和力与IL-5结合，并防止IL-5与IL-5Rα结合，从而阻断IL-5的生物活性。贝那利珠单抗是一种非岩藻糖基化人源化IgG1/κ单克隆抗体，可选择性识别IL-5Rα亚基，与IL-5Rα的相互作用阻止IL-5与靶细胞结合并阻碍IL-5Rα和βc亚基的异二聚化，从而抑制IL-5依赖性信号级联的激活。此外，贝那利珠单抗通过恒定的Fc区与自然杀伤细胞表达的FcγRⅢa膜受体结合。FcγRⅢa激活诱导嗜酸性粒细胞凋亡机制，称为抗体依赖性细胞介导的细胞毒性，其通过无岩藻糖基化放大，导致血液嗜酸性粒细胞耗竭。最近的一项研究还描述了使用贝那利珠单抗治疗后嗜碱性细胞数

量的减少。

抗IL-4Rα抗体是一种针对白细胞介素4受体α亚基的全人源单克隆抗体，IL-4Rα被两种细胞因子IL-4和IL-13利用。IL-4通过与IL-4Rα结合来介导其生物学效应，随后募集IL-4Rγc亚单位或IL-13受体α1（IL-13Rα1）以形成信号复合物。IL-13与IL-13Rα1结合，然后通过募集IL-4Rα形成信号复合物。总而言之，IL-4Rα涉及受体复合物的3种不同组合，结合配体IL-4与IL-13之间的细胞内反应效力不同。由于共享受体，IL-4和IL-13也具有重叠功能，这些姐妹细胞因子在2型炎症级联反应中既协同又独立。两种白细胞介素都促进B细胞增殖和类别转换为IgG4和IgE。IL-13是活化的Th2细胞分泌的一种细胞因子，是过敏性炎症发病机制的重要介质。IL-13的不同功能包括组织重塑、杯状细胞黏液分泌过多、上皮下纤维化和肺气肿改变。IL-4和IL-13都可以诱导Th2细胞和上皮细胞产生嗜酸性粒细胞促进因子（即IL-5和嗜酸性粒细胞趋化因子），并刺激嗜酸性粒细胞从血液中迁移到炎症部位。然而，最近的一项小鼠模型研究表明，只有双重IL-4/IL-13阻断可以广泛地预防2型炎症，足以预防肺功能损害；仅阻断IL-4或IL-13不足以提供明显的临床益处。在小鼠模型中，用抗IL-4Rα抗体双重阻断IL-4/IL-13可阻止嗜酸性粒细胞浸润到肺组织，而不会影响循环嗜酸性粒细胞。

治疗性抗IgE抗体具有中和游离血清IgE、阻断IgE的生物活性，从而达到治疗过敏性疾病的作用。尽管IgE单克隆抗体用于治疗中度至重度持续性哮喘和慢性自发性荨麻疹，但它经常在过敏性鼻炎、食物过敏和变应原特异性免疫治疗中超说明书使用。

【三级预防】

三级预防主要是预防哮喘的急性发作、延缓并发症的出现、降低致残率和病死率，改善患者的生存质量。

1. 避免变应原及环境再暴露 对已致敏的患者而言，避免对已知变应原的再暴露有利于减轻症状，预防过敏性哮喘的发作。环境污染较重时，可以佩戴口罩。家人戒烟，避免接触二手烟或三手烟。

2. 预防过敏性哮喘的急性发作 规范化使用控制药物，并不断评估升级或降级治疗；规范化治疗合并症，特别是鼻-鼻窦炎；有些患者可酌情进行脱敏治疗和（或）靶向治疗。

3. 避免药物诱发

（1）具有抗原性的药物：用于检测过敏引起的变态反应的含有蛋白或类似物的皮试药物、脱敏治疗花粉症的脱敏剂、细胞色素C、疫苗、抗病毒血清、部分抗生素（如青霉素、头孢菌素、链霉素）及右旋糖酐等。

（2）直接释放介质的药物：支气管激发试验中常用组胺，硫喷妥钠、普鲁卡因、可卡因等静脉麻醉剂，琥珀胆碱、氯化筒箭毒碱等肌肉松弛药，以及含碘、含甲基葡胺的造影剂等。

（3）改变介质合成的药物：主要为解热镇痛药，代表药物为阿司匹林、去痛片、马来酸氯苯那敏、保泰松、吲哚美辛、布洛芬、萘普生等。

（4）影响神经递质的药物：肾上腺素、异丙基肾上腺素等拟交感神经药物；乙酰胆碱、新斯的明、加兰他敏等胆碱药物；普萘洛尔、普拉洛尔、噻吗洛尔等β_2受体阻滞剂。

4. 控制哮喘的非药物治疗 包括患者自我管理知识培训并掌握儿童哮喘行动计划知识并能够正确执行；正确掌握药物吸入技术；拒绝垃圾食品，如含防腐剂、人工色素、香精的食品添加剂；预防呼吸道感染等。这些均有助于提高哮喘控制水平，降低致残率和病死率，改善患者生存质量。

（彭万胜　潘家华）

第13章　儿童哮喘的标准化门诊建设

第1节　儿童哮喘标准化门诊建设

哮喘是危害儿童身心健康的常见慢性气道疾病，全球哮喘患病人数达3亿以上。近20年我国儿童哮喘患病人数以每10年50%以上的幅度上升，14岁以下城市儿童哮喘累积患病率高达3.02%。GINA中哮喘治疗的主要目标是达到症状良好控制，维持正常活动水平、正常肺功能，尽可能减少哮喘急性发作和死亡，减少持续气流受限及治疗的相关不良反应等风险。为规范儿童哮喘诊断、治疗与管理，广大医务工作者进行了大量探索，但我国儿童哮喘控制水平仍较低，很多哮喘患儿并未达到有效治疗目标。

除药物治疗外，哮喘管理是哮喘治疗的重要环节。国内外专家已达成共识，基于哮喘规范化管理的综合治疗是提高儿童哮喘控制水平的关键。为规范哮喘诊治与管理，大力推行儿童哮喘标准化门诊建设至关重要。

【儿童哮喘标准化门诊的设置和布局】

儿童哮喘标准化门诊按功能可设计成6个区域，包括候诊区、宣教室、诊疗室、肺功能检查室、雾化治疗中心和脱敏治疗室。

1. 候诊区　主要功能是进行常规诊疗工作，是医师与患儿及其家长的沟通场所。候诊区面积不小于$15m^2$，可配备诊桌、诊椅、听诊器、污物桶等设施，在诊室中可张贴人文关怀海报，以舒缓患儿紧张情绪，使其配合医师诊疗工作。利用患儿及家长在候诊区等候的时间，填写标准病例，通过发放宣传单页，播放视频进行教育等形式，开展哮喘疾病知识科普教育，还可在哮喘培训场所定期开展患者教育及义诊活动。

2. 宣教室　设置的目的是教育患儿及家长熟练掌握药品使用方法及相关装置的操作，其中宣教师可以手把手教患儿如何规范使用哮喘治疗装置，避免因装置使用不当导致哮喘控制不佳。宣教室可配置各种哮喘药品装置及药品展示柜、视频播放器、器械及药品操作单页等。

3. 诊疗室　可以供医师进行常规诊疗工作，是医师与患儿及家长的沟通场所。诊室面积不小于$15m^2$，配备诊桌、诊椅、听诊器、污物桶等。为缓解患儿的紧张情绪，诊室中也可张贴人文关怀方面的海报。

4. 肺功能检查室　在儿童肺功能室可进行常规的肺功能检测，以及支气管舒张试验和支气管激发试验、运动激发试验等气道反应性测定，为哮喘诊断、治疗及疗效判定提供客观依据。肺功能检测项目要求由经过认证培训的护士或医技人员进行，确保肺功能检测结果的准确性。肺功能室面积不要过小，一般相当于2个标准诊室大小，有良好的通风，可配备大型儿童肺功能检测仪，有条件可配备潮气呼吸和脉冲振荡模块，以及呼出气一氧化氮检测仪等设施。

5. 雾化治疗中心　雾化吸入是以呼吸道和肺为靶器官的直接给药方法，具有起效快、局部药物浓度高、用药量少、应用方便及全身不良反应少等优点，已成为儿童哮喘尤其急性发作期的重要治疗手段。但雾化吸入疗法的不规范使用不仅会直接影响治疗效果，更可能带来安全隐患，威胁患儿生命健康，因此，雾化治疗中心是另一个重要功能区。雾化治疗中心面积不小于$20m^2$，可同时接纳至少10名患儿进行雾化治疗。由专职护士进行雾化治疗操作并关注患儿病情变化。日雾化吸入治疗每150人次配备1个雾化吸入区域，每个雾化区域之间应有间隔，以防交叉感染。设备配备包括压缩式雾化泵≥10台，空气净化器1台，药品柜1个，管道氧1个或制氧机1台，漱口台，如有条件，可配备若干便携式雾化器设备开展家庭雾化，尤其在新冠病毒等呼吸道疾病流行时期，教会患儿家长家庭雾化对避免交叉感染有重要作用。

6. 脱敏治疗室　是目前针对变应原病因的重要治疗手段。脱敏治疗室可用于进行皮肤点刺试验及变应原脱敏治疗，目前也建议将其作为单抗生物靶向治疗场所。需要配备急救处理设备和仪器，进行变应原检测及脱敏治疗的医务人员需具备治疗全身反应与过敏性休克的必要技能。还应配备低温冰箱，需要注意药物在冰箱保存以免药物失效，同时建立患儿档案以便长期随访。

【人员配备】

儿童哮喘标准化门诊需要配备具有哮喘相关知识的专业医护团队，包括医师、护士或宣教师。日门诊患者100人配备1～2名医生，负责哮喘的规范化诊断和治疗，以及临床紧急情况的处理；进行疾病知识宣教，协助患儿及家长建立自我管理方案；建立患儿疾病档案，定期随访及制订、申报、实施科研计划等。日雾化吸入治疗150人次配备1名专职护士，为患儿提供就诊指导并协助进行肺功能检查，遵医嘱治疗。宣教室配备宣教师1名，也可由护士兼任，指导患儿正确使用吸入装置，向患儿及家长进行吸入装置宣教，整理患儿信息并电话跟进随访等，患者自我管理教育，教育患者哮喘的日常自我管理，包括运动、饮食等。

【儿童哮喘标准化门诊常规设备配备】

儿童哮喘标准化门诊肺功能室常规设备配备应包括常规通气肺功能检测仪、脉冲振荡肺功能检测仪、潮气肺功能检测仪、呼出气一氧化氮检测仪及医用压缩式雾化器。

1. 常规通气肺功能检测　是目前儿童哮喘临床应用最为广泛的一项肺功能检测，因需要患儿配合，一般适合5岁以上的患儿。它是通过患者自主呼吸，按照技术员的指挥进行用力吸气、呼气以检测呼出气流量的一种方法，可以间接反映气道有无阻塞、限制。通过常规通气肺功能检测，获得FVC、$FEV_1\%$、PEF、MVV、MMEF、FEF_{25}、FEF_{50}、FEF_{75}等指标，分析严重程度，判断肺容积及气道的病变。临床广泛用于哮喘临床诊断、哮喘治疗评估、哮喘药物治疗疗效评估、长期检测管理及手术安全性的评估等方面。在常规通气肺功能基础上可进行支气管激发试验和支气管舒张试验，进行气道高反应和气道阻塞等可逆性检测，支气管激发试验能够协助哮喘，特别是不典型哮喘的诊断和鉴别诊断；支气管舒张试验阳性是呼吸道可逆性气流受限的客观指标之一，已纳入支气管哮喘的诊断标准。

2. 脉冲振荡肺功能检测　此检查不需患儿特殊呼吸动作配合，平静呼吸即可进行，尤其适合3岁以上患儿。通过获得Zrs（呼吸总阻抗）、R5（总气道阻力）、R20（中心气道阻力）、X5（周边弹性阻力）、Fres（响应频率）等指标测定气道阻力和阻力的具体部位，并可间接获得呼吸系统顺应性。脉冲振荡肺功能检测具有较好的敏感性，更适用于阻塞性通气功能障碍的检测。

3. 潮气肺功能检测　是3岁以下婴幼儿肺功能检测的临床首选方法，无须患儿配合，镇静深睡眠状态患儿平静呼吸下检测VT/kg（每千克潮气量）、RR（呼吸频率）、Ti/Te（吸呼比）、TPTEF/TT（达峰时间比）、

VPEF/VE（达峰容积比）等指标，能敏感地反映婴幼儿气道的病变，可作为婴幼儿喘息的诊断及鉴别诊断的辅助检查手段。

4. 呼出气一氧化氮检测　该检测是目前国际上唯一用于临床直接检测气道炎症的生物学标志物，与肺功能相比较，呼出气一氧化氮检测是从炎症水平进行评估，是儿童哮喘诊断和长期管理应用中较常规的一项无创检查。因其与嗜酸性粒细胞炎症水平有很好的相关性，可反映气道嗜酸性粒细胞炎症水平，因此主要应用于哮喘诊断及判断其对糖皮质激素治疗的反应、哮喘病情和长期治疗疗效的监测。

5. 医用压缩式雾化器　可雾化喷出一定范围内（3～5μm最佳）的细小微粒，药物通过口鼻呼吸吸入，在细支气管和肺部沉积发挥作用，是治疗呼吸系统疾病起效快、效果好、副作用少的一种常用方法。该检查主要用于哮喘急性发作的缓解治疗、哮喘的长期控制治疗及肺功能的舒张试验检查时等。

【儿童哮喘标准化门诊常规药物配备】

儿童哮喘标准化门诊配备的药物包括哮喘缓解类药物和控制类药物。

1. 哮喘缓解类药物　用于哮喘的急性发作。

（1）速效支气管扩张剂（速效β_2受体激动剂）：如沙丁胺醇、特布他林雾化吸入是目前临床治疗哮喘急性发作最有效、应用最广泛药物，适用于任何年龄的患儿，能迅速缓解支气管痉挛，是缓解咳嗽喘息的首选用药，一般与激素联合雾化治疗，不能长期单独使用。

（2）抗胆碱能药物（异丙托溴铵）：能阻断节后迷走神经传出支，通过降低迷走神经张力而扩张支气管，其起效较慢，作用亦较β_2受体激动剂弱，但不良反应少，长短期使用不容易产生耐受性，常与β_2受体激动剂联合吸入治疗，具有增强支气管的扩张作用，适用于使用β_2受体激动剂疗效欠佳的哮喘急性发作。

（3）全身激素：适用病情较重的急性病例，泼尼松短期口服，严重哮喘发作时可静脉应用地塞米松、甲泼尼龙等。

（4）氨茶碱：因治疗剂量和中毒剂量接近，不推荐作为儿童哮喘常规缓解应用，仅用于危重哮喘的选择用药，要注意其不良反应。

（5）硫酸镁：可用于危重哮喘的缓解治疗。

（6）肾上腺素：用于严重过敏反应时的紧急用药。

2. 哮喘控制类药物　适用于哮喘慢性持续期的治疗。

（1）吸入性糖皮质激素（布地奈德）：是目前控制哮喘气道炎症最有效的吸入药物，是哮喘长期控制的首选用药。

（2）白三烯受体拮抗剂（孟鲁司特）：为非激素类抗炎药，为哮喘长期控制的常用药物，可与吸入性糖皮质激素联合使用。

（3）长效支气管扩张药：主要用于经中等剂量吸入糖皮质激素仍无法完全控制的5岁以上哮喘患儿的联合治疗。

（4）全身糖皮质激素：如泼尼松等，仅适用于重度持续、吸入性糖皮质激素联合β_2受体激动剂疗效欠佳者。

（5）抗过敏药：如氯雷他定、酮替芬等，应用于特异性体质患儿过敏症状的控制。

（6）其他：用于脱敏治疗的屋尘螨变应原制剂（安脱达），以及用于生物靶向治疗的奥马珠单抗等。

【儿童哮喘标准化门诊的功能】

儿童哮喘标准化门诊最基本的功能是规范诊疗，遵循国内外儿童哮喘防治指南和相关专家共识，进行儿童哮喘规范化治疗。推行中国儿童哮喘行动计划的实施。建立详细的哮喘患儿电子病历档案，进行电话、微信或其他电子平台等随访。定期举办哮喘患儿家长的哮喘知识培训，指导患儿及家长正确使用药物吸入装置，帮助患儿正确掌握吸入技术。通过儿童哮喘管理APP或其他电子平台、医师网上工作室、区域信息化管理中心等进行儿童哮喘的高效信息化管理。运用大数据开展的纵向和横向研究有助于加深对我国儿童哮喘的认识，改进诊疗方案，为相关科学研究提供资料。

【儿童哮喘标准化门诊的诊疗流程】

哮喘患者至哮喘专病门诊就诊，首先由经过培训的专职护士接待，专职护士负责登记患儿资料信息和就诊资料，对患儿疾病知识进行宣讲，目的是让患儿及家长对疾病有一个初步了解。其次至哮喘门诊规范化诊疗，遵循儿童哮喘相关指南和共识，规范化收集患儿病史，结合体格检查、实验室检查、肺功能检测及变应原测定等，做出正确的疾病诊断和病情评估，制订出正确的治疗方案、预防措施，引导患儿参加哮喘管理项目。就诊后再次由专职护士或者宣教师指导患儿及家长如何正确使用药物吸入装置，对患儿及家长进行吸入装置的宣教，教育患儿认识哮喘危险因素，以及哮喘的日常自我管理和生活指导，包括环境、运动、饮食等。监测哮喘的控制情况，引导患儿进行家庭护理，制订哮喘行动计划和参加一些儿童哮喘控制水平问卷的填写，用于评估患儿哮喘的控制情况及对疾病和治疗的认知情况等。最后护士整理患儿信息，跟踪随访，提醒患儿复诊日期，并进行长期规范化治疗。

【信息化管理平台的建设】

近20年，我国儿童哮喘患病率以每10年50%以上的速度递增，虽然我国儿童哮喘的诊治水平有大幅度的提高，但荟萃分析显示，我国14岁以下儿童哮喘漏诊率仍高达46.67%，有53%的儿童哮喘未控制。哮喘专科医师严重缺乏，远远不能满足哮喘患儿的需求，因此建设哮喘信息化管理平台非常重要。采用儿童哮喘专用管理平台，建立网上工作室，通过网上工作室可以发布就诊预约时间、发表相关科普文章、接受各种患者咨询并给予正确的诊疗意见等，并通过此平台集中管理自己的患儿，实现一位医师可以管理上万患儿的目标。同样患者可以通过此平台找到自己需要的专科医师，通过和医师沟通交流及阅读各种科普文章了解自己的病情，和医师建立良好的医患伙伴关系，这样患者的依从性更好，也可以更好地实现规范化诊疗，有助于儿童哮喘控制水平的提高。同时通过信息管理平台可以收集大量患儿病例数据，获得患者真实第一手资料，通过大数据分析进一步评估哮喘的诊治水平，加深对哮喘的认识，进而改进哮喘的治疗方案。

【儿童哮喘标准化门诊质控要求】

儿童哮喘标准化门诊质控包括肺功能检测的质控、变应原免疫治疗的质控及门诊雾化治疗的质控，因为肺功能检测结果易受诸多因素的影响，如肺功能仪器的特性、受试者的配合程度、检测者的素质、检测过程的规范化及对检测结果的判读等，因此肺功能检测质控尤为重要。

1.肺功能检测的质控要求　肺功能检测是临床评估胸、肺疾病的重要手段，在鉴别呼吸系统疾病（尤其是哮喘）气道病变部位及原因，评估疾病严重程度及其预后，评定药物或其他治疗效果，评估手术耐受力等方面具有重要意义。哮喘门诊肺功能检测率不应低于60%。肺功能检测仪器每天开机后检测前都必须进行环境参数定标、容积定标和气体定标，定期对仪器进行清洁消毒、保养维护。患儿的年龄、配合程度及技术人员的素质都会影响到患儿肺功能检测的准确性，肺功能检测要严格按照标准操作规程进行。技术员应具备呼吸生理的基础理论知识，掌握各测试项目正确的操作步骤和质量要求，应具有良好的服务态度和耐心，适当运用动作、语音来提示、鼓励患儿完成正确的测试检查。对肺容量及肺通气功能检测需重复测量3次，3次误差结果应＜5%。对于潮气呼吸肺功能测得的流量-容积曲线，选取5次最佳检测记录（呼吸曲线最平稳），每次记录15～20个潮气呼吸流量-容积曲线，仪器自动取其平均值作为最终结果。脉冲振荡检测需基线平稳后进入数据采集，每次采样时间为30～60秒。完整的肺功能检查报告要有肺功能损害的程度、类型，并对临床诊治提出参考意见。最后肺功能检查报告要有操作人员签字，并由医师审核签发。

2. 变应原免疫治疗的质控要求　变应原免疫治疗前应通过患儿皮肤点刺试验、特异性IgE测定并结合临床症状来明确变应原，选用与患儿检查及症状有关联的变应原制剂，做好变应原环境控制，由经过培训并获得资格证的专科护士，严格按照变应原免疫治疗操作规程进行治疗。对于符合适应证的哮喘患儿，在治疗过程中主张同时进行控制药物的治疗。变应原免疫治疗室应配备必要的急救药物和设备，如雾化药物、激素、肾上腺、吸氧吸痰装置等。患儿接受注射治疗后需观察30分钟，以防严重过敏反应发生。每个接受免疫治疗的患儿都要建立一个完整的档案，包括病史、用药情况、免疫治疗进度及反应等，并定期随访。

3. 门诊雾化治疗的质控要求　雾化治疗的临床疗效确切，使用安全方便，在呼吸系统疾病治疗中被广泛应用。雾化治疗室要求布局合理，定期通风换气。雾化药物配制区应和雾化治疗区隔开，雾化装置定期保养维修，做好维护记录。雾化仪器要保证药物吸入量的准确性，雾化面罩专人专用，雾化液现配现用，严格遵循药物的用法用量。每日对雾化室定点消毒，定期对空气、物体表面进行采样检测并记录整改。配备专业护士，规范雾化治疗，虽雾化吸入治疗无绝对禁忌证，但仍需注意各种药物的副作用及配伍禁忌，评估患儿当时状态是否影响雾化治疗效果，观察雾化治疗过程中患儿病情变化，告知雾化后注意事项等。正确的雾化吸入可迅速缓解患儿支气管痉挛，但雾化装置故障或使用技术不当可引起药物剂量不足或过量，不仅可影响治疗效果，还可能出现相关合并症。雾化治疗过程中应监测药物的治疗反应及药物的不良反应，特别是 β_2 受体激动剂引起的心率增快、骨骼肌震颤等不良反应。有条件的门诊还可以配备便携式雾化吸入装置，进行家庭雾化治疗，减少往返医院及排队等候的时间。

儿童哮喘标准化门诊是集宣教、检查、诊断、治疗为一体的门诊规范化综合诊疗中心，通过规范化医护人员的培训，诊疗流程的优化，信息化管理的实施等实现对哮喘儿童的早预防、早诊断、早治疗。达到条件的儿童哮喘标准化门诊可成为区域的示范中心，对周边区域的患儿进行科学管理，可以更好地改善儿童哮喘控制水平低的现状，更快地提升哮喘管理水平。

（周　玲　计明红）

第2节　儿童哮喘书面行动计划

儿童哮喘书面行动计划是儿童哮喘家长教育的重要组成部分，帮助家长对儿童哮喘进行病情评估、自我管理及家庭干预，包括帮助患者认识和处理哮喘急性发作；指导患者如何缓解症状和控制药物剂量，如何使用口服糖皮质激素（OCS），以及何时、怎样寻求医疗救治。需要增加对控制药物的判断，如影响日常活动或PEF下降大于20%，超过2天时应增加控制药物剂量。以下是儿童哮喘书面行动计划详细内容。

【哮喘发作诱因】

1. 呼吸道感染

（1）病毒：病毒感染不仅日后发展成哮喘，也是诱发儿童哮喘的重要因素。①呼吸道合胞病毒（respiratory syncytial virus，RSV）：高达80%的细支气管炎都是由RSV感染引起。前瞻性研究显示，由RSV感染引起的细支气管炎与儿童哮喘有关。这是由于病毒在上呼吸道及主支气管纤毛上皮细胞中复制，并逐渐延伸到小气道，造成局部炎症反应并诱导上皮细胞坏死和凋亡，最终导致气道阻塞，引起喘息。特别是合并严重RSV感染的儿童，这种喘息发生较早且反复的风险较高。②鼻病毒（rhinovirus，RV）：是一种正链RNA病毒，属于小RNA病毒科、肠病毒属，分为A、B、C 3种类型。其中C型相关的细支气管炎患者早期发生哮喘的风险最高，且病愈4年内，40%～50%的患者仍需使用哮喘控制药物。③腺病毒（adenovirus，ADV）：是社区获得性肺炎的主要病原体，年龄为6个月至5岁的儿童为易感人群，患有严重ADV感染的儿童部分可进展为慢性肺部疾病，如闭塞性细支气管炎和支气管扩张，这些疾病均可导致肺功能不可逆下降，后期发生喘息的概率极高。④巨细胞病毒（cytomegalovirus，CMV）和EB病毒：CMV和EB病毒均属于疱疹病毒组DNA病毒。研究显示，CMV和EB病毒感染后的免疫反应是引起婴幼儿反复喘息的重要原因。对于病毒拷贝数较高的患者，肺功能示FEV_1下降越显著，小气道损伤越严重，可作为判断哮喘严重程度的生物标志物。

（2）细菌：哮喘作为一种慢性气道炎症疾病，人体致病菌定植是重要的环境触发因素，特别是流感嗜血杆菌、卡他莫拉菌和肺炎链球菌为代表的病原菌，由于机体免疫系统清除不充分，持续的定植诱发异常的免疫反应，引起嗜酸性粒细胞活化，气道内黏液产生和气道高反应与学龄期儿童哮喘风险增加有关。

（3）支原体（mycoplasma，MP）：MP感染通常引起儿童哮喘急性发作。一方面，MP黏附于气道纤毛上皮细胞后，其分泌的CARDS Tx可造成气道黏膜受损；另一方面，MP诱导白三烯等相关炎症因子释放，加重了气道高反应性；此外，MP作为致敏原，诱发机体产生超敏反应性，这种免疫失调更易造成机体反复感染，最终导致组织反复损伤修复，气道重塑形成。但低水平的MP定植或潜伏感染不会显著影响哮喘的总体控制率。

（4）其他：真菌感染引起的儿童呼吸系统疾病并不常见，然而真菌致敏可引起儿童致死性重症哮喘发作。临床资料显示，真菌致敏患者血清IL-17及IL-33水平显著增高，ICU住院率和呼吸机使用率明显高于未致敏者，分别是13.2%和11.3%及3.4%和0.9%。

2. 变应原暴露　早期变应原暴露是儿童哮喘发作的重要外部因素。环境中变应原种类繁多，主要分为吸入性变应原和食物性变应原两大类。前者包括尘螨、真菌、花粉、蟑螂、羽毛、动物皮毛、烟草和屋尘等。后者包括牛奶、鸡蛋、鱼、花生、小麦、坚果、大豆、菠萝、芒果、食品添加剂、防腐剂、保鲜剂及调味剂等。3岁以下儿童的食物性变应原阳性检出率较高，这是由于婴幼儿肠道菌群未完全建立、免疫功能不成熟且消化道黏膜通透性较高，导致机体对部分食物产生特异性抗体。而学龄前期及学龄前儿童由于户外活动增多，接触吸入性变应原的概率增加，常表现为对花粉、屋尘等吸入性变应原一过性致敏的症状。在哮喘长期管理中识别并避免变应原暴露是疾病监测的重要举措之一。

3. 运动　哮喘控制良好的患儿可正常

运动。建议每周运动3～5次，最好坚持每日运动，运动强度为中等到高强度，每天持续或间歇运动20～60分钟。哮喘儿童首选运动方式是步行。此外，跑步、游泳、瑜伽等多种运动项目均可供选择。在运动前10～20分钟预防性地吸入β_2受体激动剂，如布地奈德福莫特罗吸入粉雾剂等，亦可在运动前2小时服用白三烯受体拮抗剂，并备好急救药品，防止意外发生。哮喘儿童应在运动前15分钟进行低强度的热身运动，避免高强度持续运动。天气寒冷或春秋季节建议选择室内活动，若空气污染严重，应避免室外运动。当患儿合并呼吸道感染，需限制运动。哮喘患儿不建议在含有氯消毒液的游泳池内游泳。

4. 刺激性气味及香烟暴露 香烟暴露包括主动吸烟、被动吸烟和三手烟。被动吸烟又称二手烟，指不吸烟人吸取吸烟者喷吐的烟雾等，二手烟烟雾包括吸烟者呼出的烟雾和香烟燃烧产生的烟雾，这是儿童主要的香烟暴露途径。而三手烟指吸烟产生的烟雾残留在衣服、头发、皮肤、地毯、家具等表面，是目前危害最为广泛的室内空气污染。儿童和青少年时期的烟草使用，以及产前、婴儿期、儿童期和青少年时期的烟雾接触，都对儿童的健康造成不利影响。据报道，香烟暴露的患儿哮喘发病率高达85%，一方面，妊娠期香烟暴露影响儿童肺部发育，患儿在出生时往往已合并肺功能的改变，包括肺功能测试下降、肺顺应性降低和潮气呼吸模式改变，这些变化常导致早期喘息发作和哮喘发病。另一方面，儿童时期香烟暴露除增加哮喘患病风险外，还会导致疾病持续恶化，这种影响表现为非剂量依赖性，即使低水平的接触也会导致明显的症状。

5. 空气污染/雾霾 空气污染根据污染物来源分为室外污染及室内污染。根据聚集形态可分为气态污染物和颗粒污染物。气态污染物包括无机成分（NO_2、SO_2、O_3、CO、CO_2）、挥发性有机化合物（多环芳烃、甲醛）和重金属（Pb、Cr）。颗粒污染物主要指空气动力学直径＜$10\mu m$的颗粒物。通常情况下，空气污染物是多种污染物的混合物。目前研究显示，空气污染与儿童哮喘发病有关。据统计，暴露于NO_2、NOx、PM2.5和PM10的儿童患者哮喘年发病率分别是22%、35%、27%和33%。这表明，必须对空气污染采取严格的管理措施，以保护儿童呼吸系统的健康。

6. 气候变化 气候变化可影响降雨的雨量、强度和频率，甚至导致热浪、干旱、洪水和飓风等极端事件的发生。呼吸系统健康和气候变化息息相关。例如，花粉季节的开始、持续时间和强度都受到气候变化的影响。在真菌中也观察到类似的现象，如洪水和暴雨会增加真菌的繁殖。此外，由于气候变化，植物地域分布可能发生变化，部分亚热带过敏性植物向新地区扩张，这些改变均可导致过敏性疾病和哮喘发病的风险增加。

7. 情绪波动 哮喘作为儿童常见的慢性疾病，对儿童和家长均会产生心理影响。患者精神状态，如忧虑、抑郁、悲伤、大哭大笑、过度兴奋等情绪波动均可导致哮喘发作。同时，家长因对疾病缺乏足够的认识或对治疗前景失去信心而产生的焦虑、抑郁、过度担忧、过度保护等情绪行为均可导致患者产生消极的心理。情绪波动使患者启动机体应激反应，从而干扰机体免疫系统和神经内分泌功能，影响肺部正常发育，增加儿童哮喘的发病风险。

【自我评估】

根据症状和峰流速（peak expiratory flow, PEF）结果对哮喘进行自我评估。

1. PEF个人最佳值 PEF是一种反映可逆性呼气气流受限的肺功能检查手段。因其无创、简便、可靠且实用的特性，逐渐成为儿童哮喘管理的重要工具。PEF监测有助于评估哮喘治疗疗效、识别哮喘发作先兆，以及判断病情的严重程度。由于PEF监测需要儿童配合，因此该检查方法适用于5岁以上的协调能力正常、可配合完成训练的哮喘儿童。PEF日变化率较小，一般早晚固定时间至少各测量3次，选择最佳值记录，连续监测2周。PEF预测值公式如下：男孩PEF预测 = 5.29×身高（cm）－427.1，女孩PEF预测值 = 4.94×身高（cm）－399.8。个人最佳预测值为监测期内的、无症状时的PEF最高值，患儿每日测定的PEF值不应低于最佳预测值的80%，若波动于60%～80%，提示哮喘加重，若低于60%的预测值，则需立即使用药物，及时就医。此外，PEF日间变异率与哮喘的控制具有良好的相关性，计算公式如下：$2（PEF_{max}-PEF_{min}）/（PEF_{max}+PEF_{min}）\times100\%$。平均日间变异率为PEF每日日间变异率总和除以天数。若PEF平均日间变异率＞13%，可诊断为存在可逆性气流受限。当患者PEF监测非连续，则确诊为哮喘的PEF日间变异率临界值将提高至15%。

2. 根据症状和PEF结果对哮喘自我评估

（1）哮喘控制良好（绿区）：患儿每日坚持用药预防哮喘发作，并达到以下全部指标：①患儿无咳嗽、喘息、气促、胸闷等症状；②能够正常学习、运动、玩耍；③PEF变异率＜20%；④不需要或很少需要缓解药物，按需使用缓解药物频次不超过1次/周（＜6岁儿童）或不超过2次/周（≥6岁儿童），持续1个月。

对于哮喘控制良好（绿区）患者，仍需要坚持长期控制治疗，坚持使用哮喘控制药物，按需使用缓解药物，防治哮喘症状加重和急性发作，达到长期控制。目前推荐的药物种类和剂型包括布地奈德福莫特罗吸入粉雾剂（80/4.5μg；160/4.5μg）、丙酸氟替卡松气雾剂（50μg；125μg）、布地

奈德气雾剂（每揿100μg）、布地奈德混悬液（0.5mg/2ml；1mg/2ml）、丙酸氟替卡松混悬液（0.5mg/2ml）、丙酸倍氯米松混悬液（0.8mg/2ml）和孟鲁司特钠咀嚼片（或颗粒剂）（4mg；5mg；10mg）等。对运动诱发的哮喘，可在运动前30分钟选择以下药物之一：沙丁胺醇气雾剂（每揿100μg）、布地奈德福莫特罗吸入粉雾剂（80/4.5μg；160/4.5μg）、孟鲁司特一剂。如果运动后出现反复喘息，请及时就医。

肺功能稳定3～6个月，未暴露于危险因素，如花粉、过敏食物、空气污染等，考虑降级治疗。如单用中高剂量吸入性糖皮质激素（ICS）者，ICS剂量可减量25%～50%；单用低剂量ICS者，可改为每晚给药一次；ICS和LABA联合应用者，先将ICS减少至低剂量，再考虑停用LABA。降阶梯治疗启动后，患儿及家长应坚持填写中国儿童哮喘行动计划（CCAAP）问卷、使用PEF监测仪、计算变异率、书写哮喘日记等，家长应鼓励患儿坚持体育锻炼，合理饮食2～4周后进行评估，每3个月随访一次。值得注意的是，降阶梯治疗应避开过敏季节、呼吸道感染高发季节及气候变化时期等，如暴露于危险因素，先进行相应处理，监测儿童哮喘控制情况和PEF变异率，暂缓降阶梯治疗。

（2）哮喘加重先兆（黄区）：有以下一项或以上提示哮喘即将发作：①患者突然或反复发生频繁咳嗽等哮喘发作先兆症状；②鼻黏膜、眼结膜和咽喉部充血、瘙痒等过敏症状；③日常活动受限；④PEF监测值下降，变异率为20%～30%；⑤对缓解药物治疗效果反应不佳；⑥合并呼吸道感染。处于哮喘加重先兆（黄区）的患者应立即使用下列缓解药物，并增加日常药物控制剂量，尽快缓解症状，避免病情进一步加重。首选吸入速效β_2受体激动剂，推荐的

药物种类和剂型分别是沙丁胺醇气雾剂（每揿100μg）、沙丁胺醇溶液（5mg/2.5ml）、特布他林溶液（5mg/2ml）、异丙托溴铵溶液（250μg/2ml；500μg/2ml）。此外，应升级每日控制药物，如布地奈德福莫特罗吸入粉雾剂（80/4.5μg；160/4.5μg）、布地奈德混悬液（0.5mg/2ml；1mg/2ml）、丙酸氟替卡松混悬液（0.5mg/2ml）、丙酸倍氯米松混悬液（0.8mg/2ml）和孟鲁司特钠咀嚼片（或颗粒剂）（4mg；5mg；10mg）等。经缓解药物首剂治疗后，第0.5～1小时首次评估病情控制情况，若症状明显缓解，且测定PEF达到正常值，分别于3～4小时及12～24小时后再次评估，若3次评估症状均无复发且PEF维持正常范围，短期升级每日控制药物种类及剂量。具体方案如下：若原控制药物为单一LTRA，加用低剂量ICS，维持7～10天；若原控制药物为低剂量ICS，应立即吸入高剂量ICS及SABA，或将原ICS剂量上调2～4倍或加LTRA，维持7～10天。若患者对缓解药物首剂治疗反应效果一般，第0.5～1小时评估黄区症状部分改善或未改善，或PEF值未达到正常，应再次执行黄区缓解药物治疗方案，第2小时后再次评估直至患者症状改善且PEF达正常。连续评估3～4次患者症状消失且PEF监测值正常，给予序贯每日控制药物升级方案，参考同前。如每3小时内使用缓解药物超过3次，或症状进行性加重，或PEF监测值持续下降，启动哮喘急性发作（红区）管理方案并立即就医。

哮喘加重先兆（黄区）的患儿首选雾化吸入或经储物罐吸入支气管舒张剂，如果医院外或某些特定场所（如家庭、学校、幼托机构、旅途中）没有吸入条件，若备有口服或透皮吸收途径的药物时亦可使用。注意控制药物使用的每日最高剂量：布地奈德福莫特罗吸入粉雾剂单日总剂量不超过36μg

（6～11岁）和54μg（≥12岁），沙美特罗氟替卡松粉吸入剂不能加量，每日不多于2次。哮喘加重先兆（黄区）复诊管理方案包括：①寻找哮喘未控制或发作的诱因并予以干预；②评估本次哮喘发作先兆程度及恢复情况；③调整用药；④确定下次随访时间。

（3）哮喘急性发作（红区）：当患者有下列情况之一提示哮喘急性发作，如不严重，可居家治疗，包括：①剧烈咳嗽、喘息明显；②精神好，语言流畅；③口唇及甲床无发绀；④PEF值持续下降＞60%、＜80%预测值或变异率＞30%。此时酌情采用以下措施，①布地奈德福莫特罗吸入粉雾剂每20分钟1吸，连吸3吸[单日总剂量不超过36μg（6～11岁）和54μg（≥12岁）]；②雾化吸入高剂量ICS（布地奈德混悬液1mg或丙酸氟替卡松混悬液0.5mg或丙酸倍氯米松混悬液（0.8mg）及SABA（沙丁胺醇溶液2.5～5mg或特布他林溶液2.5～5mg），间隔20分钟1次，连续吸入3次；③压力气雾剂联合储物罐吸入沙丁胺醇气雾剂2吸（每揿100μg），每20分钟1次，共3次。然后评估病情，如患者症状明显好转，可根据症状缓解情况间隔1～4小时重复给药，如无好转或有加重趋势，可尽快口服1次糖皮质激素并准备就医。若患者出现以下情形之一，应拨打急救电话，紧急就医，包括：①焦虑、烦躁不安、说话不能成句；②初始治疗失败进行性加重，出现呼吸急促、呼吸困难、口唇及甲床发绀；③使用SABA后，缓解间期持续缩短，如每2小时内就需使用缓解药物超过1次；④PEF持续下降＜60%。

哮喘急性发作（红区）患者应在急诊后2～7天或出院后1～2周，以及1～2个月分别复诊。

（曹佳颖　潘家华）

视频
13-1

中国儿童
哮喘行动
计划

附：

中国儿童哮喘行动计划（科普版）（CCAAP，视频 13-1）

姓名：　　　　性别：　　　　出生日期：　　　　年龄：　　岁　　　　身高：　　cm　　体重：　　kg

居住地：　　　省　　　市/县　　　联系人姓名　　　　　电话：

就诊医院：　　　　　　　　治疗开始时间：　　　　　经治医生：

哮喘发作诱因（可多选）：

1.呼吸道感染；2.变应原暴露；3.运动；4.刺激性气味；5.空气污染/雾霾；6.气候变化；7.香烟暴露；8.情绪波动（哭闹/大笑/其他：　　　　）；9.其他：

根据症状和峰流速结果对哮喘自我评估，_____峰流速个人最佳值：_____ L/min

哮喘控制良好（绿区）	坚持每日使用控制药物，预防哮喘发作
需要达到以下全部指标：提示哮喘控制 □无症状（白天和夜间）；□活动不受限 □呼气峰流速变异率＜20% 药物名称_____，用法与用量_____，疗程_____ 吸入_____μg/次，_____次/日，_____月 孟鲁司特晚睡前服用_____mg/次，_____月	

对于运动诱发的哮喘，可在运动前30分钟选择以下药物之一，但如果反复出现运动后喘息，请及时能医
□沙丁胺醇气雾剂 □100μg/吸_____吸/次；□布地奈德福莫特罗吸入粉雾剂_____μg/次；□孟鲁司特一剂

哮喘加重先兆（黄区）	立即使用下列缓解药物，如哮喘控制药已在减量或停药期应恢复最佳剂量 7～10天直至上述症状缓解
有以下一项或以上提示哮喘即将发作： □咳嗽频次突然增加特别是夜间咳嗽；□鼻黏膜、眼结膜和咽喉部的过敏症状；□日常活动受限；□PEF下降，变异率为20%～30%；□对缓解药物反应不佳；□呼吸道感染	药物名称　　　　　用法用量　　　　　疗程 □沙丁胺醇气雾剂，吸入，100μg/吸，____次/日，____日 □沙丁胺醇溶液/特布他林溶液，雾化____mg/次，____次/日，____日 □布地奈德福莫特罗吸入粉雾剂，吸入_____μg/吸，____次/日，____日

哮喘行动计划为辅助哮喘患者的家庭自我管理，如遇任何紧急情况请及时就诊！
医生签字：　　　　　患者签字：　　　　　　　日期：

哮喘急性发作（红区）	根据病情需要使用快速缓解药物治疗，第1小时可每20分钟1次，1小时后按需使用
以下提示哮喘发作但还不严重，可以居家治疗： □喘息明显；□精神好；□语言流畅； □口唇、甲床无发绀。□峰流速持续下降＞60%且＜80%预计值或变异率＞30%	药物名称　　　　　　　用法用量 □沙丁胺醇气雾剂100μg/吸_____吸/次，第1小时内每20分钟一次 □沙丁胺醇溶液/特布他林溶液_____mg/次，第1小时内每20分钟一次 □布地奈德福莫特罗吸入粉雾剂_____μg/次，第1小时内每20分钟一次 □口服激素：泼尼松_____mg/次，2次/日 □布地奈德/丙酸氟替卡松/丙酸倍氯米松混悬液_____mg/次，第1小时内每20分钟一次

如有下列情况一项或以上立即就医：
□剧烈烦躁；□使用快速缓解药物后症状不能迅速缓解，症状进行性加重；□快速缓解药物使用后症状缓解的持续时间进行性缩短，如每2小时内使用缓解药物超过1次；□峰流速持续下降＜60%

第3节 儿童哮喘信息化与智能化管理

我国近30年进行3次全国范围城市儿童支气管哮喘流行病学调查数据统计显示，中国自1990年以来，0～14岁儿童群体中支气管哮喘的患病率呈明显上升趋势。1990年全国27个省份支气管哮喘患儿中的城市儿童占1.09%，2000年儿童哮喘患病率为1.97%。2010年在第三次中国儿童哮喘流行病学调查中，我国各大城区调查结果显示儿童哮喘的患病率呈上升趋势，达0.75%～7.57%，平均为3.02%，均以华东地区最高。第三次中国城市儿童哮喘患病率调查显示，上海最高，平均患病率为7.57%；拉萨最低平均患病率为0.48%。根据2021年中国人口统计数据显示，14岁以下儿童为2.51亿，结合儿童哮喘患病率为3.02%，预估14岁以下儿童哮喘患者达7580万。

【现状】

面对儿童哮喘发病的日益增加，规范化的儿童哮喘诊治管理显得日益迫切。我国哮喘患儿疾病控制状况仍不理想，目前儿童哮喘治疗药物选择仍不合理，并缺乏有效管理。儿童哮喘的诊治需要坚持全程、规范、评估、调整用药原则，面对患儿家长的疑惑，在疾病的识别诊断、沟通、适度药物选择方面均需要医师反复宣教。儿童哮喘的治疗目标是达到临床控制，儿童哮喘的阶梯式长期治疗方案是规律使用控制药物＋按需使用缓解药物，诊治过程中需要患儿及家长积极配合医师的治疗方案。由于儿童哮喘的影响因素比较复杂，让家长学会如何面对一系列问题和处理方法，如可以帮助患儿认识和处理哮喘急性发作，指导患儿如何缓解症状和药物控制剂量，如何使用口服糖皮质激素，以及何时怎样寻求医疗救治及增加控制

药物：认识哮喘控制水平——影响日常活动或PEF下降大于20%，超过2天时应该增加控制药物剂量。这些问题目前已经成为医师和患者、家长之间的隔阂与障碍，在出现哮喘问题时，家长不知如何判断和识别，无法得到医师及时的回复和处理，家长的焦虑、担忧、不信任，以及患者的病情可能加重、恶化，甚至危及生命，这些可能成为医患矛盾的焦点。

因此，我们需要教会家长应对儿童哮喘日常护理的各种问题，采用哮喘日记、PEF等进行病情变化检测，学会使用儿童哮喘行动计划，有哮喘发作先兆时应及时使用缓解药物，重视减量或停药后的管理和随访，减少呼吸道感染、运动、饮食、环境等哮喘的影响因素，积极治疗鼻炎、鼻窦炎等并存疾病。针对医师在评估儿童哮喘时可能使用相应的问卷调查，儿童哮喘评估问卷（TRACK）适用于5岁以下儿童，儿童哮喘控制测试问卷（C-ACT）适用于4岁以上儿童。另外，中国儿童哮喘行动计划（CCAAP）成为哮喘发作家庭处置方案，在不同颜色分区的症状判断中让家长学会识别，根据不同情况居家处置。上述量表的内容烦琐，部分评判标准模棱两可，家长很难掌握对各种突发情况应如何分区、如何处理，难以起到有效临床指导效果。

【信息化建设】

在哮喘的长期管理治疗过程中，医师需要进行长时间的门诊随访管理，家长需要学会识别各种可能发生的情况，但是家长很难长期坚持，引起儿童哮喘诊治的依从性下降，因此会导致哮喘难以达到有效控制，哮喘发作不仅导致患儿缺课，还导致家长缺勤，给社会和家庭可能造成经济负担和精神负担，影响儿童生长发育的身心健康。哮喘的随访管理需要家长和患者的配合，医师的有效哮喘宣传教育、管理与家长、患者的依

从性密切相关。家长作为哮喘儿童生活中的监护者，负责日常生活中哮喘儿童的护理，因此家长需要掌握吸入装置的使用技巧，识别病情变化，做到在哮喘急性发作先兆情况下能及时加吸药物并就医等。家长要系统学习哮喘防治知识，达到家庭和医院对儿童哮喘的共同监管。

既往多采取面诊进行宣教，开办哮喘家长学习班，定期开展哮喘义诊活动、家长教育会等，通过电台、电视、网站、网络直播、报刊、期刊、图书进行哮喘防治知识的培训与教育，讲解儿童哮喘的相关诊治、生活注意事项等。其中，2012年作者编著了《哮喘儿童父母必读》，收集家长1600多条问题，归类整合成哮喘诊治方面的600余个问题，采用问答的形式，详细讲述了儿童哮喘诊治方面的问题及其解决办法，供哮喘患儿的家长学习。这些方法均在传播哮喘疾病的认知、治疗装置的使用及长期规范治疗等方面发挥了重要作用，为提高儿童哮喘诊治水平也发挥了重要作用。随着科技的发展、社会的进步，原有儿童哮喘管理措施已不能满足现代社会的需求。

由于儿科医师紧缺，随着三孩政策的开放，愈发显得医患配比不协调较为严峻，儿童呼吸专科医师紧缺与日益增加的儿童哮喘需求矛盾突出，使很多儿童哮喘患儿得不到规范化治疗。为此，中国民族卫生协会儿童哮喘规范化诊治技术学组计划在全国有一定专科实力的医疗机构培训临床医师，建立儿童哮喘标准化门诊，推广应用信息化管理平台，以达到同质化的诊断、同质化的治疗、同质化的管理、同质化的疗效。计划每年培训100名国家级治疗儿童哮喘的技术骨干，坚持5～10年，使治疗儿童哮喘的技术骨干增加到500～1000名，每位骨干不断培训100名省市县级治疗儿童哮喘的技术骨干（以点带面），解决儿童哮喘专科医师稀缺这一难题。

虽然近年来在全国范围内建立了不少标准化儿童哮喘门诊，但真正做到标准化诊疗的比例并没有达到预期目标，儿童哮喘诊疗及管理仍然任重道远。

随着信息化时代的迅速发展，医疗领域的慢性疾病管理已经逐渐向信息化平台转变。

目前互联网医院应运而生，许多医疗机构也建立了患者管理平台，有些医师利用微信管理患者，也有医师利用抖音直播宣传卫生知识。其中卫生主管部门认定的社会互联网医院得到了很多医师的认可，数十万医师在互联网医院就职，利用休息时间解决患者的困惑，使医院服务延伸到社会、家庭，特别是儿童哮喘的管理实现了跨时空、跨地域的全面信息化管理。医师在自己的平台发布科普的、家长存疑的文字信息和视频讲座，而家长根据自己需求阅读或观看所需要的知识，如有特殊问题、紧急问题都可以通过平台联系医师，真正做到了儿童哮喘的全方位、全病程管理。这不仅增加了儿童哮喘治疗的依从性，减少了哮喘患儿的门诊就医次数，免去了家长和患儿的路途奔波之苦，特别是偏远地区的患儿也能找到国内知名专家解决疑难杂症，拉近了专家与患者的距离。

【智能化建设】

儿童哮喘信息化管理平台可以方便、快捷地为各地区患者服务，成为慢性疾病的诊治趋势，方便了偏远地区哮喘患儿在出现临床问题时的及时管理，取得了良好的临床成果和社会经济效益。信息化平台使儿童哮喘管理工作效率明显提高，但仍然满足不了人们日益增长的各种健康需求，面对家长的各种问题和各种吸入药物使用方法，门诊医师重复的话、重复的事要说很多遍。网上回复患者问题的时效性成为信息化发展的瓶颈。为此患者管理在信息化管理的基础上正在向人工智能（AI）技术发展和实施。

当今时代发展的三大特征包括电子计算机技术时代、互联网通信数字信息化时代及精准医疗生物医学时代，人类社会很快会步入智能化时代。随着科技的进步和计算机的普及应用，智能化是未来需求所向，真正达到远程、实时、智能化（随时随地有求必应）管理哮喘患儿。利用信息技术手段辅助医生进行精确诊断成为当务之急，临床工作应用智能化管理模式势在必行。通过监测患者的症状，做到及时干预，将被动治疗变为主动的健康管理，进行诊疗模式转变，针对不同人群特点进行个体化设计，为用户提供各个时间点的服务，为用户提供全病程的健康管理。

智能化管理哮喘患者的前提是建立数据库；资料收集（症状、体征）；计算机分析可能是与不是哮喘，如提示哮喘可进一步检查加以确认，如怀疑哮喘不做检查可先按哮喘治疗，确认后计算机提示治疗药物，医师根据病情选择相关药物并确认，患者到药房自助机扫码取药；计算机管理系统会自动将相关药物使用方法，包括用药视频自动推送给家长，或家长通过自助机/机器人咨询更多问题；医师通过云医师端口进一步管理患者，关注患者与自助机/机器人的互动，自助机/机器人如有疑问，及时自动打电话或发信息至医师端口，医师对相关问题需要及时给予解答。

智能化建设通过对深度神经网络、浅层神经网络进行训练，建立模型。而其训练方式模拟大脑的神经元工作过程，对接收信号不断迭代并不断进行抽象概念化，通过组合浅层的数据特征提取更加抽象的高级特征，这提高了分类预测的准确性。通过从学习率、迭代次数、隐藏层网络层数及隐藏层节点数方面对临床结果进行分析，进而确定较优的网络超参数和结构；最后使用量化好的数据对模型进行训练和测试。通过模型评价标准及与其他传统算法的对比验证模型的有效性。儿童哮喘管理机器人将成为儿童哮喘诊疗进展的里程碑，主要包括患者端基本服务和人工智能服务，记录哮喘日志和病情评估，建立档案管理，评估反馈意见，与医师端进行绑定，实现远程医疗、智能提醒和智能预警，从而达到智能管理。

（张 雪 潘家华）

疫苗接种是预防儿童感染性疾病的重要手段。对于哮喘儿童而言，疫苗接种是否对患儿疾病产生影响可能是监护人及医务人员首先需要考虑的问题。工作实践及临床研究均表明，针对不同儿童仍需要具体分析及个体化对待，类似的特殊健康状态儿童的疫苗接种已成为卫生健康机构迫切需要解决的工作难点，儿童哮喘即是其中之一。

《国家免疫规划疫苗儿童免疫程序及说明（2021年版）》（以下简称《免疫程序及说明2021版》）指出，对于具有哮喘基础疾病的特殊健康状况儿童，如无明确证据表明接种疫苗存在安全风险，原则上可按照免疫程序进行疫苗接种。

近年来，我国也发布了相关《特殊健康状态儿童预防接种专家共识（三）支气管哮喘与预防接种》，对科学认识哮喘儿童接种必要性及评估疫苗接种的安全性、有效性提供了重要依据。该共识提出哮喘患儿接种疫苗的必要性，指出哮喘儿童是易患感染性疾病人群，预防接种可减少疫苗可预防性疾病，如肺炎球菌、流感病毒等引发的疾病，对哮喘的预防是有利的。因此可以说疫苗接种是减少儿童哮喘发作和复发的重要手段。

另外，该共识也给出了哮喘患儿接种疫苗的建议。首先，明确支气管哮喘不是预防接种的禁忌。笔者认为，在此需要强调一个前提，若患儿对某类疫苗过敏或对疫苗中某种成分过敏者均应归属于该类疫苗接种禁忌范畴（如新型冠状病毒疫苗包括灭活的新型冠状病毒、氢氧化铝、磷酸二氢钠一水合物、磷酸氢二钠十二水合物及氯化钠等多种成分）。其次，提出哮喘儿童可以接种疫苗的时机应当是在哮喘缓解期且健康状况良好时。哮喘儿童可按照《免疫程序及说明2021版》进行预防接种。最后，提出暂缓接种的情形是在哮喘急性发作期，尤其是长期使用全身糖皮质激素时应暂缓接种。同时建议停止全身应用糖皮质激素1个月后可以正常接种，以确保安全。

【疑似预防接种异常反应】

鉴于儿童哮喘是常见性疾病，而且具有发病率逐渐上升和发病低龄化趋势等特点，结合儿童疫苗接种的逐步普及，在新型冠状病毒肺炎防控常态化背景下，对于医疗机构、接种单位、疾病预防控制机构、药品不良反应监测机构而言，在实际工作中经常会发现预防接种后的异常情况，如何进行科学鉴别疑似预防接种异常反应已逐渐成为社会问题，为保护各方权益，值得进一步探讨。

疑似预防接种异常反应（adverse events following immunization，AEFI）是指在预防接种后发生的，接种人员、受种方等任何一方怀疑与预防接种有关的反应或事件。经过调查诊断分析，按照发生原因，AEFI可分为以下不良反应、疫苗质量事故、预防接种事故、偶合症、心因性反应等五类。

1. 不良反应　合格的疫苗在对儿童实施规范预防接种后发生的与预防接种目的无关的有害反应，包括一般反应和异常反应。

（1）一般反应：是指预防接种后发生

的，由疫苗本身固有特性引起的，对儿童机体造成一过性生理功能障碍的反应的。一般程度较轻微，如发热、局部红肿疼痛等，可伴有全身不适、倦怠、食欲缺乏、乏力等常见症状。一般反应包括局部反应和全身反应。这类情况在哮喘儿童疫苗接种中发生最多。

（2）异常反应：是指使用合格的疫苗在对儿童实施规范接种过程中或者实施规范接种后造成受种者机体组织器官、功能损害，相关各方均无过错的药品不良反应。一般为全身性的、较严重的组织器官、功能损害，如过敏性休克或死亡等。异常反应包括非特异性异常反应和变态反应。相关接种机构应做好相应预防措施，类似情况较为复杂，发生后应有第一时间处置预案。工作中可能有过度诊断和漏诊共存的局面。哮喘儿童接种后一定要在接种点进行必要的留观，必要时可延长留观时间，以便及时应对此类AEFI的发生。

下列情形不属于预防接种异常反应：①因疫苗本身特性引起的接种后一般反应；②因疫苗质量不合格给儿童造成的损害；③因接种单位违反预防接种工作规范、免疫程序、疫苗使用指导原则、接种方案等对儿童造成的损害；④儿童在接种时正处于某种疾病的潜伏期或者前驱期，接种后出现的偶合发病；⑤儿童有疫苗说明书规定的接种禁忌，在接种前监护人未如实提供儿童的健康状况和接种禁忌等情况，接种后儿童原有疾病急性复发或者病情加重；⑥因心理因素发生的个体或者群体的心因性反应。

2. 疫苗质量事故　由于疫苗质量不合格，预防接种后造成的儿童机体组织器官、功能损害。随着国家监督管理力度的加大和相关工作管理效能的提升，该类AEFI会逐渐减少。

3. 预防接种事故　由于在预防接种实施过程中违反预防接种工作规范、免疫程序、疫苗使用指导原则、接种方案而造成的儿童机体组织器官、功能损害。因此，建议有哮喘基础疾病的儿童应到具有资质的接种点进行疫苗接种，这可减少或避免该类AEFI的发生。

4. 偶合症　儿童在接种时处于某种疾病的潜伏期或前驱期，接种后偶合发病；某些AEFI并非由疫苗造成，只是在时间上与疫苗接种有相关性，容易造成公众的误解。尤其是哮喘儿童可能存在其他过敏性疾病和（或）基础疾病，诱发哮喘发作的因素也相对复杂，故这种AEFI相对比较多见。

5. 心因性反应　接种疫苗实施过程中或接种后因儿童心理因素发生的个体或群体反应。任何情况的注射都可引起个体和群体发生反应，这种反应与疫苗无关，而可能与注射行为有关，因此WHO将其称为注射反应。群体心因性反应常发生于学校、幼儿园等儿童聚集场所。流行病学调查表明，心因性反应占群体性AEFI报道数的50%左右。以头痛、头晕、乏力、恶心等自主神经功能紊乱症状常见，临床检查通常无阳性体征和器质性病变。这类情况在哮喘儿童中尤其应该引起家长和医护人员的重视。

【疑似预防接种异常反应的处置】

1. 发热　体温＜38.5℃，无其他不适，属于正常免疫反应，不需要特别处理；体温≥38.5℃，无其他不适，可物理降温，严禁乙醇擦浴；体温≥38.5℃，伴或不伴接种部位局部反应，如红肿、疼痛、硬结等，可在医师指导下适量使用解热镇痛药，推荐选择对乙酰氨基酚或布洛芬口服；不推荐使用阿司匹林、赖氨匹林、尼美舒利、吲哚美辛等；其他发热情况请到医疗机构就诊。

2. 接种部位红肿　直径＜15mm不需要特殊处置；直径为15～30mm的可局部冷敷，每天数次，20分钟/次；直径超过

30mm 请到医疗机构就诊。

3. 接种部位硬结　直径＜15mm 不需要特殊处置；直径为 15～30mm 的可局部热敷，每天数次，10 分钟／次，以促进硬结吸收；直径超过 30mm 请到医疗机构就诊。

4. 急性轻型过敏反应　多在接种疫苗后数分钟至 30 分钟内发生，主要以急性荨麻疹样皮疹为常见表现，伴有瘙痒，皮肤发红，但不伴有呼吸困难、血压下降、心率增快、意识障碍，毛细血管充盈时间＜2 秒等。如发生上述情况，应终止接种操作，将受种者置于座椅或平车上休息，立即测量体温、脉搏、呼吸、血压等生命体征。若生命体征平稳，给予苯海拉明，每次 1mg/kg 肌内注射，或异丙嗪，每次 0.5～1.0mg/kg 肌内注射，最大剂量 50.0mg。必要时开放静脉通路补液，密切观察受种者临床表现，皮疹消退情况，是否出现新发症状，如胸闷憋气、声音嘶哑、呼吸困难、突发意识障碍等。持续监测生命体征变化，有无血压下降、心率增快等表现。如出现病情进展，立即启动重症过敏反应处理流程。

5. 急性重症过敏反应　过敏性休克是严重不良反应，一般在接种疫苗后数分钟至 30 分钟内发生，出现血压下降。儿童和青少年收缩压低于年龄正常值或较基础值下降＞30%［儿童和青少年低收缩压定义：3～10 岁＜70＋（2×年龄）mmHg；11～17 岁＜90mmHg］，通常表现为四肢冰冷、脉搏细速、意识障碍，毛细血管充盈时间＞3 秒。同时伴过敏表现，如面色潮红、皮肤发痒、全身皮疹、腹痛、呕吐或胸闷等；由于喉头水肿、支气管痉挛而导致呼吸困难、缺氧、发绀等。

发生过敏性休克应立即进行抢救：①终止接种操作，就地抢救，启动抢救绿色通道。②首选肾上腺素：立即大腿前外侧中部肌内注射肾上腺素原液，每次 0.15～0.50mg［按照每次 0.01mg/kg；1～5 岁儿童或体重 7.5～25.0kg 儿童：每次 0.15mg；6～12 岁儿童或体重≥25.0kg：每次 0.30mg；12 岁以上：每次 0.50mg］，浓度为 1mg/ml（1：1000）。如果注射 1 次效果不佳，5～15 分钟后重复注射 1 次相同剂量肾上腺素，一般不超过 3 次。③保持呼吸道通畅：高流量面罩吸氧。呼吸困难伴上气道梗阻者，喷入或雾化 1：1000 肾上腺素每次 2.5～5.0ml，15 分钟重复 1 次；伴哮喘样症状者，雾化吸入沙丁胺醇，每次 2.5～5.0mg，5～15 分钟重复 1 次。如支气管舒张剂效果欠佳，对于气道梗阻严重者，建立人工气道行机械通气。④开放外周静脉通路，及时给予快速补液，应用抗组胺药、激素及血管活性药物等。⑤必要时予以气管插管及心肺复苏等抢救措施。

【国家免疫规划疫苗接种】

国家免疫规划疫苗是指国家免费向公民提供，公民应当依照国家的规定受种的疫苗，属于法定范畴，也称一类疫苗。

该类疫苗包含较多，国家近期更新了相关免疫程序及说明，《免疫程序及说明 2021 版》包括 13 种疫苗，分别是乙肝疫苗、卡介苗、脊灰灭活疫苗、脊灰减毒活疫苗、百白破疫苗、白破疫苗、麻腮风疫苗、乙脑减毒活疫苗、乙脑灭活疫苗、A 群流脑多糖疫苗、A 群 C 群流脑多糖疫苗、甲肝减毒活疫苗和甲肝灭活疫苗等，预防 12 种疾病，这些疾病分别是乙型病毒性肝炎、结核病、脊髓灰质炎、百日咳、白喉、破伤风、麻疹、风疹、流行性腮腺炎、流行性乙型脑炎、流行性脑脊髓膜炎和甲型病毒性肝炎，详见表 14-1。

表14-1 国家免疫规划疫苗儿童免疫程序表（2021年版）

可防御疾病	疫苗种类	接种途径	剂量	英文缩写	接种年龄														
					出生时	1月	2月	3月	4月	5月	6月	8月	9月	18月	2岁	3岁	4岁	5岁	6岁
乙型病毒性肝炎	乙肝疫苗	肌内注射	10μg或20μg	HepB	1	2					3								
结核病a	卡介苗	皮内注射	0.1ml	BCG	1														
脊髓灰质炎	脊灰灭活疫苗	肌内注射	0.5ml	IPV			1	2											
脊髓灰质炎	脊灰减毒活疫苗	口服	1粒或2粒	bOPV					3								4		
百日咳、白喉、破伤风	百白破疫苗	肌内注射	0.5ml	DTaP				1	2	3				4					
百日咳、白喉、破伤风	白破疫苗	肌内注射	0.5ml	DT															5
麻疹、风疹、流行性腮腺炎	麻腮风疫苗	皮下注射	0.5ml	MMR								1		2					
流行性乙型脑炎b	乙脑减毒活疫苗	皮下注射	0.5ml	JE-L								1			2				
流行性乙型脑炎b	乙脑灭活疫苗	肌内注射	0.5ml	JE-I								1、2			3				4
流行性脑脊髓膜炎	A群流脑多糖疫苗	皮下注射	0.5ml	MPSV-A							1		2						
流行性脑脊髓膜炎	A群C群流脑多糖疫苗	皮下注射	0.5ml	MPSV-AC												3			4
甲型病毒性肝炎c	甲肝减毒活疫苗	皮下注射	0.5ml或1.0ml	HepA-L										1					
甲型病毒性肝炎c	甲肝灭活疫苗	肌内注射	0.5ml	HepA-I										1	2				

注：a. 主要指结核性脑膜炎、粟粒性肺结核等。

b. 选择乙脑减毒活疫苗接种时，采用两剂次接种程序。选择乙脑灭活疫苗接种时，采用四剂次接种程序；乙脑灭活疫苗第1、2剂间隔7～10天。

c. 选择甲肝减毒活疫苗接种时，采用一剂次接种程序。选择甲肝灭活疫苗接种时，采用两剂次接种程序

在常见特殊健康状态儿童中，实际工作也经常遇到"过敏性体质"已经不是疫苗接种禁忌。若对已知疫苗成分严重过敏或既往因接种某种疫苗发生喉头水肿、过敏性休克及其他全身性严重过敏反应的，禁忌继续接种同种疫苗。因此，对于哮喘这种具有特应性体质儿童进行疫苗接种时应详细询问病史，如无上述全身严重过敏反应病史者是可以正常进行国家免疫规划疫苗接种的。

【非国家免疫规划疫苗接种】

非国家免疫规划疫苗是指由公民自费并且自愿受种的疫苗，属于约定范畴，也称二类疫苗。例如，流感疫苗、EV71灭活疫苗、水痘疫苗、B型流感嗜血杆菌结合疫苗、人乳头瘤病毒（HPV）疫苗等。

哮喘儿童接种非免疫规划疫苗应当遵守

预防接种工作规范、相关的指导原则、非免疫规划疫苗使用技术指南和各省（自治区、直辖市）卫生健康行政部门制定的接种方案。若无明确的某种疫苗哮喘儿童接种方案时，在充分知情自愿原则的情况下，按照疫苗说明书进行。

因此，针对哮喘儿童等特殊健康状态人群接种上述非免疫规划疫苗，也同样可参考《免疫程序及说明2021版》确定的有关原则进行。

【流感疫苗】

流行性感冒简称流感，是由流感病毒引起的急性呼吸道传染病，常见临床表现是高热、头痛、乏力、肌肉酸痛等；相对于普通感冒而言，流感患儿的体温更高，持续时间更长，全身症状更严重，并发症和病死率也更高。WHO发布的《2019—2030年全球流感战略》特别指出，每年接种流感疫苗是预防流感的最有效方法，可以减少接种者感染流感的机会或者减轻流感症状。流感疫苗是用于预防流行性感冒的注射类药物，适用于任何可能感染流感病毒的健康人，每年在流行季节前（多在10月底之前）接种1次，免疫力可持续1年。

哮喘儿童往往易患感染性疾病，而流感是哮喘儿童病情加重的主要诱因之一。哮喘儿童如出现肺功能损害可持续至成人期，并增加发生慢性阻塞性肺疾病（COPD）的风险。目前许多国家的预防接种指南均建议慢性呼吸道疾病患者接种肺炎球菌疫苗，国外一些发达国家于20世纪70年代初即开展了哮喘患者接种流感疫苗的临床观察及相关性研究。美国哮喘诊断与治疗专家组、美国免疫实施咨询委员会和美国儿科学会分别在1997年和2000年的国家哮喘教育与防治工程和流感预防与控制报道中倡导哮喘患者应每年接种1次流感疫苗。据国外近30年研究资料显示，目前临床常用的流感疫苗对中重度哮喘患者免疫接种是安全的。

哮喘是一种慢性气道炎症性疾病，症状通常是咳嗽、喘息、呼吸急促和胸闷。这些症状可以是偶发性的，也可以是持续性的。当哮喘患者具有哮喘诱发因素（如变应原）时，气道内壁肌肉收紧，使气道变窄，气道内壁出现某些炎性反应。对于哮喘儿童而言，感冒和流感病毒感染均会诱发这些症状。因此，感染流感病毒会使哮喘恶化，而接种流感疫苗可以保护人们免受流感病毒侵害。然而，流感疫苗的接种效用并不是简单、直接的，因为流感疫苗本身是否也会导致哮喘的恶化，同样是家长们所担心的问题。

那么，哮喘儿童是否可以像健康儿童一样接种流感疫苗？针对这一问题，《中国流感疫苗预防接种技术指南（2020—2021）》建议，所有≥6月龄（出生后满180天）的儿童需每年接种流感疫苗，除非有禁忌证。儿童是流感的主要传播者，因此为这个年龄段的儿童接种流感疫苗被认为是阻断流感传播和控制流感的最有效方法。2013年，英国将所有儿童的年度流感疫苗纳入国家免疫计划，该计划使用流感减毒活疫苗（LAIV），目标人群为2～11岁的儿童。目前许多已发表的研究证明了LAIV对普通人群的有效性和安全性。

由于担心LAIV诱发喘息，一些指南建议不要将其用于哮喘或反复喘息的儿童，那么中重度哮喘儿童接种LAIV安全吗？一项研究结果表明，在478例参与研究的儿童中，有319例获得了哮喘控制的随访数据。在有随访数据的人群与没有随访数据的人群之间，哮喘控制和疫苗接种没有明显影响。47例患儿在给药4周内出现一次轻度喘息，但与LAIV的接种、哮喘的严重程度及基线肺功能值均不相关。LAIV使用后出现严重喘息的受试者比例与对照组得到改善的受试者的比例相似，研究数据尚不能证明随访中的严重喘息发作是由LAIV所致。因此，哮喘儿童可以安全地接种LAIV。

儿童接种流感疫苗的时机如何界定，即如何选择在合适的时期接种流感疫苗。一般情况下，儿童哮喘根据体征和典型症状可分为以下三期：①急性发作期，儿童突然发生气促、胸闷、咳嗽等症状，或者儿童的症状突然加重，呼吸困难，以呼气流量降低为其常见的表现特征；②慢性持续期，在非急性发作期，儿童有不同频度或伴发不同程度的症状出现；③缓解期，指儿童在经过或未经治疗的情况下，哮喘的症状及体征消失，儿童的肺功能恢复到急性发作之前的水平，并且维持了4周以上。如果儿童处于急性发作期和慢性持续期这两个时期中，是不宜注射流感疫苗的。但如果处于缓解期，并且没有对已知的疫苗成分过敏情形者，是可以进行流感疫苗接种的。

当前我国儿童哮喘的诊治水平虽已取得较大进展，但仍有约30%的城市儿童哮喘未能得到及时诊断，并有20%以上的儿童哮喘未达到良好控制。早期诊断、规范化管理和早期干预仍是提高儿童哮喘控制水平和改善预后的重要手段。因此，如何提高哮喘诊断和规范化管理水平，提高包括预防接种管理在内的综合预防控制水平，应成为广大儿科医师关注的重点。

（周　瑞）

第15章 儿童鼻-鼻窦炎

临床医师在儿童哮喘和慢性咳嗽专病门诊中见到很多孩子以反复发作性或持续性咳嗽为主诉，多次在儿科普通门诊或非专病门诊就诊，甚至治疗几个月也不见好转，通常被误诊为喘息性支气管炎、咳嗽变异性哮喘等，给孩子带来长时间的病痛，并给家长带来很大的精神压力，辗转之下被确诊为鼻-鼻窦炎（rhinosinusitis），经治疗好转。

在引起儿童慢性咳嗽的病因调查报告中，占据首位的是咳嗽变异性哮喘，然而在临床实际工作中发现，经过详细地询问病史、认真仔细地体检，并结合常规进行儿童肺功能评估后，发现报告中排名第二位的上气道咳嗽综合征（UACS）实际上是临床慢性咳嗽中最为多见的，UACS表现出的咳嗽多在儿童睡眠或起床时尤为明显，可以伴有鼻塞、流鼻涕、头痛、喘鸣和反复清嗓样咳嗽等症状，其中儿童鼻-鼻窦炎是引起UACS的重要原因之一。儿童鼻-鼻窦炎绝大多数由过敏引起，一般先出现过敏性鼻炎，当窦口阻塞引流不畅后会继发细菌感染，从而导致鼻-鼻窦炎的发生。

【鼻-鼻窦炎与哮喘】

近年来，我国先后发表了《儿童支气管哮喘诊断与防治指南（2016年版）》和《儿童支气管哮喘规范化诊治建议（2020年版）》，尽管已有了很好的诊治方案建议，但我国儿童哮喘的防治形势依然不容乐观，仍然还有很多患儿未能够得到完全有效的控制。分析其原因，一方面可能是误诊、漏诊造成的诊断不足；另一方面就是分级的不合理导致病情被低估；还有的就是忽略了包括呼吸道感染、接触变应原及伴随一些其他的疾病，特别是伴有鼻-鼻窦炎、胃食管反流病等疾病未能给予合理的治疗或治疗不当，从而对儿童哮喘的防治效果造成了不良的影响。

由于上、下呼吸道的各个部位在解剖学上相连续，鼻腔、鼻窦的黏膜与下呼吸道的黏膜相连续，均属呼吸道黏膜，一旦出现炎症，很少会仅仅局限于某一部位。鼻黏膜一旦发生炎症通常会波及鼻窦的黏膜，从而表现为鼻-鼻窦炎。已有多个实验和临床研究证实，上、下呼吸道的炎症反应具有一致性，并且呈密切相关性，如上呼吸道（包括鼻窦）感染，常使下呼吸道也发生炎症。

小儿尤其是年幼儿慢性鼻-鼻窦炎常易引起鼻窦-支气管炎（或称鼻窦-支气管综合征），原因是年幼儿喉保护性功能不够健全，咳嗽反射能力差，鼻-鼻窦炎的脓性分泌物多，易流进气管、支气管内，夜间睡眠时尤为明显，从而引起下呼吸道感染，久之可引起肺气肿、支气管扩张症等慢性阻塞性肺部疾病。根据肺功能检查，慢性鼻-鼻窦炎鼻阻塞患儿的肺阻力增加，且顺应性降低，肺活量下降，肺泡氧浓度低，可导致慢性缺氧。临床经验证明这些改变与鼻阻塞程度成正比，即鼻阻塞越严重，肺功能越差。因此，临床专科医师必须重视这一问题，对于所谓"慢性支气管炎"的患儿，一定要详细地检查鼻窦，一旦确诊为慢性鼻-鼻窦炎时，必须积极合理地进行治疗，以免发生不可逆性鼻窦-支气管综合征。临床上可以看到，鼻窦支气管综合征患者的急性鼻-鼻窦炎或慢性鼻-鼻窦炎的反复发作对这些患者肺部的影响比偶然患上呼吸道感染对健康人肺部的影响要严重得多。

过敏性鼻炎与哮喘都属于气道过敏性疾病，被公认为是气道黏膜的炎症，只是炎症反应的部位和临床表现不同。多年来，支气管哮喘和过敏性鼻炎多被看作是两种不同的疾病，常由呼吸科和耳鼻咽喉科医师分别来诊治，但随着人们对疾病的本质不断研究，已发现两者之间关系密切，并在发病机制等很多方面具有相同之处，由此"一个气道，一种疾病"（one airway，one disease）的概念已越来越广泛地被大家所认同。2001年，世界各国专家制定了《变应性鼻炎及其对哮喘的影响指南（ARIA）》，并成为WHO创议的一部分，其中建议临床医师（包括呼吸科、耳鼻咽喉科及变态反应科医师）对过敏性鼻炎和哮喘应进行联合治疗及管理，其目的就是要更新临床各科医师对过敏性鼻炎和哮喘的有关知识，强调过敏性鼻炎对哮喘的影响，运用现有好的治疗方法为人们提供一些切实可行的诊断方法和治疗策略。

流行病学研究为"一个气道，一种疾病"这一概念提供了大量的证据。过敏性鼻炎和哮喘常伴随发生，鼻炎常可进展为哮喘。先前的研究发现，在患过敏性鼻炎的儿童中，未给予免疫治疗者有将近50%的在随后几年中发生了哮喘，该研究是关于过敏性鼻炎与哮喘关系的最早的研究之一。后来有更进一步的研究证实了早期的科学结论。婴儿期过敏性鼻炎患者在11岁时哮喘发生的危险升高了1倍；鼻炎可使发生哮喘的危险升高3倍，而在高IgE滴度的患者中则升高5倍以上。哥本哈根的过敏研究表明，42%～52%的鼻炎患者有哮喘，99%以上的过敏性哮喘患者也患有过敏性鼻炎。过敏性鼻炎和哮喘存在较高的联合发病率，约80%

的哮喘合并过敏性鼻炎，40%的过敏性鼻炎合并哮喘。经过计算，过敏性鼻炎患者发生哮喘的危险性是无过敏性鼻炎的300倍。大量的综合研究表明，过敏性鼻炎往往先于哮喘出现。此外，很多过敏性鼻炎患者往往伴有特异性的支气管高反应性。多个研究已证实过敏性鼻炎为哮喘的一个独立危险因素。在GINA方案中，已将过敏性鼻炎列为哮喘的重要触发因素。

【概述】

鼻-鼻窦炎是小儿常见多发病，由于小儿年龄、解剖、生理及病因的差异，小儿鼻-鼻窦炎的发病情况也不尽相同，其临床实际发病率远较以往统计结果高，且常因地区和季节而异。5岁以下患此病者较少，男女发病率差别不大；5岁以上者则较多，男性多于女性。儿童平均每年患感冒6～8次，其中就有0.5%～5%将会发展成鼻-鼻窦炎，并且儿童鼻-鼻窦炎的病程长，可以引起注意力认知感和学习成绩的下降，影响患儿的生活质量，国内外鼻科专家越来越重视儿童鼻-鼻窦炎领域的基础及临床研究。

1. 鼻窦（nasal sinuses） 又称鼻旁窦，是鼻腔周围颅骨中的一些含气空腔的总称，均有窦口与鼻腔相通，对发音起共鸣作用。鼻窦左右成对排列，共有4对，依其所在颅骨命名，称为上颌窦、筛窦、额窦和蝶窦。在临床上，因上颌窦、前组筛窦和额窦均开口于中鼻道，故将其合称为前组鼻窦；后组筛窦开口于上鼻道，蝶窦开口于蝶筛隐窝，合称为后组鼻窦。

2. 鼻-鼻窦炎 鼻炎（rhinitis）是指鼻腔黏膜的炎症。鼻窦炎（sinusitis）是指鼻窦黏膜的炎症，由于鼻腔黏膜与鼻窦黏膜相连续，鼻炎时鼻窦黏膜常有不同程度的炎症，而鼻窦炎也常继发于鼻炎，且通常与鼻炎同时存在。因此，1997年美国耳鼻咽喉头颈外科协会采用了"鼻-鼻窦炎"这一术语以代替以前鼻窦炎的概念，这是基于所有的鼻窦炎都会同时伴有鼻腔黏膜的炎症，并且很多鼻窦炎开始先出现鼻炎症状这一事实。同时还着重强调，鼻-鼻窦炎这个概念绝对应和鼻炎的概念相区别，鼻炎是指主要局限于鼻腔的炎症。

3. 儿童鼻-鼻窦炎　2012年，《欧洲鼻窦炎、鼻息肉诊疗指南》（EPOS）将儿童鼻-鼻窦炎定义为儿童鼻腔及鼻窦的炎症，包括2个或以上症状：①鼻堵/鼻塞/鼻充血，前/后鼻滴漏，必须有1项；②面部疼痛/压迫感；③咳嗽；或鼻内镜下发现鼻息肉和（或）原发于中鼻道黏脓涕和（或）原发于中鼻道的黏膜水肿或阻塞；或CT改变：窦口复合体黏膜改变和（或）鼻窦炎改变。

儿童鼻-鼻窦炎临床常见，但因儿童语言表达能力有限，故易被家长及医师所忽视。其病因、症状、体征、诊断和治疗原则与成人鼻-鼻窦炎相比有相同点，亦有特殊性。儿童鼻-鼻窦炎通常是急性上呼吸道感染的结果，因为儿童鼻窦较小，发育不完全，黏膜表面和窦口的距离比较短，因此在上呼吸道感染时可导致黏膜肿胀，而黏膜肿胀又易造成窦口阻塞，鼻窦引流不畅，容易发生鼻-鼻窦炎。由于种种原因，儿童上呼吸道感染的发生率比较高，最主要原因是儿童对病毒的免疫力低，另一原因是儿童经常生活在学校或幼儿园等人群较为密集的环境中，并与其他儿童有密切的接触，这促进了感染的传播。

小儿鼻-鼻窦炎的危害远较成人严重，儿科医师应当和耳鼻咽喉科医师一样，必须认识和重视小儿鼻-鼻窦炎的预防和正确治疗。

【病因】

近年来儿童鼻-鼻窦炎正越来越受到临床医师重视，最常见的致病菌是肺炎球菌、链球菌和葡萄球菌。感染严重者可以引起鼻窦附近组织甚至颅内的并发症。一般来说，

小儿鼻-鼻窦炎常发生于学龄前期及学龄期（5～9岁），由于各个鼻窦的发育时间不同，上颌窦和筛窦发育较早，故常先受感染，额窦多在7～10岁以后发病，蝶窦炎多见于10岁以上患儿。

1. 窦源性感染　鼻窦之所以易患炎症，重要原因首先在于其解剖学上的特殊性。成人鼻窦的窦口均较细小，一旦发生狭窄或阻塞，鼻窦腔的通气引流既受影响，也易蓄脓，或还可演变成慢性炎症；而儿童鼻窦口较大，窦腔发育气化不全，鼻腔、鼻道狭窄，且黏膜中血管和淋巴管丰富，发生感染后容易导致鼻窦引流通气功能障碍，分泌物潴留，致病菌繁殖。各个鼻窦的窦口与窦壁均相隔很近，当一个鼻窦发炎时很容易累及邻近的鼻窦，时间越久，范围越广，最后可形成多窦炎（指两个以上鼻窦发炎）或全鼻窦炎（指一侧或两侧鼻窦全部发炎），但感染的程度在各个鼻窦之间可有轻重不同。上颌窦因其窦腔较大，位置较低而窦口较高，易于蓄脓，所以更容易被他处炎症所波及。因此临床上小儿以上颌窦炎的发病率最高；而筛窦因形似蜂窝，气房大小不一，故筛窦炎的发病率次之；额窦炎则又次之；单独的蝶窦炎在临床上被证实者为最少。

窦口鼻道复合体（OMC）阻塞性病变是鼻-鼻窦炎的最主要原因。

2. 鼻腔源性感染

（1）急性鼻炎：是鼻-鼻窦炎的常见病因之一，尤易并发急性筛窦炎。炎症从鼻腔蔓延入鼻窦的方式可能是由于两者的黏膜互相连续便于炎症侵入鼻窦。此外，打喷嚏、擤鼻或在高空飞行中迅速下降时，鼻窦内的压力低于鼻腔内压力，急性鼻炎的脓液也易进入鼻窦以促使炎症发展。

（2）鼻腔其他疾病：鼻腔的多种疾病如鼻中隔偏曲、鼻甲肥大、黏膜肥厚、鼻腔的肿瘤和异物，以及鼻的变态反应等，都可

堵塞鼻窦口，使鼻窦通气引流受阻而发生炎症。鼻的变态反应与感染相互影响，形成恶性循环，进一步促进鼻-鼻窦炎的发展。

（3）污染物经鼻腔进入鼻窦：如游泳、跳水、潜水的方法不当等，使污水进入鼻窦而产生炎症。此种炎症多由厌氧菌引起，故临床症状较重。

（4）鼻腔内堵塞物留置时间过长：可因局部刺激和污染，以及鼻窦口的通气引流受阻而导致鼻窦发生炎症。

3. 儿童机体抵抗力　儿童机体抵抗力、外界适应力均较差，多有扁桃体和腺样体肥大，易发生上呼吸道感染或各种并发的上呼吸道感染的传染病，如流行性感冒等，导致急、慢性鼻-鼻窦炎发病。

4. 变态反应　是儿童鼻-鼻窦炎发病的重要因素，也是鼻-鼻窦炎复发的主要原因之一。变态反应可引起鼻腔黏膜水肿，分泌物增多，窦口引流不通畅，导致鼻窦感染；而感染又可加重鼻黏膜变态反应，形成恶性循环，因此在治疗过程中应重视对变态反应的控制。

5. 慢性鼻-鼻窦炎　其病因或诱因在许多方面与急性鼻-鼻窦炎基本相似。

（1）急性鼻-鼻窦炎病因：因治疗不当，或对其未予以彻底治疗致反复发作、迁延不愈，使之转为慢性。此为本病的首要病因。

（2）阻塞性病因：鼻腔内如有鼻息肉、鼻甲肥大、鼻腔结石、鼻中隔偏曲、鼻腔肿瘤、鼻腔填塞等阻碍鼻腔鼻窦通气引流的疾病及因素，为本病的重要病因。

（3）致病菌毒力：某些毒力较强的致病菌，如患猩红热时的乙型溶血性链球菌，其所致的急性鼻-鼻窦炎极易转为慢性。

（4）牙源性感染：因上列磨牙的牙根与上颌窦底部毗邻，如果牙疾未获根治，易成为牙源性慢性上颌窦炎。

（5）外伤和异物：如外伤骨折、异物存留或血块感染等，此点基本上同急性鼻-鼻窦炎。

（6）鼻窦解剖因素：由于各个鼻窦特殊的甚或异常的解剖构造，不利于通气引流，亦为一不可忽略的自身因素。

（7）全身性因素：如有全身性慢性疾病、营养不良、烟酒嗜好及疲劳过度等各种原因，机体抵抗力低下时，易罹患本病。近年来，随着变态反应学的不断发展，人们在过敏性因素对慢性鼻-鼻窦炎的影响或两者之关系等方面的认识日益提高。

6. 其他　如鼻外伤，鼻腔异物，不良生活习惯和行为，特异性体质，以及纤毛不动综合征、先天性丙种球蛋白缺乏症、Kartagener综合征等也常易并发鼻-鼻窦炎。

【病理及发病机制】

1. 急性鼻-鼻窦炎的黏膜病理变化　类似急性鼻炎。主要可分为2期。

（1）卡他期：即急性卡他性鼻窦炎。窦内黏膜早期短暂贫血，继之血管扩张，渗透性增强，浆液性或黏液性分泌亢进，分泌物为蜜黄色或无色。

（2）化脓期：即急性化脓性鼻-鼻窦炎。黏膜水肿和血管扩张加重，多形核白细胞浸润等变化更为显著，分泌物变为黏液脓性。

2. 小儿鼻-鼻窦炎的病理变化　在急性期的初期只累及黏膜层，因小儿的鼻黏膜血管和淋巴管很丰富，发生炎症后肿胀明显，容易使鼻窦开口处发生梗阻，导致分泌物不容易引流。如及时解除充血和消肿，并使鼻窦内分泌物引流通畅，鼻-鼻窦炎能自行迅速恢复。如果化脓感染，黏膜充血加重，淋巴细胞和多形白细胞浸润增多，以及黏膜上覆有脓液，部分黏膜上皮遭到破坏应及时给予抗生素治疗以控制感染，并使鼻窦内脓性分泌物排出，这样有利于鼻-鼻窦炎好转。

小儿的组织修复力比较强，病期也较短，大多数小儿鼻-鼻窦炎可以恢复。另外，小儿鼻窦与邻近组织之间的血管很丰富，互相有密切联系，所以小儿鼻-鼻窦炎的化脓性感染容易发生附近组织的并发症。

3. 慢性鼻-鼻窦炎的病理变化　慢性鼻-鼻窦炎是一种高度异质性疾病，其发病与解剖结构、遗传及环境等多种因素有关。免疫病理学特点是多种结构细胞、免疫细胞和炎性介质参与慢性鼻-鼻窦炎发病，可影响疾病的临床表型、治疗反应和预后。发病相关因素如下所述。

（1）解剖因素：窦口鼻道复合体解剖发育异常导致的通气和引流功能障碍可能促进慢性鼻-鼻窦炎发病。

（2）纤毛运动障碍：正常的纤毛功能对维持鼻腔和鼻窦的清洁具有重要作用。慢性鼻-鼻窦炎纤毛功能异常多继发于炎症等，通常是可逆性改变。原发性纤毛运动障碍是一种常染色体遗传病，常伴发慢性鼻-鼻窦炎、呼吸道疾病及不孕不育症，如同时合并内脏转位则称为原发性纤毛不动综合征。

（3）变态反应：可能不是慢性鼻-鼻窦炎的初始原因，但它是该病发生发展的一个易感因素，它可以加重慢性鼻-鼻窦炎患者黏膜的炎性反应。

（4）细菌：细菌菌群失衡可能与慢性鼻-鼻窦炎发病、炎症状态及治疗效果有关。另外，细菌生物膜不仅可作为感染性病原菌发挥致病作用，也可作为抗原、超抗原、佐剂、毒素和炎性因子促进慢性鼻-鼻窦炎的发生和发展，而且也是个体对抗菌药物产生耐药的一个重要因素。

（5）病毒：有研究显示，鼻病毒在慢性鼻-鼻窦炎患者中的分离率要显著高于健康对照人群，慢性鼻-鼻窦炎患者对病毒先天性免疫的异常可能与嗜酸性粒细胞性炎症有关。

（6）真菌：目前多个前瞻性、随机双盲试验均未能证实抗真菌药物对慢性鼻-鼻窦炎的治疗有效。

（7）超抗原：金黄色葡萄球菌肠毒素作为细菌超抗原能够激活一系列免疫反应，诱导以辅助性T2细胞反应为主的嗜酸粒细胞性炎症，但是该超抗原在中国人中的检出率较低。

（8）囊性纤维化：是一种常染色体隐性遗传病，患者几乎全部合并慢性鼻-鼻窦炎，80%合并鼻息肉。患者鼻腔分泌物的黏稠度较正常人增加30～60倍，黏液纤毛清除系统的异常可引起鼻腔、鼻窦的反复严重感染。

（9）免疫缺陷：是慢性鼻-鼻窦炎的易感因素。对于伴发免疫缺陷的患者，慢性鼻-鼻窦炎复发次数多，同时可伴有其他系统的感染性疾病。

（10）阿司匹林耐受不良：我国慢性鼻-鼻窦炎患者中阿司匹林耐受不良的发生率约为0.57%。阿司匹林耐受不良患者若同时合并鼻息肉和哮喘，则称为阿司匹林三联症。阿司匹林耐受不良患者的鼻息肉范围广，易复发。

（11）胃食管反流：胃食管反流患者比普通人群更易患慢性鼻-鼻窦炎，其可能的机制如下：①胃酸直接刺激引起炎性反应和黏膜纤毛功能受损；②自主神经系统功能紊乱导致迷走神经功能增强，鼻窦黏膜肿胀堵塞窦口；③幽门螺杆菌的直接作用。

（12）牙源性疾病：长入上颌窦的根尖炎症可以导致慢性上颌窦炎，致病菌多为厌氧菌。

（13）医源性因素：不规范的鼻窦手术可造成窦口鼻道复合体粘连、黏膜大面积缺失或纤毛运动障碍。

（14）遗传学因素：慢性鼻-鼻窦炎有家族聚集倾向，同卵双胞胎均发生鼻息肉的风险接近100%。多个基因的多态性与慢性鼻-鼻窦炎相关。

【临床表现】

1. 急性鼻-鼻窦炎　主要症状有鼻塞、

流涕、咳嗽、头痛。伴随症状有嗅觉障碍、听力下降、行为异常（可表现为注意力不集中、易烦躁、易激惹等）。

由于年龄、鼻窦解剖和病变程度的不同，小儿鼻-鼻窦炎的症状表现差别很大，轻重不同，有的很快引起并发症。因为多继发于急性鼻炎，所以小儿急性鼻-鼻窦炎的早期症状与急性鼻炎、感冒较为相似，常见鼻塞和鼻涕多。急性鼻炎或感冒一般在3~4天后鼻涕变黏性并逐渐减少，约1周恢复。如症状加重，出现黄脓鼻涕增多则表示为鼻-鼻窦炎。随病情发展及感染性分泌物在鼻窦内的潴留，儿童的局部和全身症状较成人重。除局部症状外，患儿明显不安静、哭闹，多有发热和脉搏增快。

（1）全身症状：可明显，如发热、畏冷、烦躁不安、哭闹或精神萎靡、食欲缺乏、呼吸急促、拒食，甚至抽搐，常伴上、下呼吸道炎症症状，如咽痛、咳嗽等。继发于急性鼻炎或其他传染病者，则可为原发病症状加重。牙源性上颌窦炎者，其全身症状较急剧而严重。

儿童病例常有特殊症状，可出现咳嗽、呕吐、腹泻等呼吸道及消化道症状，更常见于年龄小的儿童。因婴幼儿不会擤鼻涕，黏脓性鼻涕经后鼻孔流入气管、支气管内导致咳嗽，尤其以夜间明显，有时突然咳嗽而惊醒。如将黏脓性鼻涕咽下，可引起食欲缺乏、恶心、呕吐和腹泻等胃肠道症状。

（2）鼻部症状：主要有鼻塞、流涕、嗅觉障碍及鼻出血等症状。

1）鼻塞：表现为患侧持续性鼻塞，系因鼻腔黏膜肿胀、充血和分泌物积蓄于鼻腔所致。儿童鼻塞可表现为张口呼吸、气粗或夜间睡眠打鼾等。

2）流涕：患侧有大量黏液脓性或脓性鼻涕，有擤除不尽之感，或觉得"多痰"，只能向后吸入咽部再吐出，患后组鼻窦炎者

尤其如此。过敏性鼻-鼻窦炎者，鼻涕中常带有稀薄血水样物。牙源性上颌窦炎者，其脓涕可有恶臭味。

3）嗅觉障碍：可因鼻塞而出现嗅觉减退或缺失。以筛窦炎或蝶窦炎者为明显。牙源性上颌窦炎和少数蝶窦炎还可能引起主观恶臭觉。但嗅觉障碍大多为暂时性的，当急性炎症逐渐消退，嗅觉便可随之改善。年幼儿童往往不能表达。

4）鼻出血：急性上颌窦炎者有时鼻涕中可混有血液或患者自觉鼻涕中带有血腥气味。溶血性链球菌所致的急性上颌窦炎容易引起鼻出血，甚者出血较多，但少见。

（3）局部疼痛和头痛：急性鼻-鼻窦炎最常见的疼痛症状可表现为神经痛、弥漫性疼痛或局限性疼痛。初期多表现为日夜不分轻重、持续性的弥漫性头痛，一旦过了急性期，头痛便迅速减轻，头痛时间缩短，逐渐局限于一定部位。头痛的另一特点是，当头部静脉压增高，如咳嗽、擤鼻、向前屈身、低头、体力劳动、用力大便、突然身体震动或摇头之时，头痛明显加重；卧床休息，应用血管收缩剂滴鼻后，头痛显著减轻。

各个急性鼻窦炎所致的头痛，又有各自不同的特点。现分别叙述如下：

1）急性上颌窦炎（acute maxillary sinusitis）：疼痛部位多为患侧上颌窦前壁，尤其是尖牙窝处，上列磨牙根部没有不适。偶可通过上牙槽神经和眶下神经，反射性引起患侧面颊和上列牙齿的阵发性神经痛，或反射到三叉神经第1支分布区域，引起同侧前额、眉根和眼球后方疼痛。头痛有时也可局限于额窦部位，很似额窦炎，但在额窦底部及前壁无明显压痛和叩痛，可资鉴别。

由流感引起的急性上颌窦炎者，其局部疼痛较显著。头痛和局部疼痛的一般规律是晨起不痛，上午疼痛轻，午后疼痛重；站立或久坐时加重，侧卧患侧居上时减轻，这些

情况均与上颌窦的通气引流有关。婴幼儿患急性感染性上颌窦炎时，可见患侧面部红肿；患侧上颌处有疼痛或压痛，或主诉牙痛。

2）急性筛窦炎（acute ethmoiditis）：头痛一般较轻，但形式多样。小儿急性筛窦炎如无并发症者，局部症状可以不明显。如感染严重者，内眦部可见红肿。年龄较大的儿童可主诉鼻根处和两眼间有疼痛与压痛。

3）急性额窦炎：初期可表现为全头痛或眶上神经痛。随后患者可感觉眼球后方、眼眶内上角和前额部疼痛。头痛剧烈时，可出现流泪和畏光，也可发生眩晕、恶心和脉搏迟缓等症状，此时需注意有无颅内并发症的发生。发病早期的头痛呈规律性发作，即患侧前额部疼痛常始于早晨起床后不久，逐渐加重，中午最剧烈，直到午后或黄昏时逐渐减轻，夜晚完全消散。有时急性额窦炎的头痛和眶上神经痛的症状颇为相似。

小儿额窦炎在5岁之前少见，5岁以后的局部症状与成人相同，如头痛与局部压痛。还有的小儿主诉前额胀满或沉重，其轻重程度视鼻额管堵塞情况和感染程度而定。咳嗽和擤鼻涕时疼痛加重。压痛的明显点在窦底处或在眶上孔的鼻侧。当感染扩散，窦前壁也有压痛。如感染严重和窦前骨壁较薄时，额部可见红肿。感染侵入眼眶可引起眼睑水肿或眼球向下移位。

4）急性蝶窦炎（acute sphenoiditis）：可出现颅底或眼球深部的钝痛。与急性筛窦炎所不同的是，当压迫眼球时位于球后的疼痛并不加重。头痛的一般规律是晨起轻、午后重。

婴幼儿少见蝶窦炎，年龄较大者单独患蝶窦炎者并不累及其他鼻窦（特别是后组筛窦者很少）。5岁以上小儿患蝶窦炎者，也可引起视神经和翼管神经症状。

（4）其他局部症状：后组鼻窦炎者，其鼻涕向后流入咽、喉部，易引起咽痒、咳嗽、咳痰及恶心。少数患者可出现耳鸣、眩晕或听力减退等症状，多见于急性蝶窦炎者。其耳鸣、眩晕可能是翼管神经受刺激的缘故。患者可有天旋地转，摇摆不稳或如在大浪航行的舟中之感。

（5）检查

1）局部红肿：多见于儿童。一般为受累鼻窦邻近部位的皮肤及软组织发生红肿，如急性额窦炎时，额部及上眼睑红肿；急性上颌窦炎时颊部或下眼睑红肿；急性筛窦炎时，内眦部出现红肿。

2）压痛和叩痛：当压迫受累鼻窦的窦壁或叩击其菲薄处时，可引起局部剧烈疼痛。如急性上颌窦炎时，用压舌板轻叩磨牙或划压牙冠时，可产生特殊的酸痛感；又如急性额窦炎时，患侧额窦前壁或底部有压痛和叩击痛。

3）鼻腔所见：急性上颌窦炎时，中鼻甲和下鼻甲黏膜充血肿胀；急性额窦炎时，中鼻甲前端黏膜多有明显红肿，或有息肉样变；急性筛窦炎时，中鼻甲和筛泡都有肿大与充血；急性蝶窦炎时，其黏膜急性充血的范围一般较小，多局限于鼻腔后上部和后鼻孔处。如果鼻腔充满大量脓液，则多来自于上颌窦，因其容量最大，有时可见脓液从中鼻甲游离缘呈片状垂附于下鼻甲表面；脓液来自中鼻道或积留于下鼻道内者，多为前组鼻窦炎；脓液若积留于上鼻道或嗅裂，则多为后组鼻窦炎。

4）咽喉所见：咽喉部黏膜及其淋巴组织（如腭扁桃体等）常可充血肿胀，儿童急性鼻-鼻窦炎者尤为明显。前组鼻窦发炎时，其脓液可自咽侧壁流下；后组鼻窦炎者，脓液常可经鼻咽顶沿咽后壁流下。咽喉壁黏膜有时可呈蜡光纸样干燥发亮。

2.慢性鼻-鼻窦炎　小儿慢性鼻-鼻窦炎较急性者多见，常为多个鼻窦同时受累。

（1）全身症状：与急性鼻-鼻窦炎相比，

慢性鼻-鼻窦炎的症状较轻缓或不明显。严重时可伴有全身中毒症状，长期病变可发生贫血、食欲缺乏、体重下降、营养不良、胃肠疾病、关节痛、易感冒，甚至影响面部发育和智力、体格发育。

（2）鼻部症状：包括流脓涕、鼻塞及嗅觉障碍等症状，极少发生鼻出血。

1）流脓涕：为主要症状之一，量多少不定，色黄或灰绿。若脓涕有腐臭气味，多为牙源性上颌窦炎。乳头状型鼻窦炎可无脓涕。前组鼻窦炎的脓涕易从前鼻孔溢出；后组鼻窦炎的脓涕易经后鼻孔流向鼻咽部，须用力向后抽吸，方可经口咳出或咽入胃内，凡偏头或低头时脓涕的量增加者，多为上颌窦炎；若晨起活动后脓涕略增，则需考虑额窦炎或筛窦炎；若脓涕积留于下咽部的梨状窝，则患者有咽异物感。因脓涕经常流入鼻腔，可有慢性鼻炎症状或导致急性鼻炎发作。

2）鼻塞：间歇性或持续性鼻塞，为慢性鼻-鼻窦炎的另一主要症状。

3）嗅觉障碍：表现为嗅觉减退、失嗅或恶嗅觉，多为暂时性症状。慢性筛窦炎累及嗅区黏膜多较广泛。

（3）头痛：慢性鼻-鼻窦炎急性发作时头痛较明显。在一般情况下则无头痛或不如急性者显著。常表现为头部沉重或压迫感或仅有钝痛或闷胀痛。其发作规律多为上午发生或较重，午后减轻或消失；或为白天重夜晚轻。头痛有较固定的部位，且多为一侧；也有双侧头痛者，必以一侧为重；前组鼻窦炎者，多有前额和鼻根部闷胀痛；后组鼻窦炎者，其头痛不适感则在额部、枕部或头顶部，有时可发生颈项及肩部肌肉疼痛或压痛。

（4）其他邻近器官症状：如支气管及肺部炎症、声嘶、颈淋巴结肿大、慢性中耳炎、泪囊炎、结膜炎及咽炎等。

（5）局部体征：主要体征有下鼻甲充血、肿大，鼻腔、中鼻道有黏（脓）性分泌物，咽后壁淋巴组织增生，并可见黏（脓）性分泌物附着；伴随体征有腺样体和（或）扁桃体增生肥大，部分表现为分泌性中耳炎的体征。

1）一般检查：检查鼻窦表面皮肤及软组织有无红肿，儿童病例尤应如此，成人者一般少见；检查有无局部压痛或叩击痛；根据患者讲话或呼吸时的鼻音，推断其鼻塞程度；注意其鼻（或口）内分泌物有无恶臭或其他异味。

2）鼻腔检查：以前、后鼻孔镜或加用头位引流等检查法，观察鼻腔黏膜和鼻甲的变化，判断鼻腔内脓液的来源。患儿的鼻腔内常蓄积有很多黏稠分泌物，下鼻甲一般较膨大，不易看到中鼻道和嗅裂。检查时需先清除鼻腔分泌物，注意中鼻道和嗅裂黏膜有无红肿和脓性分泌物，此为鼻-鼻窦炎诊断的重要标志。

3）穿刺冲洗法：急性上颌窦炎时，全身症状已消退并在抗生素的控制下可行穿刺冲洗法。观察窦腔有无脓液，这是较常见的诊断及治疗方法。

4）鼻内镜检查：是诊断的重要手段，急性期应慎重。镜下可见下鼻甲充血、肿大，总鼻道、鼻底、后鼻孔及下鼻甲可见黏性或脓性分泌物，多来源于中鼻道或嗅裂，部分患者可见腺样体肥大。

【诊断】

1. 急性鼻-鼻窦炎　是指鼻腔和鼻窦黏膜细菌感染后的急性炎症，鼻部症状持续10天以上，12周内完全缓解。有感染化脓者称为急性化脓性鼻-鼻窦炎。

在详细了解病史之后，再进一步行视、触、叩、听等一般检查，以及鼻腔检查和有关特殊检查。

检查鼻窦表面皮肤及软组织有无红肿，儿童病例尤应如此，成人者一般少见；检查有无局部压痛或叩击痛；根据患者讲话或呼吸时的鼻音，推断其鼻塞程度；注意其鼻（或口）内分泌物有无恶臭或其他异味。鼻窦X线检查可显示有病变的鼻窦透光较差，如窦内有液平面则表示有脓液存留，此多见于上颌窦炎和额窦炎。鼻窦CT检查使鼻-鼻窦炎的诊断更加方便与直接，能显示窦口鼻道复合体或鼻窦黏膜病变，与临床诊断符合率较高，但不能完全反映疾病的严重程度。

儿童急性鼻-鼻窦炎的诊断主要依据详尽地询问病史和细致地检查，仔细分析病情至关重要。例如，发病时的状况，有无诱因，鼻塞的特点，鼻涕的量、性状及易排途径等。其他主观症状还有头痛，局部疼痛，失嗅或自闻有臭味等，也应问明其特性。还应询问患儿是否经常罹患上呼吸道感染，因家长常常将急性鼻-鼻窦炎误为上呼吸道感染。因此，在急性鼻炎等原发病的体温正常后复又发热，全身又感不适，或在急性鼻炎恢复期后鼻涕仍未减少，鼻塞仍不减轻，则应想到急性鼻-鼻窦炎，尤其当鼻部症状仅限于一侧时，更应考虑本病。

2. 慢性鼻-鼻窦炎　指鼻腔和鼻窦黏膜的慢性炎症，鼻部症状持续12周以上，症状不能完全缓解甚至加重。

诊断首先应详尽询问病史，并结合症状及体征予以仔细分析。是否以急性鼻-鼻窦炎起病，有无鼻源性头痛及脓涕、鼻塞的特性等，对本病的诊断至为重要，有时须与非过敏性的慢性鼻炎相鉴别。诊断时应依据主要症状和体征，并结合鼻（内）镜检查结果进行综合判定，如无特殊情况，不建议进行鼻部CT检查。

3. 并发症　小儿急性化脓性鼻-鼻窦炎或慢性鼻-鼻窦炎急性发作，如不及时治疗或治疗不当仍可引起并发症。目前由于抗生素的广泛使用，儿童鼻窦炎的并发症已大为减少。

（1）支气管炎：为最常见并发症，由于鼻窦内分泌物流入气管，使气管、支气管黏膜发生炎性反应。

（2）急性中耳炎：小儿急性鼻-鼻窦炎常合并急性中耳炎。细菌容易经咽鼓管进入鼓室内引起急性化脓性中耳炎，其特点是分泌物多，较黏稠，无臭味。如单纯治疗中耳炎多无效，必须加强鼻-鼻窦炎的治疗，特别是抗感染和抗变态反应的治疗是十分重要的。

（3）上颌骨骨髓炎：小儿急性上颌窦炎，尤其是婴幼儿，可引起上颌骨骨窦炎。致病菌多为葡萄球菌，又以金黄色葡萄球菌多见。症状表现为起病快，高热、哭闹不安等全身中毒症状，以及面颊部、下眼睑、结膜肿胀。本病早期诊断治疗非常重要，X线检查意义不大，早期治疗能缩短病程，减少损害，预后较好。本病治疗主要为全身应用敏感抗生素，配合局部分泌物引流排脓。

（4）局限性额骨骨髓炎：8岁以上儿童急性额窦炎可引起局限性额骨骨髓炎，主要表现为急性额窦炎及额部软组织水肿，压痛明显，发冷发热，头痛等症状。如不及时治疗，病情迅速恶化可引起颅内并发症。

（5）眼部并发症：儿童急性化脓性鼻-鼻窦炎可引起眶内骨膜炎、眶骨膜下脓肿和眶蜂窝织炎等眼部并发症，病情发展很快，常引起颅内并发症，其危害性远大于成人，必须提高警惕，早期发现、早期治疗。急性鼻-鼻窦炎患儿如有眼内眦或眼睑内半部红肿，即应考虑引起眼部并发症的可能。

（6）颅内并发症：急性化脓性鼻-鼻窦炎引起骨炎或骨髓炎时，炎症可通过黏膜血管的血栓直接进入颅内，个别患者的感染可经嗅神经周围间隙进入颅内。临床上较常见的颅内并发症有硬脑膜外脓肿、脑膜炎、脑脓肿和海绵窦血栓性静脉炎，其中后者病情危重，病死率较高。

【治疗】

1. 急性鼻-鼻窦炎　急性鼻-鼻窦炎的治疗原则以非手术疗法为主，并尽快消除病因，促进鼻窦的通气引流，控制感染以防止发生并发症或转为慢性鼻-鼻窦炎。非手术治疗无效时可考虑功能性鼻内镜手术。

（1）一般疗法：与治疗急性鼻炎相同。应注意保暖和休息，避免再受凉、过度疲劳和感染；多饮水或进高营养流质饮食；年龄较大的儿童可用蒸气熏鼻或面部热敷；对症处理，不宜使用镇静药和镇痛药，因其可掩盖症状，使感染继续扩散，影响及时辨别，但如头痛或局部疼痛剧烈时，可临时使用镇痛药。

（2）局部治疗：急性鼻-鼻窦炎的局部治疗主要是促进鼻窦引流。儿童年龄较大者，在局部用药前应将鼻腔内分泌物擤净。鼻用减充血剂对于伴有持续性严重鼻塞者可以短时间（＜7天）、低浓度使用。推荐使用赛洛唑啉或羟甲唑啉，禁止使用萘甲唑林。

鼻腔冲洗可以明显改善症状、刺激鼻黏膜黏液纤毛活性和增加清除速率、改善鼻腔局部微环境，应作为常规治疗方法，每日3～4次，持续2周。

鼻用糖皮质激素具有显著的抗感染、抗水肿作用，是一线治疗药物。常用糠酸莫米松鼻喷雾剂，每侧鼻孔1喷，每日1次，晨起喷药为好。使用时间2～4周，症状控制后继续用药2周，见视频15-1不推荐常规使用全身糖皮质激素治疗。

（3）抗组胺药及白三烯受体拮抗剂：对存在明确变态反应因素，特别是伴有过敏性鼻炎，常选用第二代抗组胺药物如氯雷他定，体重＜30kg，每次5mg，每日1次；体重≥30kg，每次10mg，每日1次。白三烯受体拮抗剂孟鲁司特钠，每次4mg，每日1次。一般疗程不少于2周。

（4）黏液溶解促排剂：具有稀释黏液并改善纤毛活动的功能，疗程至少2周。

（5）中药治疗：目前仍缺少中医中药治疗儿童鼻-鼻窦炎的高级别循证医学证据，可将中药治疗作为辅助治疗方法。天津市儿童医院耳鼻咽喉科用苍耳散治疗儿童单纯性鼻-鼻窦炎数千例，疗效满意。

（6）抗感染治疗：儿童流脓鼻涕伴发热者，特别是年龄小和机体抵抗力低下的，有无并发症均应正确选择并足量使用全身抗生素治疗以尽快控制感染，对防止发生并发症或转为慢性鼻窦炎至关重要，在使用之前或使用时应做细菌培养和药敏试验。

因多为球菌、杆菌或厌氧菌感染，故临床宜首选并足量使用阿莫西林+克拉维酸；或第二代头孢菌素；或大环内酯类药物。不推荐多种抗菌药物联合使用。

用药疗程：建议临床症状控制后继续治疗1周。

（7）伴随症状的治疗：对于鼻-鼻窦炎引起的持续头痛，当患儿头痛剧烈、无法忍受时可以适当应用非甾体抗炎药，如布洛芬等来缓解患儿的头痛症状。但切忌使用甘露醇等脱水药物，因为鼻-鼻窦炎不会引起颅内压升高，所以使用甘露醇等脱水药物对缓解头痛并无益处。

（8）其他治疗：急性期过后脓性分泌物尚多或仍有发热、头痛和局部胀满感，怀疑上颌窦积脓者，应施行上颌窦穿刺冲洗术；额窦炎或筛窦炎应施行负压置换疗法，每日1次，至症状消失为止；有时一次冲洗即可痊愈。

急性鼻-鼻窦炎的恢复期，每日可采用超声雾化、蒸汽吸入、红外线照射、超短波电疗、电透热法和局部热敷等物理疗法，以改善局部血液循环，促进炎症消退或减轻症状以帮助患儿更早恢复。

2. 慢性鼻-鼻窦炎

（1）一般治疗：包括消除病因，矫治

阻塞性鼻部疾病，如鼻中隔偏曲、鼻甲肥大和鼻息肉等；积极治疗过敏性病因；清除邻近感染性病灶等。同时应增强体质，加强营养，注意休息，锻炼身体，戒除烟酒，改善生活及工作环境，去除全身性慢性疾病。

（2）鼻用糖皮质激素：作为一线首选治疗药物，疗程不少于12周。一般每天使用1～2次，需长期持续用药（＞12周）以维持疗效。对合并哮喘的患者联合应用鼻喷和吸入性糖皮质激素，未见全身不良反应。

（3）抗菌药物：慢性鼻-鼻窦炎稳定期不推荐抗菌药物治疗，急性发作时可参考《国家抗微生物治疗指南（第2版）》推荐的急性鼻-鼻窦炎治疗方案。

慢性鼻-鼻窦炎的发病与微生物感染有一定关系，但细菌不是慢性鼻-鼻窦炎发病的唯一和关键因素，因此治疗以抗感染为主，抗感染治疗应严格掌握适应证。

（4）抗组胺药和抗白三烯药：对于伴有过敏性鼻炎的慢性鼻-鼻窦炎患者，临床推荐应用第二代口服抗组胺药或鼻用抗组胺药，疗程不少于2周。对于伴有支气管哮喘、阿司匹林耐受不良、嗜酸性粒细胞增多的慢性鼻-鼻窦炎患者，口服抗白三烯药在综合治疗中可发挥积极作用，疗程不少于4周。变态反应在慢性鼻-鼻窦炎的发病中起一定作用，且是难治性鼻窦炎的一个重要相关因素。

第二代口服抗组胺药一般每天用药1次，晚上睡前口服；鼻用抗组胺药每天用药2次，早晨和晚上行鼻腔喷雾，疗程均为2周以上。白三烯受体拮抗剂一般每天用药1次，晚上睡前口服，疗程4周以上。

（5）黏液溶解促排剂：临床推荐在慢性鼻-鼻窦炎的综合治疗中作为辅助治疗药物。

（6）减充血剂：持续性严重鼻塞和慢性鼻-鼻窦炎急性发作时，患者可短期使用鼻腔局部减充血剂，疗程＜7天。儿童应使用低浓度的鼻用减充血剂，并尽量做到短期、间断、按需用药。鼻用减充血剂在缓解鼻塞症状的同时使鼻道开放，有助于鼻用糖皮质激素发挥治疗作用，两者可短期联合用药。2周岁以内的儿童、孕妇及接受单胺氧化酶抑制剂或三环类抗抑郁剂治疗的患者禁用。临床不推荐全身应用减充血剂。

（7）中药：临床多用的中成药有鼻渊舒口服液、鼻炎片等。

（8）鼻腔冲洗：鼻腔盐水冲洗可以改善患者的症状和生活质量，其作用在于清除鼻腔、鼻窦黏液，增强纤毛活动，破坏和清除各种抗原、生物膜及炎性介质，保护鼻窦黏膜。作为单一疗法或辅助治疗，对成人和儿童慢性鼻-鼻窦炎均有效，还可用作难治性鼻窦炎的长期治疗。鼻腔冲洗方法主要有盥洗法（高容量低压力）和喷雾法（低容量高压力），前者可能更容易使盐水通过窦口进入上颌窦和额隐窝。儿童更适合用喷雾法，尤其低龄儿童不宜使用盥洗法，以免发生呛水、耳痛等不良反应。

鼻窦负压置换疗法适用于额窦、筛窦、蝶窦或全鼻窦的慢性炎症治疗，尤其适用于儿童慢性鼻窦炎。

穿刺冲洗法多用于治疗慢性化脓性上颌窦炎，冲洗完毕后可暂不拔出穿刺针，然后向窦内注入抗生素、激素或其他各种蛋白分解酶制剂。

（9）手术治疗：由于儿童鼻腔和鼻窦均处于发育阶段，黏膜在手术后的炎性反应重，术腔处理患儿不易配合，鼻腔狭窄易发生粘连，因此对儿童慢性鼻-鼻窦炎，原则上不采用手术治疗。

【管理】

急性鼻-鼻窦炎的儿童反复发作时必须进行仔细检查，除外各种致病因素，如有变态反应者应避免接触变应原；如有扁桃体炎和腺样体肥大，急性期多不宜手术，仅在鼻窦炎症向外扩散而导致毗邻器官发生严重并发症时，才不得已而施行手术，但需严格掌握适应证。目前抗生素种类多，疗效多较好，使较轻的并发症不致变严重，较凶险的并发症少见，愈后日益渐好。

慢性鼻-鼻窦炎是鼻部慢性炎性疾病，病理生理学机制复杂，需要患者提高对疾病的认识，接受规范化诊治，提高对治疗的依从性。因此，加强慢病管理、有针对性地开展患者教育十分重要。

关于教育内容，一方面主要围绕慢性鼻-鼻窦炎发生发展的病因、病理、临床表现、诊断治疗、疗效评价和预后等进行，使患者对疾病有比较全面的了解；另一方面是专门针对慢性鼻-鼻窦炎预防控制中的若干重要问题进行宣教，如生活方式干预、疾病与精神心理的关系、用药依从性、手术后复发、治疗的长期性与慢病管理等。

【预防】

1. 及时治疗感冒，当有反复扁桃体发炎发作时应彻底治疗。

2. 早晨可用冷水洗脸，可以有效增强鼻腔黏膜的抗病能力。

3. 平时可常做鼻部按摩。

4. 注意擤涕方法。鼻塞多涕者，宜按塞一侧鼻孔，稍稍用力外擤。之后交替进行。鼻涕过浓时以盐水洗鼻，避免伤及鼻黏膜。

5. 在感冒流行期间，外出戴口罩，避免公众聚会，尽量少去公共场所，对发病者做好隔离工作，对污染的室内进行空气消毒。

（宋文辉）

第 16 章　儿童过敏性鼻炎

儿童过敏性鼻炎（allergic rhinitis，AR）又称儿童变应性鼻炎，是儿童主要的呼吸道炎性疾病，也是常见的过敏性疾病之一。AR属于Ⅰ型变态反应，是一种特应性个体暴露于变应原后引起的、特异性IgE介导的Th2型鼻黏膜慢性非感染性炎症反应。临床主要表现为鼻痒、喷嚏、清水样涕和鼻塞等。据统计，AR的全球患病率高达20%；在我国，成人AR的自报患病率达17.6%，儿童AR患病率达15.79%（95% CI 15.13～16.45），且逐年增高。本病给患者的生活质量和社会经济都带来了严重的影响，因此及时、正确的诊断和规范的治疗十分重要。

【发病机制】

AR是特应性个体接触变应原后，主要由变应原特异性IgE介导的鼻黏膜慢性非感染性炎症。Ⅰ型变态反应是AR发病的核心机制。但非IgE介导的炎性反应及神经免疫失调也参与其中。抗原（主要是吸入性抗原，如花粉和尘螨）的吸入可诱导机体局部产生特异性IgE（sIgE），其与聚集在鼻黏膜的肥大细胞和嗜碱性粒细胞表面的高亲和力IgE受体（FcεRⅠ）结合，形成致敏状态。当机体再次接触相同变应原时，变应原与肥大细胞和嗜碱性粒细胞表面的IgE结合，活化肥大细胞和嗜碱性粒细胞，释放组胺和白三烯等炎性介质，这些炎性介质刺激鼻黏膜的感觉神经末梢和血管，兴奋副交感神经，引起鼻黏膜血管扩张和腺体分泌增加，出现鼻痒、喷嚏、清水样涕等症状，该过程称为速发型超敏反应。组胺等炎性介质的释放还可诱导血管内皮细胞、上皮细胞等表达或分泌黏附分子、趋化因子及细胞因子等，募集和活化嗜酸性粒细胞、嗜碱性粒细胞和辅助性T2细胞（Th2细胞）等免疫细胞，导致炎性介质（白三烯、前列腺素和血小板活化因子等）进一步释放，Ⅱ型变态反应占优势的炎性反应持续加重，鼻黏膜出现显著的组织水肿，导致鼻塞，该过程称为迟发型超敏反应。AR发作时，鼻黏膜腺体周围神经纤维分泌的P物质和降钙素基因相关肽与鼻腔高反应性密切相关。

AR的发病与遗传和环境的相互作用有关。一方面，AR具有遗传易感性；另一方面，生活环境和肠道微生物菌群在AR的发病中也起着重要的作用。

【诊断】

儿童AR的诊断应根据患儿家族史和过敏性疾病史、临床表现及与其一致的变应原检测结果来确定。对于婴幼儿，变应原检测可不作为必要条件。对于以不典型症状就诊的患儿，更应重视家族史、过敏性疾病史，以及变应原检测的结果。必要时应同时行总IgE、变应原皮肤点刺试验（SPT）和血清sIgE检测，结合鼻分泌物检测，有助于儿童AR的确诊和变应原的确定。

1. 过敏性疾病家族史　过敏性疾病有强烈的家族倾向，研究提示，染色体上多个遗传基因位点的单核苷酸多态性与AR等过敏性疾病的发生存在关联性。过敏性疾病家族史会增加儿童AR发生的风险，如父母均有AR，其子代的发病率可高达75%。

2. 过敏性疾病史 过敏性疾病有许多相同的全身特征，如血清总IgE和sIgE水平升高。AR患者常同时患有多种过敏性疾病。特应性皮炎、AR和哮喘被称为儿童特异性三联征。特应性皮炎的发病年龄最早，发生于婴幼儿时期。随着年龄的增长，其可发展为AR和哮喘，是诊断儿童AR强有力的依据。

3. 临床表现

（1）症状：阵发性喷嚏、清水样涕、鼻痒和鼻塞为儿童AR的典型症状。婴幼儿可见鼻塞伴随张口呼吸、打鼾、喘息、喂养困难、揉鼻揉眼等。学龄前期患儿以鼻塞为主，可伴有眼部症状（包括眼痒、流泪、眼红、灼热感等）和咳嗽。学龄期患儿以清水样涕为主，可伴有眼部症状和鼻出血。部分患儿还可表现为面部（口角、鼻部、眼部等）肌肉抽动、气道抽吸动作或发出各种怪异声响。花粉过敏者的症状发作呈季节性，对室内变应原（如尘螨、动物皮屑、蟑螂等）致敏者则常年可发作。合并支气管哮喘患儿，在有鼻部症状的同时，还可伴有喘鸣、咳嗽、气急、胸闷等症状。

（2）体征：儿童AR发作时的典型体征为双侧鼻黏膜苍白、肿胀，鼻腔较多水样分泌物。眼部体征主要为结膜充血、水肿。AR患儿可伴有哮喘，婴幼儿常伴有湿疹，出现相应的肺部、皮肤体征。AR患儿还可能出现以下表现：①过敏性黑眼圈或熊猫眼（panda eyes）：下眼睑由于慢性充血而变黑，黑色的深度与病程和疾病严重度相关；幼儿可能不明显。②过敏性敬礼症（allergic salute）：为缓解鼻痒和使鼻腔通畅，患儿用手掌或手指向上揉鼻的动作。③过敏性皱褶（allergic crease）：患儿经常向上揉搓鼻尖而导致鼻部皮肤表面出现的横行皱纹。

4. 实验室检查

（1）皮肤试验：变应原皮肤试验是确定Ⅰ型变态反应的重要检查手段，属于变应原体内检测，主要方法包括SPT和皮内试验。SPT具有高敏感性和高特异性（均在80%以上），对AR的诊断可提供有价值的证据，临床推荐该方法用于儿童AR的诊断。SPT所采用的变应原种类主要为本地区常见的变应原（尘螨、蟑螂、动物皮屑、真菌和花粉等）。如果患儿行SPT后15～20分钟皮肤点刺部位出现风团和红斑，与阴性对照比较，风团平均直径＞3mm，判定为SPT阳性，说明患儿对该变应原产生了超敏反应。但儿童特别是婴幼儿的皮肤薄嫩，或由于操作不正确和使用的材料不合适等因素，SPT有可能出现假阳性或假阴性反应，故须结合患儿病史（包括变应原暴露、发病经过）和临床表现对结果做出合理解释。应注意的是，SPT的结果会受到一些药物的影响，因此在检查前应详细询问受试者的用药情况，注意停药时间，见表16-1。

表16-1 不同药物对SPT结果的抑制程度及SPT前停药推荐时间

药物	抑制SPT结果的程度	SPT前停药时间
H₁抗组胺药		
口服	++++	2～7天
鼻用	0至+	—
H₂抗组胺药	0至+	—
丙米嗪	++++	21天
吩噻嗪	+至++	10天
糖皮质激素		
短期全身	0	—
长期全身	可能	
吸入性	0	—
皮肤外用	+至++	7天
多巴胺	+	
孟鲁司特	0	
特异性免疫治疗	0至++	

注：—为无须停药

（2）血液检查

1）血清总IgE检测：由于变应性疾病、自身免疫性疾病、免疫缺陷病、寄生虫感染及种族等其他一些因素均可使体内总IgE水平升高，而且约1/3的常年性AR患者血清总IgE值在正常范围，故血清总IgE检测对AR的诊断价值较低。

2）血清sIgE检测：属于变应原体外检测，不受皮肤条件的限制，适用于任何年龄的患儿，推荐使用定量检测方法应用于AR的诊断。通常血清sIgE水平 ≥ 0.35 kU/L即为阳性，提示机体处于致敏状态，阳性结果可明确主要变应原。2岁以下儿童以食物变应原为主，婴幼儿血清学检查更容易操作。血清sIgE检测与SPT具有相似的诊断性能，但各有特点，见表16-2。

表16-2 变应原检测方法的比较

对比项	皮肤点刺试验	血清sIgE检测
原理	抗原抗体在体表的反应，肥大细胞释放组胺等介质，属间接的生物测定	对变应原sIgE抗体的直接免疫化学测定
敏感性	高	较高
特异性	较高	高
药物影响	抗组胺药对结果影响较大	对结果无影响
皮肤条件	要求高	无要求
结果评判	有一定主观性	客观，定量分级
技术要求	要求操作者手法娴熟	实验需按照规范操作
风险性	有一定风险，如发生过敏反应	无

（3）鼻腔分泌物检测：包括鼻分泌物涂片细胞学检查、鼻灌洗液中变应原sIgE测定等。鼻分泌物涂片采用伊红-亚甲蓝染色，高倍显微镜下嗜酸性粒细胞比例 > 0.05 为阳性。对于症状不典型的儿童AR患者，该检查可与变应原检测联合进行，从而增加诊断的准确性。AR患儿鼻分泌物sIgE较血清sIgE出现快、含量高，鼻灌洗液中sIgE测定能早期、准确地反映鼻黏膜炎症的性质，对AR的临床诊断和鉴别诊断具有一定价值。

（4）其他检查：包括鼻激发试验（主要用于科研工作，在儿童AR诊断中应用极少）、呼出气一氧化氮检测和肺功能检查等。

5. 诊断标准 根据患儿家族史和过敏性疾病史、临床表现及与其一致的变应原检测结果来确定。

（1）症状：喷嚏、清水样涕、鼻痒和鼻塞出现2个或以上。每天症状持续或累计 > 1 小时，可伴有呼吸道症状（咳嗽、喘息等）和眼部症状（包括眼痒、流泪、眼红和灼热感等）等其他伴随疾病症状。

（2）体征：常见鼻黏膜苍白、水肿，以及鼻腔水样分泌物。

（3）实验室检测：变应原检测至少1种变应原SPT和（或）血清sIgE阳性；鼻分泌物检测高倍显微镜下嗜酸性粒细胞比例 > 0.05 为阳性。

由于婴幼儿皮肤点刺或者血清sIgE检测阴性率较高，同时婴幼儿非变应性鼻炎（NAR）的发病率较低，因此婴幼儿AR的诊断，SPT或者血清sIgE检测可不作为必要条件，仅根据过敏史、家族史、典型的症状及体征即可诊断。

6. 临床分类 目前仍主要是基于病程（间歇性和持续性）和对生活质量的影响程度（轻度和中-重度）的临床分型，同时也保留季节性和常年性的分类。根据发病特点，按症状发作的频率和持续时间、严重程度分类的方法比较适用于儿童。年龄越小，间歇性AR越多见。随着年龄的增长，中-重度间歇性和持续性AR比例增加。

（1）按变应原种类分类：①季节性AR，症状发作呈季节性，常见变应原为花粉、真菌等季节性吸入变应原。花粉过敏引起的季节性、变应性鼻结膜炎也称花粉症。不同地区季节性变应原暴露的时间受地理环境和气候条件等因素影响。②常年性AR，症状发作呈常年性，常见变应原为尘螨、蟑螂、动物皮屑等室内常年性吸入变应原，以及某些职业性变应原。

（2）按症状发作时间分类：①间歇性AR，症状发作＜4天/周，或连续＜4周；②持续性AR，症状发作≥4天/周，且连续≥4周。

（3）按疾病严重程度分类：①轻度AR，症状轻微，对生活质量（包括睡眠、日常生活、工作和学习）未产生明显影响。②中-重度AR，症状较重或严重，对生活质量（包括睡眠、日常生活、工作和学习）产生明显影响。

7. 鉴别诊断

（1）普通感冒：可表现为发热、咽痛、鼻涕、喷嚏及全身不适等症状，与AR患儿清水样涕不同，感冒后期鼻涕可变为黄色，眼痒、鼻痒不明显；病程一般为7～10天；变应原检测阴性；无过敏性疾病或家族过敏史。

（2）急性细菌性鼻-鼻窦炎：表现为鼻塞、脓涕、颜面部疼痛或头痛，常伴有发热、乏力等全身不适症状；病程短，一般为7～10天；外周血白细胞总数及中性粒细胞数增加，嗜酸性粒细胞数正常；变应原检测阴性。

（3）其他引起鼻塞的疾病：如先天性后鼻孔闭锁、鼻腔狭窄、鼻中隔偏曲、腺样体肥大等，这些疾病经影像学和鼻内镜检查可与AR进行鉴别。特别是对婴幼儿，应与腺样体肥大、结构异常等的疾病进行鉴别诊断。

8. 常见伴随疾病

（1）支气管哮喘：AR是哮喘发病的独立危险因素，上下气道炎性反应具有相似性并相互影响。哮喘患儿可表现为反复发作的喘息、气急，伴或不伴胸闷或咳嗽，夜间和晨间多发，发作时双肺可闻及哮鸣音。应根据患儿的病史、症状、体征和肺功能检查等确定是否伴发哮喘。此外，临床上还存在无喘息症状，也无哮鸣音的不典型哮喘，患儿仅表现为反复咳嗽、胸闷或其他呼吸道症状，主要包括咳嗽变异性哮喘、胸闷变异性哮喘、隐匿性哮喘，其诊断标准详见支气管哮喘。

（2）过敏性结膜炎：表现为眼痒、流泪、灼热感、异物感、眼红和透明黏丝样分泌物增多等症状，重者可出现眼睑的肿胀，在花粉季节眼部症状更多见。

（3）慢性鼻-鼻窦炎：表现为鼻塞、黏性或黏脓性鼻涕，可有头面部胀痛、嗅觉减退或丧失。鼻内镜检查可见黏性或黏脓性分泌物，鼻黏膜充血、水肿或有息肉。流行病学调查显示，慢性鼻-鼻窦炎与AR关系密切，变应原检测阳性率可达53%。

（4）上气道咳嗽综合征：是鼻-鼻窦炎性疾病引起鼻分泌物倒流至鼻后和咽喉等部位，直接或间接刺激咳嗽感受器，导致以咳嗽为主要临床表现的一类疾病，是儿童慢性咳嗽的常见病因。患儿因喉咽部异物感而经常清嗓，鼻塞和流涕也是常见的伴随症状。检查时可以观察到鼻腔分泌物增多，并由咽后壁流到咽喉部，有时咽喉部黏膜表面呈鹅卵石状。

（5）分泌性中耳炎：是以中耳积液（包括浆液、黏液、浆-黏液）及听力下降为主要特征的中耳非化脓性炎性疾病。患儿对周边声音响动不能做出反应，不会准确地朝向声音来源，注意力下降、行为改变、对正常言语沟通反应差，常伴有耳胀、耳闷、耳痛等耳部症状。AR可能是儿童分泌性中耳炎的发病相关因素之一。

（6）阻塞性睡眠呼吸暂停低通气综合征（OSAHS）：AR对睡眠的影响是多因素的，鼻塞是睡眠障碍的重要原因之一，AR的严重程度与睡眠障碍密切相关。患儿表现为睡眠打鼾、张口呼吸、憋气、反复惊醒、遗尿、多汗、多动等。体检可见咽腔狭窄、扁桃体肿大、悬雍垂粗大、腺样体增生。患儿长期张口呼吸可以导致明显的颌面部发育畸形，形成"腺样体面容"。

（7）特应性皮炎：是一种常见的慢性炎症性皮肤病，以湿疹样皮炎、皮肤干燥和剧烈瘙痒为主要特征。婴儿期可表现为婴儿湿疹，分布于两面颊、额部和头皮，皮疹可干燥或渗出。2～12岁的儿童多发生于肘窝、腘窝和小腿伸侧。急性期表现为红斑、渗出和结痂，慢性期还可出现苔藓样变。

【治疗】

儿童AR的治疗原则为"防治结合，四位一体"，防治原则包括环境控制、药物治疗、免疫治疗和健康教育。治疗方法包括对症治疗和对因治疗。对症治疗包括药物治疗和外科治疗等，对因治疗即采用变应原特异性免疫治疗（简称免疫治疗）。儿童AR的防治应采取阶梯治疗模式（图16-1）。

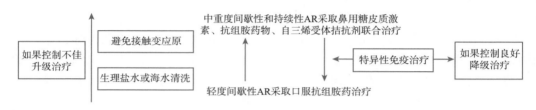

图16-1　儿童过敏性鼻炎阶梯治疗

1. 环境控制　制订全面的环境控制计划以避免接触变应原。室外变应原常不能完全避免，室内变应原则可以避免。对于经常暴露于高浓度室内变应原的AR患儿，应针对具体的患者制订个体化的变应原防控策略和多方面措施以避免接触变应原，如使用空气过滤装置、不饲养宠物、使用除螨剂和及时更换床单等。对于常见的尘螨过敏，可采用控制湿度、减少尘螨的食物来源和生存区域、使用防尘螨材料物理隔离等措施，或使用热处理或冷冻杀灭尘螨等措施。对花粉过敏的AR患儿，最好避开致敏花粉播散的高峰期，以减少症状发作；在自然暴露于花粉的环境中，患者使用防护口罩、防护眼镜、鼻腔过滤器、花粉阻隔剂等可减少致敏花粉被吸入鼻腔或与结膜接触。

2. 药物治疗　儿童AR治疗药物分为一线治疗药物和二线治疗药物。一线治疗药物包括鼻用糖皮质激素、第二代口服和鼻用抗组胺药、口服白三烯受体拮抗剂；二线治疗药物包括口服和鼻用肥大细胞膜稳定剂、鼻用减充血剂、鼻用抗胆碱能药。应根据AR患儿症状发作时间、严重程度和年龄特点的不同选用治疗药物。对于轻度间歇性患儿，采取口服抗组胺药物治疗，对于中-重度间歇性和持续性AR患儿，采取鼻用糖皮质激素、抗组胺药物、白三烯受体拮抗剂联用药。不同治疗药物的疗效比较见表16-3。

表16-3　过敏性鼻炎常用治疗药物的疗效比较

药物	鼻塞	鼻涕	鼻痒/喷嚏	作用持续时间（小时）
鼻用糖皮质激素	+++	+++	++/++	12～48
第二代口服抗组胺药	+	++	+++/+	12～24
鼻喷色甘酸钠	+	+	+/+	2～6
白三烯受体拮抗剂	++	+	−/−	未见报道

注："+"表示有效，"−"表示无效

（1）糖皮质激素：①鼻用糖皮质激素，为治疗儿童AR的一线用药，具有显著的抗感染、抗过敏和抗水肿作用，其抗感染作用为非特异性，且可持续控制炎性反应状态。鼻内局部用药使鼻黏膜受体部位聚集高浓度的药物，可显著减少炎性介质和细胞因子的释放，抑制鼻黏膜和分泌物中嗜酸性粒细胞、嗜碱性粒细胞、中性粒细胞和单核细胞的募集，并显著降低鼻腔黏膜高反应性。对儿童AR患者的所有鼻部症状包括喷嚏、清水样涕、鼻痒和鼻塞等均有显著改善作用；对眼部症状如眼痒、流泪和眼红等也有缓解作用，且能显著改善AR患儿的睡眠质量和生活质量。轻度间歇性AR患儿疗程为2~4周；中-重度持续性患儿与抗组胺药联合应用，疗程为8~12周。鼻用糖皮质激素的安全性良好，常见的不良反应为局部不良反应，包括鼻腔干燥、刺痛、鼻出血等。短期治疗（疗程12周内）的鼻出血发生率不到10%，而长期治疗（疗程1年以上）的鼻出血发生率明显升高，可达20%。正确的鼻腔喷药方法可减少鼻出血的发生，使用时应避免朝向鼻中隔喷药。②口服糖皮质激素，一般不推荐使用，仅对于症状严重难以控制的AR患儿可谨慎使用。宜选择安全性和耐受性较好的剂型（如泼尼松），疗程一般不超过7天。必须注意全身使用糖皮质激素的不良反应。

（2）抗组胺药物：H_1抗组胺药也称H_1受体拮抗剂，通过与组胺共有的乙胺基团竞争性结合H_1受体，稳定其非活性构象，发挥拮抗组胺的作用。而组胺是AR发病过程中至关重要的炎性介质之一。

1）口服抗组胺药物：第一代的口服抗组胺药（如马来酸氯苯那敏、苯海拉明）能透过血脑屏障，镇静作用强，有明显的嗜睡不良反应。而第二代口服抗组胺药（如氯雷他定、西替利嗪）对H_1受体特异性增高，较难透过血脑屏障，镇静作用很小，安全性更好，临床推荐此药用于AR患儿的治疗。这类药物起效快速，持续作用时间较长，能明显缓解鼻痒、喷嚏和鼻涕等症状，对合并眼部症状也有效，但对鼻塞症状的改善效果有限。第二代口服抗组胺药可用于控制轻度和一部分中-重度间歇性AR儿童。对于严重的、持续性发病的患儿，可与鼻用糖皮质激素联用。抗组胺药物还能减少呼吸道病毒感染和喘鸣次数，在哮喘的二级预防中具有非常重要的作用。伴有湿疹、眼部过敏症状的患儿更适于口服抗组胺药物治疗。一般每天用药1次，疗程不少于2周。5岁以下AR患儿推荐使用糖浆。

2）鼻用抗组胺药物：该药起效快，安全性好，可缓解鼻塞等鼻部症状，疗效相当于甚至优于第二代口服抗组胺药物，临床上推荐此药用于季节性、常年性AR或间歇性AR。一般每天用药2次，疗程不少于2周。对于中-重度AR患儿，可用鼻喷抗组胺药联合鼻用糖皮质激素治疗。

（3）白三烯受体拮抗剂：白三烯是引起AR患者产生鼻塞、流涕等症状的主要炎性介质之一。白三烯受体拮抗剂（如孟鲁司特、扎鲁司特）通过竞争性结合半胱氨酰白三烯受体（CysLT1），阻断各类白三烯的生物学活性而发挥抗过敏和抗炎作用。该药可用于伴或不伴哮喘的所有类型的AR患者，更适用于学龄前期鼻塞较重的患儿。对于中-重度AR患儿，白三烯受体拮抗剂更被推荐与第二代口服抗组胺药和（或）鼻用糖皮质激素联合使用。白三烯受体拮抗剂的安全性和耐受性良好，不良反应较轻微，但应注意筛查精神症状高风险的患者。目前可应用于儿科临床的制剂为孟鲁司特：≥15岁，10mg，每日1次；6~14岁，5mg，每日1次；1~5岁，4mg，每日1次；皆为睡前服用；推荐连续使用8~12周或更长时间。

（4）肥大细胞膜稳定剂：肥大细胞膜

稳定剂通过稳定肥大细胞膜，阻止肥大细胞脱颗粒，抑制组胺、5-羟色胺及白三烯等多种炎性介质的释放，发挥抗过敏作用。肥大细胞膜稳定剂为AR的二线治疗药物，临床酌情使用。该药安全性和耐受性好，嗜睡和口干等不良反应少。其中色甘酸钠临床较常用，对缓解AR患儿的喷嚏、流涕和鼻痒症状有一定效果，但改善鼻塞不明显。由于起效较慢，作用维持时间短，需要每天用药3～4次，口服或鼻内给药，疗程2周以上。

（5）减充血剂：是肾上腺素能受体激动剂，可直接激动血管平滑肌α受体，引起血管平滑肌收缩，局部用药时，可减轻鼻腔黏膜充血和肿胀，能迅速有效地缓解鼻塞。但该药的不良反应较明显，疗程过长或使用过频可导致药物性鼻炎。对于有严重鼻塞症状的AR患儿（≥3岁），可酌情短期局部使用减充血剂，连续使用不超过1周。临床不推荐口服减充血剂（伪麻黄碱等）治疗AR。

（6）中药：某些中草药成分具有抗过敏、抗感染和免疫调节作用，其中草药香叶醇（geraniol）的成分具有抗过敏、抗感染作用。

（7）奥马珠单抗：为抗IgE重组人源化单克隆抗体，可以显著降低游离IgE的水平，阻断IgE介导的超敏反应及炎症级联反应，从而减轻患者的过敏症状。奥马珠单抗虽未批准用于单纯AR，但对于由IgE介导的变应性哮喘合并严重AR的6岁以上患儿，在变应原回避和基础药物治疗效果不佳时，临床推荐使用奥马珠单抗进行治疗。

3. 鼻腔冲洗　鼻腔盐水或海水冲洗具有清除鼻内刺激物和变应原、稀释鼻腔黏液、改善黏液纤毛清除功能、减轻黏膜水肿等作用。本方法是一种安全、方便、价廉的治疗方法，可用于鼻腔和鼻窦炎性疾病的辅助治疗，更适用于婴幼儿，一般在其他鼻用药物之前使用。鼻腔冲洗方法主要有鼻腔灌洗、喷液和雾化等。冲洗液包括生理盐水、深海盐水和高渗盐水等种类。

4. 免疫治疗　变应原特异性免疫疗法是针对IgE介导的Ⅰ型变态反应性疾病的对因治疗，即给予患儿逐步增加剂量的变应原提取物（治疗性疫苗），诱导机体免疫耐受，使患儿再次接触相应变应原时症状明显减轻，甚至无症状。SIT可改变AR的自然病程、控制症状、减少用药、预防AR患儿发展为哮喘、预防变应原种类增加。

（1）适应证：免疫治疗适用于变应原诱导的AR患儿，尤其适用于以下情况：①常规药物治疗和变应原回避等措施不能有效控制症状者；②需要大剂量药物和（或）多种药物联合使用方能控制症状者；③药物治疗引起不良反应者；④希望避免长期使用药物者；⑤希望预防AR或哮喘发病者。但SIT也存在费用高、可能发生全身及局部不良反应、处置频率高、起效慢等不足之处。SIT的常规维持时间是3～5年。

（2）禁忌证：

1）绝对禁忌证：①未控制的或重症哮喘（$FEV_1 < 70\%$预计值）和不可逆的呼吸道阻塞性病变；②免疫性疾病活动期；③恶性肿瘤。

2）相对禁忌证：①哮喘部分控制；②正在使用β受体阻滞剂或血管紧张素酶抑制剂；③严重的心血管系统疾病；④自身免疫性疾病缓解期；⑤严重的精神系统疾病或依从性差、经常不能按时返院就诊者；⑥原发性或继发性免疫缺陷；⑦免疫治疗过程中曾发生过严重不良反应；⑧几种特殊情况，如花粉过敏引起的季节性AR患儿在花粉播散期禁止开始免疫治疗；急性感染、发热或接种其他疫苗（如新型冠状病毒疫苗）等情况下，应推迟或暂停免疫治疗，必要时调整剂量；口腔溃疡或外伤时不应给予舌下免疫治疗。相对禁忌证在评估获益大于风险时可以谨慎使用，但在治疗期间应严密观测。

（3）皮下免疫治疗（subcutaneous immunotherapy，SCIT）：在儿童AR早期开展SCIT对疾病的预后具有重要意义。除鼻部症状明显改善外，接受SCIT的患儿新出现变应原致敏的数量明显少于药物治疗的患儿。不同种类的变应原疫苗的剂量尚未统一，其疗效和安全性有差别。因此，宜在确保治疗安全性的前提下，根据患儿的病情调整治疗方案，避免发生全身及局部不良反应。免疫注射为有创治疗，较小的儿童难以接受且交流困难，故5岁以下儿童不推荐使用SCIT。

（4）舌下免疫治疗（sublingual immunotherapy，SLIT）：是一种将变应原疫苗置于舌下，经口腔黏膜摄入体内，使患者逐渐实现免疫耐受的特异性免疫治疗方法。目前，SLIT对AR和哮喘的疗效及安全性已经国内外大量的研究证实。用于舌下免疫治疗的变应原疫苗有滴剂和片剂两种剂型。我国目前可供儿科临床使用的舌下含服标准化变应原疫苗仅有粉尘螨滴剂一种。与SCIT相比，SLIT操作相对简便，具有无创性、耐受性和安全性好等特点，发生全身不良反应的风险较低，可以通过医师的指导由患者或监护人在家中自行进行，减少了就医频次，但需要每天给药，治疗的依从性有待通过患者教育等各种策略进行提高。

5. 手术治疗　为AR的辅助治疗方法，临床酌情使用。AR的手术治疗应严格掌握手术适应证和禁忌证，并进行充分的术前评估，选择微创操作。对于大龄AR患儿，经药物保守治疗无效的，特别是鼻塞症状加重、需进行外科手术治疗的，推荐对双侧下鼻甲黏膜下行低温等离子射频消融术，可缓解鼻塞症状，改善通气功能，有利于减轻鼾症伴AR患儿的术后应激反应，且该技术的创伤小、疼痛轻、恢复快、安全有效。

6. 健康教育　由于AR的治疗是一个长期的过程，需要与患者及其监护人进行充分沟通。良好的健康教育可以使其正确理解疾病的风险因素、临床特点，以及疾病对学习能力、生活质量和下呼吸道的影响（如可诱发哮喘），提高患者（监护人）预防和治疗疾病的意识，增强对治疗的依从性和信心，从而优化治疗效果。因此，健康教育在儿童AR的防治中具有十分重要的意义。儿童AR的健康教育可以分为3个方面：首诊教育、强化教育（随诊教育）及家庭和看护人员教育。健康教育的主要内容包括：①普及过敏知识，让患儿了解AR的病因、风险因素、疾病进程及潜在危害；②告知患儿变应原检查的必要性和主要检测方法；③指导患儿或监护人如何进行良好的环境控制，避免接触或尽可能少接触变应原；④介绍药物和免疫治疗的疗效、疗程和潜在的不良反应，指导患儿用药及调整治疗方案。健康教育应具有针对性，实施个体化的宣教方案，宣教内容应通俗易懂。除面对面随访沟通交流外，还可在门诊发放宣传画册，积极应用新媒体和网络平台进行AR防治知识的宣教。

7. 疗效评价　儿童AR的治疗效果包括近期疗效和远期疗效。近期疗效在治疗结束时评价（免疫治疗除外）；远期疗效至少在治疗结束后1年进行评价。免疫治疗的疗效评价应在使用标准化变应原疫苗且连续治疗2年后进行。

（1）主观评价：在治疗前、治疗过程中和治疗后，由患儿或监护人对相关症状、用药情况和生活质量等进行评价，可采用每天记录"日记卡"的方式，并推荐使用合适的软件进行电子录入，由此计算出每天、每周和每月平均分来反映疾病症状的严重程度和改善情况。

1）症状评分：主要评价指标包括4个鼻部症状（喷嚏、流涕、鼻痒和鼻塞），以及2个眼部症状（眼痒/异物感/眼红、流泪）。如合并哮喘，需要另外记录喘息、咳嗽、气急和胸闷等哮喘症状评分。可采用视觉模拟评分法（visual analogue scale，VAS），对治疗前后的单个症状评分和（或）鼻部、眼部、哮喘症状总评分的改善情况进行评价。VAS：患者在0～10cm标尺上划线标出各种症状相应的分值，按0～10分进行评价，"0"代表没有症状，"10"代表症状最重。VAS评分法简便易行，可对AR严重度进行量化评价。

2）生活质量评分：患儿的生活质量评分见表16-4。此评分表简单、易操作。患儿或监护人根据过去1～2周疾病对生活的影响在表中对应处打"√"，得分越高提示生活质量越差。

（2）客观评价：鼻功能检查用于评价治疗前后患儿的鼻腔通气程度和鼻塞改善情况，具有一定的临床价值，包括鼻阻力检测，鼻声反射测量，鼻内镜检查，联合Lund-Kennedy评分法和专家临床实践经验可作为儿童AR的客观评分法。

表16-4　过敏性鼻炎患儿生活质量评分表

生活质量	无（0分）	轻微（1分）	中度（2分）	严重（3分）	非常严重（4分）
做事/学习能力降低					
精神不集中					
思考能力下降					
记忆力下降					
户外生活能力受限					
不愿外出					
不愿接触亲戚朋友					
与朋友或他人交流少					
不易相处					
睡眠受影响					
疲倦					
有挫折感					
抑郁					
不高兴					

（沈　暐　潘家华）

第17章　儿童哮喘和呼吸道感染

哮喘是儿童最常见的慢性呼吸系统疾病，慢性气道炎症及气道高反应为其特点，可逆性的气流受阻为其主要核心，支气管痉挛、气管壁炎症性水肿、黏液栓的形成及气道重塑都是气道受阻原因。临床表现为常在夜间及清晨反复发作的喘息、咳嗽、胸闷及气促等症状，严重影响儿童的身心健康。

2010年第三次中国城市儿童哮喘流行病学调查显示，0～14岁儿童哮喘总患病率为3.02%，而1990年、2000年的发病率分别为1.09%和1.97%，20年间儿童哮喘的患病率明显上升。近几年，不同城市地区也相继进行了儿童哮喘流行病学调查，哮喘发病率为2.50%～4.97%，这种差异与各地区地理环境、社会发展程度及医疗水平差异有关。

【发病机制】

儿童哮喘与呼吸道感染关系密切。哮喘的发病机制很复杂，目前尚未完全清楚，临床上除了常见的过敏性哮喘以外，还有肥胖性哮喘、运动性哮喘及变异性哮喘等。哮喘发生的危险因素可大体分为个体因素及环境因素2个方面，多项研究表明，儿童哮喘的主要危险因素包括家族史、过敏史、出生史、呼吸道感染、肥胖、被动吸烟、居住环境等，其中儿童呼吸道感染占据重要地位，可能是呼吸道反复感染会引起气道慢性炎症，继而气道高反应，因此气道高反应是哮喘的基本特征之一。再次感染后在一定程度上加重气道高反应，介导免疫学机制，进一步刺激内皮细胞、肥大细胞及浆细胞产生大量炎性因子，如IgE、白三烯、前列腺素及内皮素等，从而诱发或加重哮喘。儿童反复呼吸道感染会导致气道炎症，使哮喘反复发作，日积月累引起气道结构改变（气道重塑），以及哮喘病情不可逆。

【常见呼吸道病原体与哮喘的关系】

1. 病毒　在儿童呼吸道感染的病原体中，病毒始终占据着主要地位。儿童哮喘的诱因多种多样，其中呼吸道感染是最重要的因素。常见的呼吸道病毒包括呼吸道合胞病毒、鼻病毒、流感病毒、副流感病毒、腺病毒、人偏肺病毒、人博卡病毒及冠状病毒等，研究最多的当属呼吸道合胞病毒和鼻病毒。一项关于细支气管炎发展至儿童哮喘的纵向研究中，呼吸道合胞病毒是婴儿期呼吸道感染最重要的病原体，其次为鼻病毒，而在婴儿期以后鼻病毒则占据第一位置，与呼吸道合胞病毒比例易位，再其次就是人博卡病毒和人偏肺病毒，然后是副流感病毒、腺病毒、冠状病毒和流感病毒。为什么儿童早期病毒感染引起的喘息会与哮喘有关呢？考虑为多方面因素引起，其一，一些特定的个体原因会导致患儿易患呼吸道感染及哮喘，如早产、营养不良等；其二，病毒感染引起的喘息会损伤气道，可造成气道阻塞及结构改变；其三，危险因素和环境的暴露可能存在相互作用；其四，社会现代化的进步、医疗条件的进步、抗生素的使用会破坏微生物的生态平衡，促进过敏性疾病的发生。

（1）呼吸道合胞病毒：是一种RNA病

毒，属副黏病毒科，呼吸道合胞病毒基因组编码的10个蛋白中与病毒抗原型有关的是糖蛋白F和G蛋白，后者可刺激机体产生保护性抗体。研究显示，呼吸道合胞病毒在5岁以下特别是伴有喘息症状儿童的鼻咽部分泌物中可分离出的最常见的病毒病原体。病毒最初在鼻咽部上皮细胞质内复制，通过呼吸道上皮细胞间传播，由上呼吸道播散至下呼吸道，引发炎症反应，中性粒细胞、淋巴细胞、嗜酸性粒细胞等在气道纤毛上皮积聚，引起组织细胞病变。病毒侵入气道上皮细胞，引起炎症因子的释放，抑制干扰素反应，其中有研究显示，IL-33的释放会抑制患儿的抗病毒反应，从而加重气道炎症反应，引起气道高反应，诱导哮喘的发生。研究显示，在呼吸道合胞病毒流行季节前3个月出生的患儿，其感染住院率最高，且在4～5岁时哮喘的风险最高。严重的呼吸道合胞病毒感染与儿童反复喘息有关，且归因于病毒引起的严重感染及患儿存在的哮喘遗传易感性。有研究对呼吸道合胞病毒感染患者随访至18岁，结果发现因呼吸道合胞病毒感染引起细支气管炎的患儿，在成年时哮喘的患病率明显高于对照组（39% vs 9%），此外在肺功能检测方面，疾病组的患儿无论是否发生哮喘，都普遍存在气道高反应性。可见呼吸道合胞病毒感染与哮喘的后期发展密切相关。

（2）鼻病毒：是小核糖核酸病毒科肠病毒属中的一种非包膜阳性链RNA病毒，它所导致的细支气管炎及反复喘息的患病率与年龄有关，在1岁以后的下呼吸道感染而住院的患儿中，鼻病毒的感染则更常见。儿童哮喘起源出生队列研究发现，如果儿童在前3年内有鼻病毒感染，与呼吸道合胞病毒相比，其6岁时患哮喘的风险则增加；此外，90%的鼻病毒诱导喘息的儿童在出生后第3年患有哮喘，且患哮喘的风险不仅限于严重

感染。虽然鼻病毒诱发的喘息是儿童哮喘的一个独立危险因素，但是相关致敏原因素显著增加了这个风险，1岁以内因感染鼻病毒而致喘息的患儿，如果在2岁内有特异性致敏症状，则在5岁时发生喘息的风险增加。另有研究针对哮喘急性发作患儿，结果显示发生急性喘息的哮喘患儿中鼻病毒感染占75%，这表明鼻病毒不仅增加哮喘风险，对于哮喘急性发作也呈正相关性。

2. 细菌　急性喘息发作大多数由病毒诱发，但是细菌也可在哮喘症状中发挥重要作用，继发细菌感染后对于患儿呼吸道症状及哮喘急性加重程度具有正向作用。人体有不同的定植菌存在，与人体免疫平衡相关，当这些定植菌出现紊乱时，如肠道菌群易位、机体免疫力下降，可引起机体感染、炎症反应。英国一项临床研究显示，对急性喘息发作的患儿，通过吸取下咽部分泌物，分析其细菌病原体，发现卡他莫拉菌、肺炎链球菌和流感嗜血杆菌的检出率增加。在使用阿奇霉素治疗急性喘息症状时有好转现象也可间接佐证，但同时大环内酯类的抗感染作用可能占一部分原因。与病毒相似，细菌也属于哮喘后期发展的早期危险因素，针对新生儿的长期随访研究显示，出生后1个月时下咽部存在肺炎链球菌、卡他性芽孢杆菌、流感嗜酸杆菌定植的婴儿，与未定植的儿童相比，发生喘息及哮喘的风险增加。

微生物的广泛多样性对于人体维持免疫平衡至关重要，肠道菌群的变化在儿童哮喘中也存在联系，"肠-肺轴"的提出表明肠道和肺部两者之间存在交互作用，微生物的易位、肠道炎症向肺部炎症的转变等，这些都与哮喘等气道疾病的发生有关。此外，气道细菌和病毒也存在着相互作用，在鼻病毒感染的患儿中发现，卡他莫拉菌和肺炎链球菌在呼吸道症状及哮喘急性加重严重程度上起着正向作用。一项随机试验显示，肺炎链球

菌疫苗接种可降低随后发生病毒相关性肺炎的风险。这些研究提示我们在哮喘研究中评估细菌和病毒的重要性，以解决它们的个体作用及其相互作用的影响。

儿童呼吸道细菌感染以继发多见，多在初期病毒感染后出现，常见病原菌有肺炎链球菌、金黄色葡萄球菌、流感嗜血杆菌、溶血性链球菌、肺炎克雷伯杆菌及结核分枝杆菌等，可引起上、下呼吸道感染。

呼吸道细菌感染常引起肺炎，同时对气道和肺泡造成损害，气道黏膜充血水肿，分泌物增多，引起气道狭窄甚至闭塞；肺泡充满分泌物，通过肺泡壁通道引起炎症扩散融合，部分细菌可引起肺实质坏死，严重者可引起气道、肺泡结构改变。

细菌性肺炎时，患儿的主要症状有发热、咳嗽、气促及全身症状。肺部可闻及固定啰音，当出现低氧血症时患儿可有口唇发绀、呼吸频率及心率增快，重症肺炎时还会引起循环、中枢神经、消化系统等症状。外周血白细胞计数、中性粒细胞计数增多，C反应蛋白、降钙素原多升高。胸部X线检查可明确感染灶部位及范围。可采集气道分泌物、深部痰液、胸腔积液等进行培养，推测可能的病原体，根据经验及药敏试验给予合适的抗生素治疗。

3. 真菌 是真核细胞微生物，有细胞壁，不含叶绿素，在自然界广泛分布，种类繁多。对人类而言，大多数真菌是有益的。在酿酒、发酵、生产抗生素等方面发挥作用，少部分对人类有害，可以引起疾病，如中毒、感染及超敏反应等。

儿童感染真菌的危险因素：①有基础疾病，如早产儿或先天发育异常、重度营养不良、慢性疾病患儿；②有原发性免疫缺陷病；③有继发性免疫功能低下；④接受过侵入性操作；⑤有环境危险因素，如接触真菌等。临床感染可发生于呼吸系统、消化系统、泌尿系统及血液系统等，不同系统有相应的临床表现。病原学诊断依据耐G试验、GM试验、相关组织及体液真菌培养。

哮喘的发生发展与真菌的暴露有关，在辛辛那提儿童过敏和空气污染研究（CCAAPS）的纵向出生队列研究中发现，真菌暴露与婴儿喘息发生率增加、3岁时患哮喘的风险增加有关，并且是7岁时发生哮喘的预测因子。真菌对患儿的暴露致敏主要在于细胞壁中的成分，包括葡聚糖，主要为β-葡聚糖、几丁质、蛋白酶和甲壳素，它们在诱导嗜酸性粒细胞反应、Th1、Th2细胞因子反应及促过敏的趋化因子表达方面起着重要作用。儿童早期使用抗生素，使真菌的过度生长或生态失衡与婴儿哮喘风险增加有关。研究显示，真菌的暴露与哮喘的表型有关，哮喘严重程度与真菌物种浓度增加之间呈正相关，包括卡氏枝孢霉和链格孢霉。针对急性哮喘加重的患儿进行痰液真菌培养时发现，痰液中的烟曲霉浓度增加。因此，可以清楚地看出，真菌在儿童哮喘的发生、恶化中起着重要作用，并且这些真菌通常来自婴儿期或儿童期的免疫致敏。

对于哮喘儿童，因需要长期使用糖皮质激素，感染真菌的概率会增高，需要远离环境危险因素，减少口服及静脉使用糖皮质激素。

4. 不典型病原体 支原体是最小的原核细胞微生物，因其缺乏细胞壁，因此不能维持固定形态，呈现出高度多形性，能通过滤菌器。对人类有致病性的病原体主要有肺炎支原体、人型支原体、生殖支原体及嗜精子支原体，条件致病的病原体有穿透支原体、解脲脲原体等。

支原体是介于细胞和病毒之间，可在无细胞培养基上生活的最小微生物，支原体可紧密地黏附于靶细胞膜神经氨酸酶受体上，从而逃避纤毛上皮细胞清除作用。一方面汲取自身繁殖所需要的营养，另一方面释放有毒物质，使纤毛上皮受损。支原体与宿主细胞膜某些抗原决定簇相同，可刺激淋巴细胞产生特异性抗体，长期损伤靶细胞，导致免疫病理反应。学龄前儿童纤毛相对完整，支原体尖端易于吸附，因此学龄前儿童支原体感染较多见。

与儿童密切相关的是肺炎支原体，通过飞沫传播，四季均可发病，夏末秋初居多，可引起上、下呼吸道的感染，以5～15岁儿童发病率最高。肺炎支原体感染后可产生特异性IgM、IgG、sIgA及致敏的淋巴细胞；同样可出现IgE介导的Ⅰ型变态反应，促使哮喘的急性发作。最近发现，肺炎支原体可产生社区获得性呼吸窘迫综合征（CARDS）毒素，经证明此毒素有局部破坏和细胞毒性作用，与百日咳毒素同源，这样就可以理解临床上肺炎支原体感染后的患儿会产生类百日咳样咳嗽表现。研究显示，CARDS毒素导致强效过敏型肺部炎症，其特征在于T细胞依赖、气道高反应性和Th2型细胞因子的产生，这提示肺炎支原体在引起哮喘形成中发挥着作用。我国台湾地区针对近1600例哮喘患儿的风险研究显示，感染肺炎支原体的患儿，无论使用抗生素及激素治疗效果如何，其发生哮喘的风险均升高。另有研究显示，患有难治性哮喘的儿童有很高的肺炎支原体阳性率（65%），并且在多次随访中往往持续呈阳性。提示我们肺炎支原体与哮喘会形成恶性循环。

衣原体是一类有细胞壁的，且在真核细胞内寄生并能透过细菌滤器的原核细胞微生物。常见的致病体包括沙眼衣原体、肺炎嗜衣原体、鹦鹉热嗜衣原体。根据细胞壁成分的不同，衣原体抗原也具有属、种、型不同的特异性抗原，主要差异为细胞壁上的主要外膜蛋白（MOMP）。不同衣原体的致病性、嗜组织性及MOMP不同，因此衣原体所致疾病也有所不同。常与儿童呼吸道疾病相关

的是肺炎嗜衣原体，沙眼衣原体所致肺炎在婴儿期常见，鹦鹉热嗜衣原体引起的肺炎在与鸟类、羊类等哺乳动物接触多的人群中常见。研究显示，衣原体感染后可引起哮喘急性发作，针对衣原体的抗感染治疗可以改善病程。衣原体感染后可以诱发机体产生特异性细胞及体液免疫，MOMP可活化Th细胞分泌细胞因子，抑制衣原体的繁殖。特异的抗体可以抑制衣原体吸附在宿主细胞上，但机体对于衣原体的免疫力并不强大及持久，所以常会造成反复、持续性或隐匿性感染。这也就可以解释相关研究的结论，即衣原体的感染与哮喘的严重程度相关，衣原体特异性IgE的产生在慢性气道过敏的发展上具有重要意义。

【治疗】

儿童哮喘合并反复呼吸道感染的治疗包括哮喘和感染的联合治疗。儿童呼吸道感染是哮喘发生发展的重要影响因素，反复呼吸道感染会引起哮喘患病率增高，以及急性哮喘的发作频率增加；而哮喘儿童的特殊气道生理同时使他们更容易发生呼吸道感染，形成一种恶性循环。

哮喘儿童发生呼吸道感染时的治疗包括精准判断的抗感染治疗及哮喘治疗。

1. 哮喘治疗　急性发作时首选β_2受体激动剂配合吸入性糖皮质激素吸入治疗，在病情较重的病例中可给予全身激素，严重的患儿需氧疗和维持内环境稳态。中国科学技术大学附属第一医院（安徽省立医院）儿童哮喘团队针对哮喘缓解期伴急性上呼吸道感染的患儿，在病程早期短期将哮喘药物升级治疗7～10天，提示早期短暂哮喘升级治疗能够预防哮喘急性发作并提高哮喘临床控制水平，保护或改善患儿的肺功能，提高生活质量。

2. 抗感染治疗　对于不同病原体的感染，则采取不同的抗感染对策。

（1）抗病毒治疗：目前，对于大多数病毒感染无特异性药物，且在机体免疫系统正常情况下呈自限性病程，对于儿童，多以对症治疗为主。当然，针对流感病毒感染可以使用奥司他韦；针对疱疹病毒感染，可选用阿昔洛韦、伐西洛韦、更昔洛韦、膦甲酸及阿糖腺苷，其中更昔洛韦对巨细胞病毒的抑制作用较强，约是阿昔洛韦的100倍；膦甲酸口服吸收差，必须静脉给药，多用于治疗免疫缺陷继发的巨细胞病毒感染，如HIV感染患者。

（2）抗细菌、真菌等治疗：细菌及真菌感染时，临床医师可根据经验及药敏试验结果判断菌种，目标性选择药物进行抗菌治疗。儿童支原体及衣原体感染多见，针对不典型病原体均首选大环内酯类抗生素，事实上，大环内酯类药物除具有抗菌活性外，还具有抗炎和免疫调节作用，可以减少支气管上皮细胞、中性粒细胞和巨噬细胞产生的促炎细胞因子，有助于慢性气道炎症患者的临床改善。

3. 辅助治疗　相关辅助治疗对于儿童哮喘伴反复呼吸道感染者应予以重视。人体含有许多微量元素，其中锌元素是体内多种酶的成分，对于维持细胞组织、抵御病原体、促进愈合及免疫调节有重要作用。相关研究表明，针对哮喘合并呼吸道感染的患儿进行补锌治疗可以缩短病程、降低反复感染率及提高免疫球蛋白水平。

细菌溶解产物属于一种免疫调节剂，属于常见呼吸道细菌的冻干溶解物，包括流感嗜血杆菌、肺炎链球菌、肺炎克雷伯菌、金黄色葡萄球菌等，针对急性感染也可作为辅助治疗手段。细菌溶解产物服用后激活树突状细胞，进一步分泌趋化因子，这些趋化因子可以进一步诱导分化单核细胞、中性粒细胞及NK细胞，使机体处于预备抗感染状态。我国队列研究显示，细菌溶解产物可以预防哮喘儿童并发呼吸道感染，减少呼吸道感染次数，减少喘息次数及持续时间，缓解鼻部症状，安全性高。

匹多莫德是一种合成的胸腺二肽，脾氨肽是从新鲜猪脾脏中提取的多肽及核苷酸类物质，两者成分类似。通过诱导树突状细胞促进T细胞的增殖，并与诱导的单核细胞一起释放促进适应性Th1介导的免疫细胞因子，在各种环境中抑制Th2细胞因子。在反复呼吸道感染患儿中，匹多莫德及脾氨肽可以预防呼吸道感染，减少抗生素使用时长，减少发热、咳嗽和肺部啰音，也减少症状持续时间。

4. 非药物干预及预防　众所周知，儿童哮喘易并发呼吸道感染，而呼吸道感染也同样会引起哮喘急性发作及加重哮喘程度，如何预防尤为关键。

（1）运动：在哮喘儿童的缓解期治疗中，健康生活方式至关重要，虽然哮喘儿童的肺功能减弱，但我们仍然鼓励患儿进行适量的运动锻炼，定期的中等强度的锻炼可以降低呼吸道感染发生率，从长远角度看可以增强心肺功能并防止肥胖症发生。睡眠和昼夜节律系统对免疫功能具有调节作用，睡眠剥夺可以通过多种方式影响免疫功能，包括自然杀伤细胞活性降低、IL-2生成抑制及促炎细胞因子水平升高。充足的睡眠对儿童生长发育及疾病恢复都有效。

（2）健康饮食：婴儿期，无母乳喂养禁忌的情况下提倡母乳喂养，因为母乳含有免疫球蛋白和免疫调节元素等生物活性物质，未母乳喂养的婴儿发生呼吸道、胃肠道和其他系统感染的风险较高。补充维生素及微量元素有利于建立健全的儿童免疫系统。维生素D缺乏与感染风险增加、早年喘息和哮喘控制降低有关；维生素A衍生物参与免疫系统和组织炎症的调节，以及呼吸道感染的预防。

（3）环境控制：主要对于污染气体及烟雾环境的规避，儿童暴露于二手烟环境中，呼吸道感染患病率、呼吸道症状持续时间及哮喘发作的风险均很高。

（4）生物制剂：生物制剂预防类似于"精准打击"治疗。帕利珠单抗是一种针对呼吸道合胞病毒融合蛋白的人源化单克隆抗体，其可有效对抗儿童的呼吸道合胞病毒感染及喘息，并减少高危人群的住院治疗时间，美国儿科学会推荐1岁以内，出生胎龄29周以下、32周以下且合并慢性肺疾病及有先天性心脏病，并且出生后28天以内不能脱氧的早产儿使用帕利珠单抗预防呼吸道合胞病毒引起的下呼吸道感染，但同时不建议这些婴儿在出生后第2年继续预防性使用帕利珠单抗。莫塔珠单抗是另一种抗呼吸道合胞病毒的单克隆抗体，与帕利珠单抗相比，该药中和呼吸道合胞病毒的能力约提高了20倍，降低病毒滴度的能力约提高了100倍。

（黄　昊　潘家华）

第18章 儿童哮喘与特殊感染

第1节 反复呼吸道感染

【诊断】

在我国，反复呼吸道感染是指1年以内频繁发生上、下呼吸道感染，超过了正常频次。根据年龄及感染部位不同，不同年龄段的正常范围不同，下呼吸道感染又分为反复支气管炎和反复肺炎。反复上呼吸道感染0～2岁为7次/年，2～5岁为6次/年，5～14岁为5次/年。反复下呼吸道感染，除0～2岁儿童反复支气管炎为3次/年，其余年龄段和反复肺炎均为2次/年。

【鉴别诊断】

1. 免疫缺陷 反复呼吸道感染的鉴别诊断需综合全面考虑。原发性免疫缺陷病的儿童易反复呼吸道感染，如原发性抗体缺陷病一般在6～12月龄后起病，以化脓性细菌感染多见，易发生下呼吸道感染、中耳炎。联合免疫缺陷在6月龄内起病，表现为对病毒、细菌及真菌均易感，易发生下呼吸道、其他脏器感染，细胞及体液免疫均下降。吞噬细胞缺陷多在6月龄内起病，细菌及真菌易感，易发生皮肤、淋巴结、口腔感染，血液检查可见中性粒细胞数量或功能异常。

2. 周期性发热-阿弗他口炎-咽炎-淋巴结炎综合征（PFAPA） 多于5岁前起病，周期性发热，伴有渗出性咽炎、口炎或淋巴结炎，发热间期正常，与反复呼吸道感染很难鉴别，对于固定周期发热的患儿需警惕。

3. 先天性心脏病 婴幼儿反复呼吸道感染时要警惕左向右分流型先天性心脏病，可有潜伏性发绀、胸骨左缘杂音，心脏彩超及胸部X线检查可以辅助诊断。

4. 慢性肺吸入 主要在吞咽功能障碍、智力低下、胃食管反流及神经肌肉疾病中多见，仔细询问病史可有所发现。

5. 先天畸形 气道发育异常也会导致反复下呼吸道感染，如先天性肺气道畸形或肺实质发育异常、气管软化、气管支气管狭窄、隔离肺等。继发性肺结构异常可见因早产支气管肺发育不良、感染后闭塞性细支气管炎或支气管扩张等。肺血管异常如肺动脉吊带、肺动静脉瘘或小血管瘤。此类疾病经影像学检查可明确鉴别。

6. 气管异物 异物吸入若未能及时发现并取出，异物持续刺激气道上皮，患者可反复出现气管支气管炎，此时使用纤维支气管镜可进行诊断及治疗。当反复呼吸道感染患儿很少有发热，症状以咳嗽、喘息为主，以及鼻部症状以打喷嚏、流清涕、鼻痒为主时，需要考虑过敏性疾病的存在，变应原检测可帮助诊断。

7. 过敏性疾病 如哮喘、鼻-鼻窦炎等，临床可因病毒感染诱发，易误诊为感染性疾病。当反复呼吸道感染患儿很少有发热，症状以咳嗽、喘息为主，以及鼻部症状以打喷嚏、流清涕、鼻痒为主时，需要考虑过敏性疾病的存在，变应原检测可帮助诊断。

8. 罕见病 如原发性纤毛运动障碍也表现为反复呼吸道感染，支气管黏膜活检及基因检测可帮助明确诊断。肺囊性纤维化在白种人中多见，在其他人种中少见，其作为外分泌腺病变，除引起反复呼吸道感染外，消化道亦受累，胰腺分泌不足可引起脂肪泻，汗液试验阳性，结合家族史、临床表现、影像学及实验室检查可帮助诊断。

【治疗】

治疗关键是原发病的诊断与治疗。对反复呼吸道感染排除基础疾病后可酌情选用免疫调节剂，如口服免疫球蛋白、静脉注射免疫球蛋白、细菌溶解产物（泛福舒）、匹多莫德、脾氨肽等。

（黄　昊　潘家华）

第2节　百　日　咳

百日咳是百日咳鲍特菌（又称百日咳杆菌）感染引起的急性呼吸道传染病，主要以1～5岁儿童多见，新生儿及婴儿也可发病。无严格季节性，全年均可发病，但冬春季多见。早期患者及带菌者是传染源，通过飞沫传播，潜伏期为7～14天。

百日咳作为传染性疾病，其传染源为患者及无症状的携带者，现主要由成人、青少年传播给儿童，传播途径为呼吸道传播，易感人群为未免疫3剂无细胞百日咳疫苗DTP的婴幼儿及接种DTP的青少年、成人。小于6个月的婴儿因母传抗体逐渐减少，未开始接种疫苗或未全程接种而成为百日咳的高发人群。

【临床表现】

临床表现与年龄、疾病的过程、疫苗接种等诸多因素有关，具体如下：

1. 典型表现　百日咳潜伏期为2～21天，大多7～14天，典型百日咳临床病程可分为3期，分别是卡他期（1～2周）、痉咳期（2～4周或更长）和恢复期（4～12周或更长）。

（1）卡他期：类似于普通感冒，低热、流涕、打喷嚏、轻咳等，随后咳嗽逐渐加重，可持续1～2周。此期症状无特异性，不能早期识别，且百日咳鲍特菌菌数在鼻咽部聚集达高峰，导致此期传染性强。

（2）痉咳期：出现痉挛性咳嗽，一般持续1～6周。此期一般无发热，或仅有一过性低热，明显发热常提示合并有其他病原体感染。

其咳嗽特点如下：患儿常以1～2周上呼吸道感染开始，咳嗽夜间为甚，继之不断加重，出现阵发性、痉挛性咳嗽，成串咳后有呕吐和吸气性吼声，面红耳赤、唇绀，常因痉咳导致舌系带溃疡、眼睑水肿及结膜下出血；咳嗽频率每天15次，最初1～2周痉咳频次不断增加，并保持同等的频率2～3周后才逐渐减弱；因痰多而黏稠导致咳嗽后呕吐，呕吐物为胃内容物及黏液痰性物质，吐后咳嗽得以暂时缓解。

（3）恢复期：患儿阵咳逐渐减轻，完全恢复需要数周至数月不等。

2. 不典型临床表现　见于成人全程接种疫苗者，临床症状较轻，主要表现为阵发性持续性咳嗽，应用传统治疗无效，很少能够正确诊断，易误诊为支气管炎；未全程接种疫苗者表现为典型的百日咳症状。

3. 小婴儿表现　年龄为3～6个月的小婴儿，尤其新生儿病情较重，多表现为反复呼吸暂停、屏气、喘息、窒息或惊厥、发绀、心动过缓、咳嗽后呕吐等。

4. 重症及并发症　有低氧血症、百日咳脑病、心血管功能障碍之一者称为重症百日咳。由于气道分泌物较多，此成为细菌生长的良好培养皿，因此肺部感染可发生于病程中任一期，患者表现为明显发热，并伴有肺部湿啰音或肺部影像学等改变，严重者可出现呼吸衰竭。如痉咳引起脑血管痉挛，患儿可出现脑出血、脑缺氧，表现为反复抽搐、呕吐、意识不清、脑疝，严重者可危及生命。少数患儿积聚于肺循环的白细胞形成机械性阻塞，从而导致严重低氧血症及肺动脉高压，可突发肺栓塞而死亡。其他可有疝气、气胸、直肠脱垂、中耳炎、鼻出血等表现，痉咳和分泌物阻塞可导致肺气肿，先天性心脏病的患儿容易出现严重肺动脉高压而猝死。

【辅助检查】

外周血常规检查可见白细胞计数升高，伴有淋巴细胞计数增多，比例常≥60%，百日咳鲍特菌不进入血液，主要在呼吸道局部引起损伤，因此取鼻咽拭子、痰液等呼吸道分泌物行PCR或培养检查，检出百日咳鲍特菌可以确诊，发病初期与恢复期血清百日咳毒素（PT）-IgG滴度出现显著升高（大于2～4倍），具有回顾性诊断意义。

【诊断】

近年来，百日咳复燃现象明显，但很多儿科医师对百日咳的认识不足造成误诊、漏诊现象较多，应引起注意。

百日咳咳憋、咳吐、夜咳明显，咳嗽频率高，根据病程及特异性咳嗽现象可临床诊断，病原学检查可确诊。

根据《中国儿童百日咳诊断及治疗建议》，不同年龄百日咳的诊断标准如下：

1. 0～3月龄临床诊断标准　①无热或低热，频率和严重度均进行性增加的咳嗽，加上鸡鸣样回声、呼吸暂停或咳嗽后呕吐、发绀、抽搐、肺炎、密切接触长期无热咳嗽的患者（多为家庭成员）中的1项即可诊断；②也可不出现咳嗽，仅表现为阵发性呼吸暂停、发绀和抽搐。0～3月龄确诊标准：符合临床诊断标准，实验室检查有以下之一即可。①血常规：白细胞计数升高（≥20×10⁹/L）伴淋巴细胞增多症（淋巴细胞比例≥60%）；②PCR检出百日咳鲍特菌核酸；③培养检出百日咳鲍特菌；④发病初

期与恢复期双份血清PT-IgG滴度出现显著升高（大于2～4倍）。

2. 4月龄至9岁临床诊断标准　无热、低热，阵发性咳嗽≥7天，非化脓性鼻炎加上鸡鸣样回声、咳嗽后呕吐、呼吸暂停、抽搐、肺炎、症状夜间加重、密切接触长期无热咳嗽的患者（多为家庭成员）中的1项即可诊断。4月龄至9岁确诊标准：符合临床诊断标准，实验室检查有以下之一即可确诊。①PCR检出百日咳鲍特菌核酸；②培养检出百日咳鲍特菌；③免疫接种超过1年后单次ELISA检测PT-IgG滴度出现明显升高（大于80～100U/ml）；④发病初期与恢复期双份血清PT-IgG滴度出现显著升高（大于2～4倍）。

3. ≥10岁临床诊断标准　阵发性干咳≥2周，非脓性鼻炎，无热加上鸡鸣样回声、呼吸暂停、发作间期阵发性多汗、咳嗽后呕吐、症状夜间加重中的1项即可诊断。≥10岁确诊标准：符合临床诊断标准，实验室检查有以下之一即可确诊。①PCR检出百日咳鲍特菌核酸；②培养检出百日咳鲍特菌；③单次ELISA检测PT-IgG滴度出现明显升高（大于80～100U/ml）；④发病初期与恢复期双份血清PT-IgG滴度出现显著升高（大于2～4倍）。

【鉴别诊断】

在诊疗过程中，对6月龄以下的婴儿如有百日咳样咳嗽应与结核感染、巨细胞病毒感染相鉴别。对于年长儿，应注意与肺炎支原体感染、慢性鼻-鼻窦炎相鉴别。

1. 气道异物　有明确异物吸入病史，突发呛咳，可有呼吸困难、无鸡鸣样回声，胸部CT气道重建可鉴别。

2. 肺门淋巴结结核　患儿因肺门处肿大淋巴结压迫气管，可引起痉挛性咳嗽，但无鸡鸣样回声，同时根据结核接触史、PPD试验、T-SPOT检查及胸部X线检查可鉴别。

3. 其他感染　腺病毒、巨细胞病毒、呼吸道合胞病毒、肺炎支原体等感染也可引起痉挛性咳嗽，但程度较轻，年长儿多见，特异性 IgM（凝集法）1∶160 有诊断价值。腺病毒感染往往持续高热、干咳、喘息，病情较重，影像学表现为肺部多发实变影，气道分泌物病毒核酸检测阳性可以确诊；巨细胞病毒感染可有持续喘息、运动发育迟缓、头颅磁共振成像可见脑容量不足、室外性脑积水等，尿液病毒核酸检测有助于确诊。呼吸道合胞病毒感染中毒症状不重，以喘息为主，咳嗽程度较轻，规范化治疗后病情容易恢复。

【治疗】

1. 一般治疗　呼吸道隔离至起病后21天，保持室内空气通畅，给予易消化及营养食物，严重的婴幼儿常伴有呼吸暂停、窒息及惊厥发生，需加强夜间护理。注意喂养姿势，避免呛咳，选择合适的睡眠体位，避免反流、误吸。重者为避免呛奶引起吸入性肺炎风险可给予鼻饲。

2. 对症治疗　咳嗽剧烈可用支气管舒张药、抗组胺药、白三烯受体阻滞剂等，雾化吸入治疗效果较好，痉咳期雾化吸入布地奈德，每次 $0.5 \sim 1mg$，2次/天。痉咳严重时可酌情应用镇静药，如服用异丙嗪（非那根）、苯巴比妥或水合氯醛灌肠等，以减少痉咳、保证睡眠。有学者应用硫酸镁注射液静脉滴注联合硫酸沙丁胺醇雾化吸入治疗能缩短痉咳时间，临床效果显著。另有研究表明，利多卡因雾化治疗能缓解小儿痉挛性咳嗽，与维生素 K_1 治疗痉挛性咳嗽效果相似。以上研究缺乏大样本临床研究证据，对于类百日咳综合征引起的频繁的痉挛性咳嗽，目前尚无特效的干预措施。

有低氧血症或发绀者，根据患儿情况选择面罩、鼻导管吸氧或无创正压通气治疗，当患儿经前述处理无效或出现反复呼吸暂停

需频繁复苏时需给予气管插管机械通气。如出现高热、惊厥或昏迷，考虑有百日咳脑病，可选择地西泮、苯巴比妥及水合氯醛镇静止惊药物；予以甘露醇、呋塞米脱水降颅压，可两药交替使用；使用物理及药物降温治疗。心功能障碍时可使用米力农、多巴胺、肾上腺素等血管活性药物。出现肺动脉高压时可选用一氧化氮、西地那非舒张血管治疗或采用换血疗法移除循环中增多的淋巴细胞。

3. 抗感染治疗　首选大环内酯类药物，疗效与用药早晚有关，如在卡他期使用，可以减轻甚至不出现痉咳现象，进入痉咳期后使用不能缩短病程但可缩短排菌期及预防继发感染。红霉素每天 $30 \sim 50mg/kg$，每天3次静脉滴注，$7 \sim 14$ 天为1个疗程；口服药物可选用阿奇霉素、罗红霉素及克拉霉素。阿奇霉素每天 $10mg/kg$，每日顿服，$3 \sim 5$ 天为1个疗程；罗红霉素每天 $5 \sim 10mg/kg$，分2次口服，$7 \sim 10$ 天为1个疗程；克拉霉素每天 $15mg/kg$，分2次口服，7天为1个疗程。

新生儿使用红霉素有患肥厚性幽门梗阻的风险，故不推荐使用，可使用阿奇霉素，但应注意阿奇霉素所致致命性心律失常风险。

近年来，百日咳鲍特菌对红霉素耐药比例高，在治疗1个疗程后症状仍无改善时，可应用复方磺胺甲噁唑（SMZ），每天 $50mg/kg$，分2次口服，疗程为 $3 \sim 5$ 天，必要时疗程延长至10天。服药时应多饮水，禁用于2月龄以下及"葡萄糖-6-磷酸脱氢酶缺乏症"患儿。

百日咳鲍特菌本身即可引起间质性肺炎，同时病程长，易继发肺炎，病程中有持续发热、气促，肺部听诊有湿啰音，胸部X线检查可见炎症性改变，可根据经验及病原学药敏试验选择抗生素。

4. 其他治疗　对于重症患儿，有百日咳脑病及痉咳剧烈小婴儿患儿，可试用丙种球

蛋白，每日400～500mg/kg，每天1次，连用2天。对于6～9月龄以下严重病例，可应用泼尼松1～2mg/kg，疗程为3～5天，可缓解病情，缩短病程。

5. 气道管理　定时拍背吸痰，保持呼吸道通畅，避免窒息缺氧，婴幼儿痰液不易排出，可加入乙酰半胱氨酸雾化液以松解痰液，但需注意部分患儿对乙酰半胱氨酸雾化气味敏感，易诱发咳嗽。

婴幼儿注意吸痰护理，传统吸痰会诱发痉咳，可采用中国科学技术大学附属第一医院（安徽省立医院）首创的无创吸痰技术，具有吸痰效果好、安全无痛苦等优点。出现肺不张时可行纤维支气管镜检查及灌洗。

6. 中医疗法　百日咳在中医中称为"顿咳""鹭鸶咳"。近年来，我国中医药的发展为该病的治疗提供了新的方法，依据辨证论治的观点，一般认为初期宜宣发肺气，中期宜清燥润肺，后期宜养阴清肺，且多数研究认为中西医结合治疗效果优于单纯西医治疗。

【儿童哮喘和百日咳】

哮喘儿童对于百日咳鲍特菌易感，由于百日咳鲍特菌在成人中引起长期咳嗽但无明显痉咳，对于未接种百日咳疫苗的婴幼儿及哮喘儿童需注意家庭隔离护理。百日咳鲍特菌感染后附着于纤毛细胞，可诱导IgE的产生，激活Th2细胞并诱导Th17细胞免疫应答，增强中性粒细胞对气道的炎症浸润，促进气道重塑，破坏气道纤毛结构引起呼吸道微生态失衡而导致的哮喘，对于百日咳感染后的患儿，需评估其气道反应性及肺功能，尤其对于婴幼儿及病程中有喘憋的患儿，必要时及早干预以防止哮喘发生。

【预防】

1. 管理传染源　依据是否有效治疗隔离患儿5～21天。

2. 预防给药　接触感染患儿后可给予红霉素预防发作，预防最佳时机为痉咳发作前21天，特别是在接触感染患者发病前。推荐量为40～50mg/（kg·d），分3次给药，持续10～14天。

3. 主动免疫　我国计划免疫推荐出生后3月龄、4月龄、5月龄及18～24月龄进行共4剂的接种，但此种措施不能有效保护免疫力低下的新生儿、小婴儿。建议实施更积极的预防策略，即蚕茧保护战略，为妊娠27～36周的孕妇及能够接触婴儿的人员接种；健康新生儿在出生时就开始接种疫苗，前3次接种在出生后3个月内完成。

（张　兰　潘家华）

第3节　巨细胞病毒感染

对于原发巨细胞病毒（CMV）感染者，病毒在体内持续存在数周、数月或数年，以后病毒逐渐潜伏；可在原发感染后数年重新激活而复燃；也可因感染抗原不同的CMV而再燃。

感染途径：先天性CMV感染可因孕母原发或再发感染经胎盘感染胎儿；也可因孕母宫颈潜伏的病毒被激活，逆行感染胎儿。围生期感染主要经产道、乳汁、血制品传播，生活或医源性接触也可获得感染。

感染易感人群：CMV主要在免疫功能受损和免疫力低下人群中致病；但对于新生儿和小婴儿，可引起严重的活动性感染。

【诊断】

1. 临床表现　差异甚大，从无任何临床症状到致死性全身性巨细胞包涵体病；有典型的临床症状者占5%，有非典型的临床症状者占5%，无症状者占90%。

（1）早期表现：早期主要为病毒感染的器官损害表现。

（2）晚期表现：可有耳聋、智力发育延迟、运动障碍、癫痫、视网膜脉络膜炎等。

（3）围生期CMV感染的主要表现：早产儿和小于胎龄儿、小头畸形、脑室周围钙化、听力障碍、运动障碍、癫痫、视网膜脉络膜炎、黄疸、肝脾大、肝功能异常、血小板减少、间质性肺炎、高间接胆红素血症等。

（4）以新生儿黄疸为主要表现：在新生儿后期出现黄疸、肝大、血清谷丙转氨酶（sGPT）增高等表现；也可表现为单纯高胆红素血症；重者可有出血表现。

（5）以脑损害为主要表现：表现为惊厥、运动落后或瘫痪，可有智力低下，头颅CT可见室外性脑积水或侧脑室扩大。

（6）以难治性细支气管炎为主要表现：有咳嗽、喘憋、肺部哮鸣音和湿啰音，解痉剂、利巴韦林、干扰素治疗常难以控制。

2. 鉴别诊断　CMV属疱疹病毒B亚科病毒；CMV感染的肺部表现及胸部X线片特点与衣原体感染、呼吸道合胞病毒等感染难以鉴别，确诊依赖于病原学诊断。

3. 病原学诊断方法

（1）病毒分离：可采集尿液、乳汁、脑脊液等标本，需要较长时间（4～5周），且要具备一定的培养技术和条件，因而不能早期诊断和广泛开展。

（2）基因诊断：有DNA杂交和PCR扩增技术。该技术具有敏感性高、特异性强、快速获得结果等优点，但需要一定的设备和严格的质量技术控制。

（3）血清抗体检测

CMV特异性IgG检测的临床意义：IgG可通过胎盘，胎儿可以从母体获得，出生后逐渐下降，6～8周降至最低点，如持续6个月以上，可考虑宫内感染或出生后不久获得感染。如母亲血清抗体阴性者，则为出生后感染。CMV特异性IgG抗体阳性的患儿提示既往或当前感染，不一定保证机体有免疫力，但小儿初次感染者可能会有严重疾病。

CMV特异性IgM检测临床意义：特异性IgM抗体阳性判别较为复杂，可以是初次感染，也可以是再次感染。IgM抗体不能通过胎盘，如脐血或出生后2周内血清阳性者可诊断为先天性感染。应注意初次感染不足5天时特异性抗体还不存在。

4. 治疗

（1）抗病毒治疗：更昔洛韦为新型开环核苷类广谱抗病毒药，有高效的抗病毒活性，主要对疱疹病毒（单纯疱疹病毒、巨细胞病毒、EB病毒等）的抗病毒活性强，是现有抗病毒药中活性最强者之一。其机制如下：①抑制病毒DNA聚合酶，更昔洛韦选择性进入病毒感染的细胞内，在病毒胸苷激酶和病毒诱导的细胞脱氧鸟苷激酶作用下转化为三磷酸丙氧鸟苷，后者竞争性抑制病毒DNA聚合酶，并直接渗入DNA，终止病毒DNA链延长，从而抑制病毒的活性；②诱导病毒感染的细胞凋亡，丙氧鸟苷还能有效地抑制CMV所诱导的细胞凋亡的发生；③病毒感染细胞内积聚，活化型丙氧鸟苷在感染细胞内浓度比非感染细胞内高100倍，并能在细胞内持续存在数天。更昔洛韦的主要副反应：烦躁不安、恶心、呕吐、腹痛；血小板计数下降≤25×10^9/L或减低至用药前水平的50%，则应停药；粒细胞计数下降≤0.5×10^9/L或减低至用药前水平的50%，则应停药。

（2）气道管理：表现为细支气管炎患儿可参照急性细支气管炎给予雾化等治疗。如效果不佳应注意发展成闭塞性细支气管炎，予以进一步处理。

（3）其他：有脑损伤、肝损伤、血小板减少可予以相应处理。

【CMV感染与喘息】

部分婴儿CMV感染表现为间质性肺炎，反复持续喘息，如果不给予有效抗病毒药物则喘息难以控制，少数可以发展成闭塞性细支气管炎，临床诊断急性细支气管炎，如经常规雾化治疗效果不佳应引起注意。

（张　兰　潘家华）

第4节　小儿结核病

【诊断】

小儿结核病强调早期诊断，并要判断其活动性。

1. 病史　主要包括：①结核中毒症状；②卡介苗接种史；③结核接触史；④传染病病史，如近期患麻疹等疾病，使患者免疫力低下，导致机体原有隐伏的结核病灶活动、恶化或新近感染结核病。

2. 临床表现　小儿结核病临床表现不典型，极易误诊误治。下列表现应予以注意，具体如下。

（1）以发热为主要表现：可高热3～6周，易误诊为肺炎、伤寒、败血症。

（2）以类百日咳样咳嗽或支气管哮喘或哮喘性支气管炎为主要表现，系肿大淋巴结压迫支气管或迷走神经所致。

（3）以浅表淋巴结肿大为主要表现，常需活检才能确诊。

（4）以反复呼吸道感染为主要表现。

（5）以消化不良、腹泻、营养不良为主要表现。

（6）长期使用糖皮质激素及细胞毒性药物使细胞功能低下，患儿的临床表现更不典型，对于这类小儿，结核菌素试验结果达5mm即有诊断价值。

上述表现如发展有或伴有结核中毒症状，包括低热、盗汗、食欲缺乏、乏力、消瘦等更应引起注意。

3. 辅助检查

（1）结核菌素试验：此试验主要判断受试者是否感染结核杆菌（视频18-1）。

1）试验方法：①试剂，目前普遍采用结核菌纯蛋白衍化物（protein purified derivative，PPD），其结果较恒定，不产生非特异性反应；②剂量，一般用0.1ml（每0.1ml含5个结核菌素单位），对疑有活动性结核的患儿宜做较低浓度（1个结核菌素单位），以防可能引起的内部病灶反应；③注射部位，左前臂掌侧中下1/3交界处皮内注射成直径为6～10mm的皮丘，48～72小时观察局部皮肤硬结横-纵径平均值以判断其反应强度；④判断标准，硬结直径＜5mm为（-）；5～9mm为（+）；10～20mm为（++）；≥20mm为（+++）；硬结伴水疱、坏死为（++++），（+++）～（++++）为强阳性反应。

2）临床意义：（+）～（++）阳性反应，①曾接种过卡介苗；②婴幼儿，尤其是1岁以下小儿提示体内有新的结核病灶，年龄越小，活动性结核可能性越大；③年长儿无明显临床症状，仅提示有过结核感染，不一定有活动病灶；④有重度营养不良，或长期使用糖皮质激素或细胞毒性药物患儿应考虑有新近感染或活动性结核。强阳性反应：不论患儿年龄大小均提示体内有活动性结核病。PPD试验的动态观察：对临床可疑患儿应反复做PPD试验，动态观察，如在两年之内由阴性反应转阳性反应或反应强度由原来小于10mm增至大于10mm，且增加的幅度为6mm以上时，提示有新近感染。接种卡介苗与自然感染阳性反应的区别：①反应强弱，接种卡介苗后反应较弱，硬结多为（+），质地较软，浅红色，边缘不清；而自然感染反应较强，硬结为（++）或（++）以上，质地较硬，颜色深红色，边缘清楚。②阳性反应持续时间，接种卡介苗后阳性反应持续时间较短，2～3天消失，硬结消退后无色素沉着；而自然感染试验阳性反应持续时间较长，可达7～10天，硬结消退后遗留有色素沉着，甚至脱屑。阴性反应：①未

视频
18-1

PPD试验

有过结核感染。②初次感染4～8周。③技术误差或试剂失效。④机体免疫反应受抑制出现的假阴性反应，如危重结核病；急性传染病如麻疹、水痘、风疹、百日咳等；长期使用激素、免疫缺陷病、重度营养不良等细胞免疫力低下者。

（2）实验室检查

1）结核杆菌检查：从痰液、胃液、脑脊液、浆膜腔液中找到结核杆菌是重要的确诊手段。厚涂片法或光染色法阳性率较高。

2）免疫学检测：用于检测结核病患者血清、脑脊液、浆膜腔液中的抗结核抗体（PPD-IgM、PPD-IgG），也可作为结核病辅助诊断指标之一。该方法有酶联免疫吸附试验（ELISA）及酶联免疫电泳（ELIEP）技术。近年来，采用结核杆菌细胞壁阿拉伯脂多糖作为抗原测血液或体腔液中的抗结核抗体，对重症结核或活动性结核有比较好的敏感性和特异性。

3）红细胞沉降率：结核病活动期的红细胞沉降率增快。如抗结核治疗后，红细胞沉降率下降，则说明原来有活动性病变。

（3）X线检查：胸部X线正、侧位摄片可确定结核病的范围、性质和病灶的活动情况，并可观察治疗效果。有条件时可行断层CT检查，有助于发现胸内淋巴结，从而有助于鉴别诊断。

（4）纤维支气管镜检查：有助于支气管内膜结核及支气管淋巴结结核的诊断。

【治疗】

抗结核药物的治疗原则是早期、联合、适量、规律、全程及分段。

1.常用药物　目前常用抗结核药物可分为两大类。

（1）杀菌药物：①全效杀菌药，异烟肼（isoniazid，INH）及利福平（rifampin，RFP）在细胞内外均可达到杀菌效果，在酸性和碱性环境中均能发挥作用，对处于生长繁殖期的细菌及干酪病灶内代谢缓慢的细菌均有杀灭作用；②半效杀菌药，如链霉素（streptomycin，SM）及吡嗪酰胺（pyrazinamide，PZA），前者杀灭在碱性环境中生长、分裂、繁殖活跃的细胞外结核杆菌，后者能杀灭在酸性环境中细胞内结核杆菌及干酪病灶内代谢缓慢的结核杆菌。

（2）抑菌药物：儿科常用药物为乙胺丁醇（ethambutol，EMB）。

2.常用抗结核药物的使用　详见表18-1。

表18-1　常用抗结核药物的使用

药物	作用机制	剂量[mg/（kg·d）]	副作用
INH	抑制细菌DNA合成	10～20	神经兴奋、多发性神经炎
RFP	抑制细菌RNA合成	10～15	肝损害
PZA	抑制细菌摄氧，干扰其代谢	20～30	肝损害、关节炎
SM	抑制细菌蛋白合成	20	听神经损害，婴儿慎用
EMB	与Mg^{2+}螯合，干扰RNA合成	15～20	球后视神经炎

3.化疗方案

（1）标准化疗（长程疗法）：3～4个月强化治疗阶段，即开始治疗时选3～4种杀菌药物，以迅速杀灭敏感菌及生长繁殖活跃的细菌与代谢低下的细菌，防止或减少耐药菌株的产生；然后进行12～18个月的巩固治疗阶段，即联用2种药物以杀灭持续存在的细菌，从而巩固疗效、防止复发。总疗程为12～18个月。

（2）短程化疗：为结核病现代疗法的重大进展。其包括2～3个月的强化治疗阶段和4～6个月的巩固治疗阶段。6个月的短程化疗方案有：①2HRZ/4HR（2个月INH、RFP、PZA，4个月INH、RFP）；②2SHRZ/4HR（2个月SM、INH、RFP、PZA，4个月INH、

RFP）；③2EHRZ/4HR（2个月EMB、INH、RFP、PZA，4个月INH、RFP）；④2HRZ/4H₃R₃（2个月INH、RFP，PZA，4个月INH、RFP/每周用药3天，停药4天）。如无PZA，则疗程延长至9个月。

【儿童结核与哮喘】

因结核感染引起肿大淋巴结压迫支气管或迷走神经引起喘息，易误诊为支气管哮喘或哮喘性支气管炎。哮喘患儿长期使用激素导致免疫力低下而继发结核感染，使哮喘难以控制。上述两点应引起注意。

（周浩泉　潘家华）

第5节　肺炎支原体肺炎

肺炎支原体肺炎（mycoplasma pneumonia，MP）系感染引起的肺部炎症。支原体是介于病毒与细菌之间的一种没有细胞壁的细胞外生存的最小病原体，大小一般在0.3～0.5μm，呈高度多形性。肺炎支原体是呼吸道感染、肺炎的主要原因。解脲支原体、人型支原体则引起泌尿生殖道感染。

【诊断】

秋冬季是儿童肺炎的高发季节，发热、咳嗽和呼吸急促是儿童肺炎的主要临床表现。如果患儿出现长时间发热，并伴有持续性干咳或呼吸急促；肺部体征不多，仅有小水疱音或喘鸣音；胸部X线检查见肺门或一叶有浓密阴影，或肺叶中有网状结节样及小片状肺浸润性阴影；青霉素、头孢霉素治疗无效，则可考虑为支原体肺炎。如红细胞冷凝集素试验阳性；血清肺炎支原体抗性阳性；痰、咽拭子培养有肺炎支原体生长可明确诊断。要注意到支原体肺炎临床常表现出两个不一致，咳嗽重而肺部体征轻微；体征轻微但胸部X线片上的阴影显著。

1.临床表现　支原体肺炎好发于秋冬季节，一般呈散发，也可发生小流行。其不仅见于年长儿，婴幼儿感染率也高达25%～69%。婴幼儿起病急、病程长、病情重，以呼吸困难、喘憋和双肺喘鸣音突出，可闻及湿啰音。部分患儿可多系统受累，临床有多种多样的肺外表现，也可直接以肺外表现起病，伴有呼吸道症状。

（1）发热、畏寒：畏寒是发热的一种表现之一，患儿常感身体发冷。儿童支原体肺炎的症状首先表现为发热，支原体肺炎发热时体温一般在37～41℃，绝大多数儿童支原体肺炎发热均在39℃左右，热程3天至2周，并且儿童支原体肺炎发热常为持续性或弛张性。当然，因个人体质不同，有些儿童支原体肺炎仅有低热，甚至不发热。

（2）咳嗽：多数儿童支原体肺炎咳嗽都较重，初期常表现为干咳，有时阵咳，咳嗽可延长至6周左右，有时酷似小儿百日咳。咳痰是儿童支原体肺炎最常见的症状之一，儿童常咳白色清痰，偶尔略带血丝。当儿童咳嗽、咳痰时也经常会伴随出现呕吐的症状。

（3）咽喉疼痛：儿童支原体肺炎常引发儿童咽喉痛，儿童会自我感觉疼痛，继而表现出厌食、厌水的情况。

（4）头痛及胸骨下疼痛：儿童支原体肺炎患儿常感头痛，有时也会感觉胸骨下疼痛。患儿常用"胸脯痛"来表达。胸骨下疼痛也是儿童支原体肺炎的最常见症状之一。

（5）肺炎支原体感染的肺外表现：少数病例可伴发中枢神经症状，如脑膜炎、脑干脑炎、脑膜脑炎、多发性神经根炎，甚至精神失常，出血性耳鼓膜炎、胃肠炎、关节炎、血小板减少性紫癜、溶血性贫血、心包炎、心肌炎、血尿、肝炎也有发现。可有血管内溶血，溶血往往见于退热时，或发生于受凉时。肺炎支原体感染除常见的肺内表现外，可并有肺外表现，尤其以肺外症状为首发表现时，常不易想到肺炎支原体感染，以致临床误诊。

（6）重症表现：明确肺炎支原体肺炎，满足前3条中任意2条和（或）满足后2条中任意1条可以诊断。①大环内酯类抗生素合理治疗7天以上无效，或者持续发热10天以上；②明显气促或心动过速，其中超过5岁的患儿，呼吸频率≥30次/分，心率≥120次/分，可能有动脉血压下降（收缩压≤75mmHg）、鼻翼扇动及发绀等；③胸部影像学表现为多肺叶病变或大范围肺浸润；④出现严重胸腔积液、肺不张等肺内并发症；⑤伴有其他系统严重功能障碍。

重症肺炎支原体肺炎早期识别：如持续性高热；C反应蛋白10倍以上增高；单一大环内酯类抗生素治疗反应差；胸部影像学显示进行性加重等改变或大叶性实变伴不同程度胸腔积液；未能及时诊断和使用大环内酯类抗生素及抑制炎症反应的药物治疗。

急性呼吸衰竭：气道阻塞是其特点，可有呛奶、胃食管反流、气道高反应性，因气道梗阻致分泌物潴留，可表现为呼吸窘迫（气急、呼吸困难、发绀）、呼吸暂停、抽搐、呼吸肌疲劳等，严重可出现心搏、呼吸骤停。

坏死性肺炎（necrotizing pneumonia，NP）：继发于肺炎的肺实质缺损，同时伴多个含气或液体的薄壁空洞（直径小于2cm），早期很难与大叶性肺炎相鉴别；增强CT无明显强化。其机制是肺炎支原体随血流到达肺血管后黏附在血管内皮上，血管内皮损伤，释放多种促凝和抗纤溶的物质；血管内凝集促使微血栓形成甚至肺栓塞形成，致肺实质缺血、坏死。临床出现持续高热、呼吸音减低、抗生素疗效不佳，肺实变基础上出现薄壁空洞或多发含气囊腔，纤支镜示黏液栓阻塞管腔，炎性指标白细胞计数、C反应蛋白及乳酸脱氢酶异常持续时间长，D-二聚体3倍以上升高应警惕NP。NP病程长、病变范围广、吸收慢、大部分肺实变部分吸收后残留肺不张、肺内囊变、空腔、条索、支气管扩张、胸膜病变，可留有肺萎缩、囊性变等后遗症影响肺功能及生长发育。

塑型性支气管炎（plastic bronchitis，PB）：系气管和支气管树中形成大的橡胶状支气管管型样分泌物，可以部分或完全阻塞气道，与肺静脉回流异常、肺循环压力增高相关。婴幼儿更为常见，合并先天性心脏病时病死率较高。临床表现为发热、咳嗽、痰液黏稠坚韧、胸痛等症状；通常起病急骤，出现急性、爆发性呼吸困难，患者以呼吸道梗阻及缺氧症状为主，可有呼吸困难、低氧血症、急性呼吸衰竭，病情迅速进展，引起肺出血，合并严重感染可危及生命；如存在基础性疾病，且未完全纠正，症状容易反复出现；如系淋巴循环异常引起者，淋巴液渗出，患者痰液可呈乳白色，质地致密；伴有气道高反应者可有反复喘息及哮喘样症状，部分患者有类百日咳样咳嗽；听诊局部呼吸音减弱，"拍击音"类似风吹旗子呼啦啦的声音；影像学检查呈多样性，无特异性，如肺实变、局部肺不张、肺萎陷、代偿性过度充气、肺水肿、胸腔积液，可伴肺气肿、纵隔积气、气胸，淋巴引流异常者可见胸导管闭塞。以下应警惕塑型性支气管炎：①胸部影像学检查发现患者一侧为白肺，纵隔移位，或叶、段肺不张，经常规治疗症状无改善时；②反复性肺炎、肺不张及疑似支气管异物患者；③病情进展迅速，出现无法解释的喘息、呼吸困难、顽固性低氧血症，经气管插管常规通气仍不能改善肺通气；④支气管镜检查确诊。

呼吸窘迫综合征（ARDS）：常为全身炎症反应，有细胞因子和炎症介质参与，使肺部病变迅速加重；损伤影响肺泡表面物质的形成，肺泡萎陷，通气血流比例失调，形成难治性低氧血症。以肺毛细血管弥漫性损伤、通透性增强为基础；以肺水肿、透明膜形成和肺不张为主要病理变化；以难治性低氧血症为临床特征，表现为进行性呼吸窘迫和难治性低氧血症；合并症有脑水肿、弥散性血管内凝血、中毒性心肌炎、脓胸和胸腔积液、肺大疱等；病死率高。

ARDS的柏林诊断标准（涉及病程、胸部影像学、肺水肿来源及氧合等方面）：①起病时间，从已知临床损害，以及新发或加重呼吸系统症状至符合诊断标准时间，≤7天；②胸部影像学检查，双侧浸润影，不能用积液、大叶/肺不张或结节来完全解释；③肺水肿原因，呼吸衰竭不能用心力衰竭或液体过度负荷来完全解释，如无相关危险因素，需行客观检查（如超声心动图）以排除静水压增高型肺水肿；④氧合情况，轻度：PEEP或CPAP≥5cmH$_2$O时，200mmHg＜PaO$_2$/FiO$_2$≤300mmHg；中度：PEEP≥5cmH$_2$O时，100mmHg＜PaO$_2$/FiO$_2$≤200mmHg；重度：PEEP≥5cmH$_2$O时，PaO$_2$/FiO$_2$≤100mmHg。

2. 胸部X线检查　胸部X线表现分为4种：①以肺门阴影增浓为主，炎症部位可见模糊云雾状或均匀一致的阴影，近肺门部较致密，向外逐渐变浅，边缘不清楚，通常不侵犯整叶；②小叶性肺炎表现；③间质性肺炎表现；④均一的肺实变。绝大多数为一叶受累，以下叶多见，左下最多，右下次之，侧位20%左右有少量胸腔积液，10%左右见肺不张，偶见胸膜炎。肺部病变通常在2～3周吸收，完全吸收需4～6周。小儿约30%伴有肺门淋巴结肿大。

3. 实验室检查

（1）外周血检查：白细胞总数常在正常范围内，但偶尔亦可升高。25%的患者白细胞计数为$10.0×10^9$/L，少数可达（25.0～56.0）$×10^9$/L。中性粒细胞或嗜酸性粒细胞稍增多，血小板计数减少。直接库姆斯（Coombs）试验可阳性。红细胞沉降率在发病初期阶段可增快。

（2）培养法：因肺炎支原体营养要求高，生长缓慢，需观察10～30天或更长时间，对临床诊断帮助不大。

（3）血清学方法：①间接血凝试验，主要检测IgM抗体。此后7天出现阳性。10～30天达高峰，12～26周逐渐降低。②酶联免疫吸附试验，用于检测IgM和IgG抗体。方法敏感、特异性高、快速、经济，是诊断肺炎支原体感染实用可靠的手段。③冷凝集试验，是一种诊断肺炎支原体感染的非特异性试验，有33%～76%感染者为阳性（效价≥1：32）。效价越高，该病的可能性越大，常在发病的第1周末或第2周初出现阳性反应，持续2～4个月。此试验在婴幼儿腺病毒、副流感病毒等引起的肺炎和呼吸道感染中也可出现假阳性反应。

（4）聚合酶链反应（PCR）：于1992年用以检查肺炎支原体感染的临床标本。从综合结果看，PCR法检测的阳性率明显高于培养法（灵敏度比普通培养法高10～100倍），也明显高于血清学和探针杂交法。其特异性也较强，与其他支原体无交叉反应，且不受口腔中其他菌污染的干扰。所需时间较短，因而采用PCR法可争取早日确诊，以指导临床合理用药。在中枢神经系统出现症状时，快速可靠的诊断更为必要。由于此法相当敏感，因此实验操作时应特别小心，避免污染。

【治疗】

小儿支原体肺炎的治疗与一般肺炎的治疗原则基本相同，需采取综合治疗措施，包括一般治疗，抗生素的应用，肾上腺皮质激素，以及肺外并发症的治疗等。

1. 一般治疗

（1）呼吸道隔离：由于支原体感染可造成小流行，且患儿病后排支原体的时间较长，可达 1～2 个月之久，婴儿时期仅表现为上呼吸道感染症状，在重复感染后才发生肺炎，同时在感染肺炎支原体期间容易再感染其他病毒，导致病情加重、迁延不愈，因此对于患儿或有密切接触史的小儿，应尽可能做到呼吸道隔离，以防止再感染和交叉感染。

（2）对症治疗：由于咳嗽是支原体肺炎最突出的临床表现，频繁而剧烈的咳嗽影响患儿的睡眠和休息，因此可适当给予镇静药，如水合氯醛或苯巴比妥。对喘憋严重者，可选用支气管扩张药，如氨茶碱口服 4～6mg/（kg·d），每 6 小时 1 次；亦可用沙丁胺醇（舒喘灵）吸入等。

2. 抗生素的应用　根据支原体无细胞壁的微生物学特征，凡阻碍细胞壁合成的抗生素如青霉素、头孢菌素等，对支原体无效，因此治疗支原体感染，应选用能抑制蛋白质合成的抗生素，包括大环内酯类、氯霉素类等药物。此外，尚有林可霉素、克林霉素（氯林可霉素）、万古霉素及磺胺类如磺胺甲噁唑等，支原体感染治疗首选大环内酯类抗生素。常选用大环内酯类抗生素如红霉素、螺旋霉素、麦迪霉素、吉他霉素（白霉素）等，红霉素使用广泛，疗效肯定，对消除支原体肺炎的症状和体征效果明显，但消除支原体效果不理想，不能消除肺炎支原体的寄居，常用剂量为 30～50mg/（kg·d），轻者分 3 次口服治疗即可，重症可考虑静脉给药，常用剂量为 20～30mg/（kg·d），疗程一般主张不少于 2～3 周，停药过早易复发，常用口服剂有依托红霉素（无味红霉素）及红霉素肠溶片，可改善临床症状，减少肺部阴影，并可缩短病程。鉴于红霉素对胃肠道刺激大，并可引起血胆红素及转氨酶增高，以及有耐药株产生的报道，现常选用大环内酯类的新产品，如阿奇霉素、罗红霉素及克拉霉素（甲红霉素）等。阿奇霉素的使用剂量为 10mg/（kg·d），用 3 天停 4 天为 1 个疗程，连用 2～3 个疗程，必要时疗程可延长。或首剂 10mg/（kg·d），以后 5mg/（kg·d），一次口服，5 天为 1 个疗程。阿奇霉素半衰期长，停药后药效尚可持续 1 周。口服易耐受，穿透组织能力强，能渗入到细胞内，半衰期长，组织浓度高于血浓度。近年来，在日本采用吉他霉素（白霉素）治疗本病效果良好，该药无明显毒副作用，比较安全，口服量为 20～40mg/（kg·d），分 4 次服用，静脉滴注量为 10～20mg/（kg·d），此外醋酸麦迪霉素（美欧卡霉素）、利福平和乙酰螺旋霉素亦有疗效。

3. 肾上腺皮质激素　重症患儿可加用肾上腺皮质激素。使用原则：早期、足量、全身、短疗程。

以下患者考虑应用：大环内酯类抗生素治疗超过 1 周仍有高热；急性期病情发展迅速严重的肺炎支原体肺炎；肺叶 2/3 以上显示均匀一致高密度实变阴影，CT 值＞40Hu；血乳酸脱氢酶（LDH）≥410U/L（可评估疗效）；肺部病变迁延而出现肺不张、塑型性支气管炎、肺坏死、呼吸窘迫综合征，以及有肺外并发症者。

用法与用量：氢化可的松或琥珀酸氢化可的松每次 5～10mg/kg 静脉滴注；或地塞米松 0.1～0.25mg/（kg·d）静脉滴注；或泼尼松（强的松）1～2mg/（kg·d），分次口服，一般疗程为 3～5 天。有以下情况可用大剂量甲泼尼龙 30mg/（kg·d）3 天，加小剂量肝素抗凝治疗：持续高热＞7 天；初诊时 C 反应蛋白≥110mg/L；外周血中性粒细胞＞0.78，淋巴细胞≤0.12；血 LDH≥478U/L，血清铁蛋白≥328μg/L；肺 CT 整叶以上均一致密实变影。伴喘息时雾化布地奈德（普米克令舒），配以沙丁胺醇。应用激素时注意排除结核杆菌感染。

重症肺炎的处理原则：①紧急纠正缺

氧，通畅气道（无创吸痰、纤支镜）、有效给氧（根据病情选择）；②有效控制并发症；③积极治疗病因：有效抗感染；④适时合理使用糖皮质激素；⑤适时使用静脉注射免疫球蛋白；⑥抗凝治疗，NP可用低分子肝素，加华法林口服。

4. 肺外并发症的治疗　目前认为并发症的发生与免疫机制有关，因此除积极治疗肺炎、控制支原体感染外，可根据病情使用激素，针对不同的并发症采用不同的对症处理办法。

【肺炎支原体感染与哮喘】

婴幼儿肺炎支原体感染病情重，以呼吸困难、喘憋和双肺喘鸣音突出，部分患儿病程迁延、反复喘息，肺功能提示阻塞性通气功能障碍。原有哮喘患儿肺炎支原体感染后病情加重，易发生塑型性支气管炎，病情危重，应高度关注。

（周浩泉　潘家华）

儿童呼吸道感染发病率高，占儿童就诊半数以上，大多是先有上呼吸道感染，再发展为下呼吸道感染；先有病毒感染，再发展为细菌感染。一些特殊类型的感染在儿科也常见，如肺炎支原体肺炎、结核、真菌感染等。有些感染可以诱发形成日后哮喘，或使原有哮喘急性加重。由于小儿从小到大免疫功能日渐成熟，发生呼吸道感染在所难免，特别是急性上呼吸道病毒感染最为多见，儿科医师如何能做到精准判断和目标治疗非常重要，医师的判断错误不仅使患者病情延误，还会使患者承担药物副作用的影响，从而浪费卫生资源。如何掌握儿童常见病毒性呼吸道感染特征并给予精准判断、目标干预是本章的重点。

第1节 流感病毒感染

流感病毒是流行性感冒（简称流感）的病原体，属正黏病毒科，由核心和包膜两部分组成。根据流感病毒核蛋白和基质蛋白1抗原性的不同，将人流感病毒分为甲（A）、乙（B）、丙（C）三型。甲型流感病毒再根据血凝素（HA）和神经氨酸酶（NA）的抗原性不同分为若干亚型，目前HA包括$H_1 \sim H_{16}$，NA包括$N_1 \sim N_9$，共198种亚型。乙型、丙型流感病毒至今尚未分亚型。甲型流感病毒的HA和NA均易发生变异，易引起流感大流行；而乙型流感病毒的抗原变异

性较小，通常只引起流感的局部暴发；丙型流感病毒的抗原稳定，且致病力弱，主要侵犯婴幼儿和免疫力低下的人群。流感病毒主要感染呼吸道黏膜上皮细胞，病毒的HA与宿主细胞表面的特异性受体结合启动感染，病毒包膜和细胞膜融合，病毒内核基因进入细胞质，在多种酶的帮助下，病毒进行复制和繁殖，加工成熟的病毒体脱离靶细胞表面后又以同样的方式侵入附近上皮细胞，引起纤毛上皮细胞死亡脱落。病毒通过吸附、穿膜、脱壳、转录、复制、组装、成熟与释放，完成一个复制周期，产生子代病毒颗粒，继续扩散并感染其他的呼吸道上皮细胞，引起临床症状。

儿童流感病毒感染发病率高、传染性强、病情重、危害大，严重威胁儿童健康。

【感染特点】

甲型流感病毒曾多次引起全球大流行，可以感染人及家禽、猪、马等动物；乙型流感病毒引起局部及群体内流行，可感染人和猪；丙型流感只感染人，多引起婴幼儿及成人散发病例。流感病毒呈季节性广泛流行，北方以冬季为主，南方四季均可发生，以夏季及冬季为主。传染源为患者、隐性感染者及感染的动物。病毒经飞沫、气溶胶传播。

1. 发病率高 流感往往突然发生，迅速传播，导致较高的发病率。据估计每年有10%～15%的儿童因流感感染而需就诊。《儿童流感诊断与治疗专家共识（2015年

版)》指出，在流感流行季节可有超过40%的学龄前儿童及30%的学龄儿童罹患流感。WHO报道每年有5%～10%的成年人、20%～30%的儿童罹患流感。

2. 传染性强 流感病毒通过黏附、复制、出芽、释放、扩散，使感染的循环过程得以持续。病毒复制速度快，一个复制周期8～10小时，病毒亚型多，且容易变异，常造成暴发流行。另外，流感病毒排毒快、毒量大，健康成人感染流感病毒后3～5小时即可排除病毒，在发病后的24小时内达高峰。流感患者呼出的每一个气溶微粒中，含有10万～100万个流感病毒；在机关团体内一次的发病率可高达全体人员的80%～90%。

3. 病情重 流感潜伏期短，通常为1～3天，主要表现为发热（通常为高热）、头痛、乏力、全身肌肉酸痛等中毒症状，也可出现鼻塞、流涕、咽喉痛、咳嗽、呕吐、关节疼痛等。病情易恶化，重症流感病情发展迅速，持续高热、呼吸困难，伴顽固性低氧血症，可快速进展为急性呼吸窘迫综合征、脓毒症、感染性休克、心力衰竭、心脏停搏、肾衰竭，甚至多器官功能障碍、弥散性血管内凝血。

4. 危害大 在世界范围内，每年有300万～500万严重病例，25万～50万死亡。儿童不仅是流感的高发人群，也是重症病例的高危人群，流感流行时，35%的患儿会出现严重并发症，超过40%的严重并发症患儿中在发病前没有任何潜在疾病。而且流感发生时可出现致死性的并发症：①呼吸系统并发症，主要为继发性细菌感染，主要途径是通过病毒"搭台"，细菌"唱戏"，即流感病毒的神经氨酸酶通过激活细胞因子TGF-β导致宿主细胞表面的黏附因子（如纤连蛋白和整合素）表达增高，导致黏附于肺中的细菌增加，继发细菌性肺炎。常见致病菌有金黄色葡萄球菌、肺炎链球菌及流感嗜血杆菌，是流感死亡的首要原因。②肺外并发症有中毒性心肌炎、中毒性休克、肝功能损害、肾功能损害、肌炎和横纹肌溶解症等。③重症病例可出现神经系统受累，表现为脑炎、脑膜炎、Reye综合征等。④其他还可出现免疫功能紊乱、低血钾等电解质紊乱。

【临床分型】

1. 普通病例 流感患儿发病前有接触史和群体发病史，感染潜伏期一般为1～4天，起病急骤，高热，体温可达39～40℃，持续3～4天，伴有畏寒寒战、头痛、全身酸痛及乏力等全身症状。常有咽痛、咳嗽、鼻塞、流涕等呼吸道症状。部分年幼儿以腹痛、腹泻、呕吐起病。

2. 重症病例 当流感病例出现下列一项或一项以上情况者为重症流感病例：①神志改变，如反应迟钝、嗜睡、躁动、惊厥等。②持续高热>3天，伴呼吸困难和（或）呼吸频率增快，5岁以上儿童>30次/分；1～5岁>40次/分；2～12月龄>50次/分；新生儿至2月龄>60次/分，伴有咳脓痰、血痰则考虑肺炎。③严重呕吐、腹泻，出现脱水、少尿：儿童尿量<0.8ml/（kg·h），或每日尿量婴幼儿<200ml/m²，学龄前儿童<300ml/m²，学龄儿童<400ml/m²，14岁以上儿童<17ml/h；或出现急性肾衰竭。④动脉血压<90/60mmHg，脉压<20mmHg。中毒性休克。⑤氧合：动脉血氧分压（PaO_2）<60mmHg或氧合指数（PaO_2/FiO_2）<300。⑥胸部X线检查显示双侧或多肺叶浸润影，或48小时内肺部浸润影扩大≥50%。⑦肌酸激酶（CK）、肌酸激酶同工酶（CK-MB）的水平迅速升高。⑧原有基础疾病明显加重，出现脏器功能不全或衰竭。

3. 危重症病例 出现以下情况之一者为危重症病例：①呼吸衰竭；②脓毒性休克；③多脏器功能不全；④急性坏死性脑病

（ANE）；⑤肌炎和横纹肌溶解症；⑥出现其他需要监护治疗的临床情况。

4.儿童流感的高危人群 危重和死亡病例多发生于有慢性基础疾病人群，特别是＜5岁的儿童，尤其是＜1岁的婴儿。出现并发症的高危因素包括年龄≤2岁、长期接受阿司匹林治疗、病态肥胖（即体重指数≥40kg/m²）及患有慢性呼吸、循环、泌尿、消化、血液、内分泌、神经系统疾病和免疫缺陷的患儿。临床上常见病情易加重的高危人群，具体如下。

（1）肥胖症儿童：肥胖症儿童肺通气与换气功能不全，病情易加重。

（2）先天性心脏病患儿：合并左向右分流性心脏病，如室间隔缺损、房间隔缺损、动脉导管未闭的患儿，肺循环血量增多，感染病情重，唐氏综合征患儿免疫功能低下，且多合并先天性心脏病，病情易加重。

（3）婴幼儿：因从母体获得抗体逐渐消失，自身免疫功能尚未完善，感染反复，高热难退。

（4）肾病患儿：常需要激素或免疫抑制剂治疗，造成免疫力低下，感染不易控制。

（5）哮喘患儿：存在气道高反应及潜在肺功能不足，导致病情加重。

【辅助检查】

血常规在急性期可见白细胞总数和中性粒细胞计数减少，淋巴细胞计数增高。C反应蛋白含量可正常或轻度升高，合并流感肺炎时白细胞计数明显减少，合并细菌感染时，白细胞总数及中性粒细胞计数增多。部分病例会出现低钾血症、肝酶及心肌酶增高。呼吸道标本的病毒核酸检测特异性及敏感性最高，且可以区分病毒类型及亚型，测定急性期和恢复期血清中流感病毒IgG抗体有4倍升高具有回顾性诊断意义。

【诊断和鉴别诊断】

1.诊断 流行性感冒的早期识别很重要。患儿有接触史和群体发病史，起病急骤，持续高热，伴有畏寒寒战、头痛、全身酸痛及乏力等全身症状，常有咽痛、咳嗽、鼻塞、流涕等呼吸道症状可初步考虑流感，可尽早给予特效抗病毒药物。呼吸道标本的病毒核酸检测有助于确诊。

2.鉴别诊断

（1）普通感冒：多由鼻病毒、冠状病毒感染引起，无明显季节性，无群体性集中发病，一般不发热或呈轻中度发热，无寒战，持续时间短，多无头痛、肌肉酸痛及乏力等全身症状，并发症少见。

（2）鼻炎-鼻窦炎：患者全身症状不明显，病史较长，有鼻塞、流涕、打喷嚏、抠揉鼻子等卡他症状，详见第15章。

（3）急性传染病的早期：发热、呼吸道症状也可以是其他急性传染病的早期表现。

1）麻疹潜伏期可有低热或全身不适，前驱期流涕、结膜充血、畏光、流泪等鼻卡他症状是其特点，麻疹黏膜斑是早期特异性体征。

2）流行性脑脊髓膜炎是由脑膜炎双球菌引起的急性化脓性脑膜炎，普通型在前驱期表现为上呼吸道症状，如低热、鼻塞、咽痛等，一般持续1～2天，但流脑病程进展快，多数起病后迅速进入败血症期，出现高热、全身痛、头痛及精神萎靡等全身中毒症状，大部分患儿皮肤黏膜可出现瘀点，常见于四肢、软腭、臀部等，初为鲜红色，迅速增多扩大。

3）猩红热是A组β型溶血性链球菌感染引起的传染病，潜伏期表现为寒战、发热，体温在38～39℃，伴有全身不适，咽痛，颈部及颌下淋巴结肿大，有触痛，咽部及扁桃体充血，可有脓性分泌物，发病24小时左右迅速出现皮疹，24小时内遍及全身，为弥漫性红色针尖大小丘疹，亦有草莓舌、口周苍白圈及帕氏线等表现。

【治疗】

1. 治疗原则 对于流感的诊疗最重要的是早诊断、早治疗，以期降低病死率，降低并发症，降低住院率，减轻经济负担，节约医疗资源。以下几点应予以注意：①提高认识，临床医师需关注流行季节、流感样症状；②尽早治疗，发病当天用药，早期给予奥司他韦或抗感颗粒口服，可以缩短病程，减轻病情严重程度；③病情评估，关注高危人群；④重症患者及免疫力低下者，需延长疗程。

2. 一般治疗 对于临床诊断病例和确诊病例应尽早隔离治疗，一般隔离1周或至主要症状消失。对于重症病例或危重症病例应收入院治疗。一般治疗包括保持空气清新流通，卧床休息，多饮水，高热患儿进行物理降温或给予解热药物，但忌用阿司匹林或含阿司匹林药物及其他水杨酸制剂，以防发生瑞氏综合征；腹泻、呕吐明显儿童进食易消化的流质或半流质食物，补充维生素；保持鼻腔及口腔清洁。

3. 抗病毒治疗 目前仍缺乏快速、简便、准确、成本低、适合普及的流感病毒检测方法。因此，考虑流感诊断时可以采用先用药、后确诊的宽松用药策略。当流行季节出现流感样症状：发热（腋下体温≥38℃），伴咳嗽或咽痛，缺乏实验室确定判断为某种疾病的依据时需考虑流感的诊断，一般在发病48小时内或更早进行抗病毒治疗，可减少流感并发症的发生，降低住院时间和病死率。对于患有基础疾病、重症流感高危人群及危重患者，无须等待实验室结果，出现症状即可给药。重症或病情恶化患者，即使发病时间超过48小时，也要给予治疗。

抗流感病毒药物目前选择神经氨酸酶抑制剂，包括奥司他韦、扎那米韦、帕拉米韦。

奥司他韦在临床上使用广泛，常规用于1岁以上儿童及成人治疗。在超说明书使用中，对0～8个月婴儿，每次3.0mg/kg；9～11个月婴儿，每次3.5mg/kg，每天口服2次，疗程为5天；预防时每天口服1次，疗程为10天，但对0～3个月婴儿不推荐预防口服，除非经过临床评价需使用。早产儿使用剂量低于足月儿，胎龄＞40周婴儿，每次3mg/kg，胎龄38～40周婴儿，每次1.5mg/kg；胎龄＜38周婴儿，每次1.0mg/kg，均为每天2次。但在早产儿的应用安全和疗效上尚无前瞻性研究评价。对于危重或重症病例，剂量可酌情增加。对于病情迁延病例，可适当延长用药时间。奥司他韦最常见不良反应是恶心和呕吐，呈一过性，多在首次服药后出现，其他不良反应有腹痛、头晕、乏力、咳嗽等。

扎那米韦气雾剂用于成人和≥7岁儿童的治疗，每次吸入10mg，每天2次，间隔12小时，疗程为5天，预防每天1次，疗程为10天。不建议用于重症或有并发症的患者。不良反应少，可有头痛、恶心、咽部不适等。因偶可引起支气管痉挛和过敏反应，有哮喘病史者可诱发哮喘，所以对于有哮喘基础疾病的患儿要慎用。

帕拉米韦氯化钠注射液，成人用量为300～600mg，小于30天新生儿用量为6mg/kg，31～90天婴儿用量为8mg/kg，91天至17岁儿童用量为10mg/kg，静脉滴注，每天1次，疗程为1～5天，重症病例疗程可适当延长。不良反应为中性粒细胞降低、腹泻和呕吐。

4. 重症病例治疗 原则是积极治疗原发疾病，防止并发症并进行有效的器官支持措施。常规序贯氧疗依旧是治疗核心，可采取常规氧疗、鼻导管高流量吸氧、无创通气和有创通气，特殊患者也可采取俯卧位通气、高频通气等非常规氧疗方式，对于上述治疗无效的难治性低氧血症患儿，可考虑使用体外膜肺（ECMO）。抗病毒、营养支持、循环支持、纠正内环境紊乱等治疗同步进行。目前糖皮质激素在重症流感患儿中的使用弊大于利，会造成严重不良反应，如继发感染和增加病毒复制。恢复期血浆、免疫血浆和重组人源性单抗可提供病毒中和抗体，可酌情使用。

【儿童哮喘与流感】

相关流感与哮喘的研究表明，哮喘是流感患者住院的独立危险因素，同时，哮喘患者是感染流感病毒的高危人群，流感病毒可以延长哮喘患者的气道高反应时间并诱发严重的哮喘急性发作。值得注意的是，哮喘患儿罹患流感出现呼吸窘迫、喘息情况时，我们需要考虑哮喘急性发作，同时也要警惕塑型性支气管炎。该病临床起病急，表现为发热、气促、咳嗽、喘息、呼吸困难，肺部影像学可发现肺不张、肺气肿、炎症渗出等表现，经纤维支气管镜检查可证实气道黏液栓存在。流感病毒能诱发哮喘患者上皮细胞和免疫细胞失衡，固有免疫反应异常，在感染早期释放大量炎症细胞因子，如IL-33、TNF-α等，导致气道黏液分泌过多，加之哮喘患儿气道嗜酸性粒细胞的积累和活化，使得哮喘儿童并发流感后易发生塑型性支气管炎。流感合并塑型性支气管炎时，最有效及最重要的治疗是用纤维支气管镜治疗，并同时早期予以抗病毒治疗，治疗方式同前。

【预防】

目前的流感疫苗包括灭活流感疫苗（IIV）、重组流感疫苗（RIV）或流感减毒活疫苗（LAIV）。在美国儿科学会2021年儿童流感防控建议中，推荐从6月龄开始对所有无医学禁忌证的儿童进行常规流感疫苗接种。

流感减毒活疫苗禁用于：①2岁以下儿童。②2～4岁儿童有哮喘或反复喘息发作，因接种后喘息可能增加。③新人工耳蜗置入或活动性脑脊液瘘的患儿。④有原发

性或继发性免疫缺陷的患儿，接受免疫抑制或调节治疗的患儿。⑤解剖学或功能性无脾患儿，包括镰状细胞病。⑥免疫力严重低下并需要环境保护患儿的密切陪护者。⑦接受阿司匹林或水杨酸类药物治疗的患儿。⑧在过去4周内接种过其他活病毒疫苗的儿童（轮状病毒疫苗除外），如有必要，流感减毒活疫苗可以与其他活病毒疫苗在同一天给药。⑨儿童正在服用流感抗病毒药物，直到48小时（奥司他韦，扎那米韦）和长达2周（帕拉米韦和巴洛沙韦）停止流感抗病毒治疗后接种。如果在流感减毒活疫苗免疫后5～7天需要抗流感治疗，则应给予抗病毒药物，但需要重新免疫。⑩孕妇。

有学者纳入38万余2～18岁哮喘患儿，根据疫苗接种类型不同，分为流感灭活疫苗组和流感减毒活疫苗组，结果显示流感减毒活疫苗或流感灭活疫苗接种后哮喘发作的风险没有增加，与流感灭活疫苗相比，流感减毒活疫苗接种后的哮喘风险降低。研究表明，流感减毒活疫苗在2～49岁诊断哮喘或反复喘息发作的个体中耐受性好，安全性可。英国针对2～18岁中重度哮喘及哮喘控制不佳患儿进行流感减毒活疫苗接种，并进行为期4周的随访，发现流感减毒活疫苗的耐受性良好，包括严重和控制不佳的哮喘患儿。

（陈名武　潘家华）

第2节　疱疹病毒感染

疱疹病毒是具有包膜的DNA病毒，分为α、β、γ三个亚科，可以感染人和多种动物。与人感染相关的称为人疱疹病毒（HHV），目前有8种。α亚科包括单纯疱疹病毒1型和2型、水痘-带状疱疹病毒；β亚科有巨细胞病毒、人疱疹病毒6型和7型；

γ亚科包括EB病毒和人疱疹病毒8型。疱疹病毒感染细胞后,可表现为溶细胞性感染、潜伏感染或细胞永生化。潜伏感染时病毒持续存在于宿主体内,在免疫力低下时激活,如器官抑制、艾滋病、肿瘤患者等;巨细胞病毒和单纯疱疹病毒可经胎盘感染胎儿引起先天性感染;有些疱疹病毒和肿瘤相关,如EB病毒与鼻咽癌相关,人疱疹病毒8型与卡波西肉瘤相关。下面将针对儿童呼吸道感染相关的常见疾病进行阐述。

一、疱疹性口腔炎

疱疹性口腔炎是由单纯疱疹病毒Ⅰ型引起的口腔黏膜感染,本病多见于1~3岁儿童,无明显季节性,病程具有自限性。

【临床表现】

急性起病时有发热,热峰可达38~40℃,1~2天后在牙龈、颊黏膜、舌、咽部、口唇内外及口周皮肤可见米粒大小黄白色小疱疹,周围伴有红晕,1~2天后迅速破溃形成溃疡,表面附有黄色分泌物,多个溃疡可形成融合。由于疼痛明显,患儿可出现哭闹、食欲缺乏、拒食、流涎等表现,年长儿可诉口腔疼痛感,进食后明显。颌下及颈上部淋巴结可触及肿大,有触痛。体温一般在3~5天恢复正常,病程为1~2周,但淋巴结肿痛的时间会相对延长1周。

【实验室检查】

血常规白细胞计数正常或稍低,可见淋巴细胞增高,部分病例中白细胞计数可稍增高。在发病4天内取疱疹液、咽拭子可分离出疱疹病毒,血清HSV-IgM抗体阳性,恢复期血清特异性IgG抗体滴度升高≥4倍具有回顾性诊断价值。

【诊断和鉴别诊断】

根据发病年龄,急性起病伴有发热、拒食、流涎,查体可见舌、齿龈、口唇内外存在疱疹即可诊断。临床上需与以下疾病相鉴别:

1. 疱疹性咽峡炎　是由柯萨奇A组病毒感染引起,好发于夏秋季,患儿同样有发热、口腔疱疹表现,不同的是疱疹分布部位,其主要发生在咽腭弓、软腭、腭垂上,但不累及齿龈及颊黏膜,颌下淋巴结亦可肿大。

2. 手足口病　主要由柯萨奇病毒A16和肠道病毒71型感染引起,其发病初期疱疹与疱疹性咽峡炎相同,一般在次日才出现手、足、臀部疱疹和丘疹,需要在体格检查时尤其注意,对发病早期患儿需叮嘱家属注意有无手心、足心皮疹,部分重症手足口病患儿病情进展迅速,出现严重并发症,需注意早期识别。

3. 溃疡性口腔炎　多由球菌感染引起,常见有链球菌、金黄色葡萄球菌。口腔黏膜广泛充血,有界清、大小不等的糜烂,可融合成片,表面可附有纤维素渗出形成的假膜,擦去可见出血,多伴有发热、乏力等全身症状,外周血常规可见白细胞数及中性粒细胞增高,假膜涂片送检可见细菌。

【治疗】

1. 一般治疗　保持手卫生及口腔清洁,多饮水,饮食以流质、半流质的温凉饮食为主,避免进食辛辣刺激或温度过高食物,高热患者予以物理降温或退热剂治疗,拒食时间长的患儿需注意精神、尿量,防止脱水及内环境紊乱。

2. 抗病毒治疗　以局部治疗为主,局部可外涂阿昔洛韦溶液,或用重组人干扰素α2b气雾剂、利巴韦林气雾剂喷涂,剧烈疼痛者,可在进食前涂2%利多卡因镇痛,但不宜过量。一般病例不需要全身使用抗病毒药物,较重者可口服伐昔洛韦,每天10mg/kg,分2次,疗程为5~7天;口服阿昔洛韦,每次15mg/kg,每日5次,疗程为7天;静脉使用阿糖腺苷,每次10mg/kg,

每天1次，疗程为5～7天。

二、幼儿急疹

幼儿急疹是人疱疹病毒6型（HHV-6）或人疱疹病毒7型（HHV-7）感染引起的出疹性疾病，无症状成人感染者是传染源，病毒经呼吸道飞沫传播。本病多见于6～18个月儿童，3岁以后少见，一年四季均可发生，春秋季发病多。

【临床表现】

患儿起病急，突发高热，热峰在39～40℃，持续3～5天骤降，热退疹出。发热期间精神状态良好，食欲可，无呼吸道卡他症状，耳后枕部淋巴结可肿大，常有轻度腹泻。病毒进入中枢神经系统可引起前囟隆起、热性惊厥。皮疹呈红色斑疹、斑丘疹，主要分布在躯干部、颈部及上肢，疹间皮肤正常，皮疹24小时出齐，2～3天后消退，无色素沉着及脱屑。

【辅助检查】

起病第一天血常规白细胞数可增高，中性粒细胞占优势，之后白细胞数下降，淋巴细胞相对升高，可见异型淋巴细胞。外周血或脑脊液可分离检测出HHV-6或HHV-7病毒，病毒IgM抗体阳性，恢复期IgG抗体较急性期升高≥4倍。

【诊断和鉴别诊断】

根据患儿起病年龄小，急性高热，无呼吸道卡他症状，耳后枕部淋巴结肿大，一般状况好，食欲可，热退疹出的临床表现，结合上述血检情况可诊断。相关发热出疹性疾病鉴别如下：

1. *麻疹病毒感染* 有发热、呼吸道卡他症状、结膜炎、麻疹黏膜斑，3～4天全身出现皮疹，自头面部、颈部、躯干、四肢顺序出疹，疹退有色素沉着及细小脱屑，皮疹期体温更高。

2. *猩红热* 有全身症状、高热、咽峡炎、草莓舌、口周苍白圈等表现，1～2天出现皮疹，皮肤弥漫性充血，散布密集针尖大小的丘疹，皮疹期间仍有发热，皮疹消退后伴有脱皮现象。

3. *肠道病毒感染* 如埃可病毒、柯萨奇病毒感染，有发热、咽痛、流涕、结膜炎及腹泻现象，全身或颈部淋巴结肿大，散在斑丘疹，有时呈紫癜样或水疱样皮疹，发热期间或热退后出疹。

【治疗】

1. *一般治疗* 因发病前期高热，需酌情给予退热剂口服，补充水分及电解质，有高热惊厥的患儿需退热止惊。

2. *抗病毒治疗* 一般不需要抗病毒治疗，但是HHV-6和HHV-7可以在大脑中潜伏，在以后免疫力下降时可被激活，发生高热惊厥，部分患儿会发展为癫痫，需做好与患者家属的沟通工作。抗病毒药物可选择更昔洛韦，每次5mg/kg，每12小时1次；膦甲酸钠，20mg/kg，每天1次；干扰素α2b，局部喷雾，疗程均为2～4周。

（黄　昊　潘家华）

第3节　腺病毒感染

在20世纪50年代，发现一组可以导致急性呼吸道疾病、咽炎、结膜炎和肺炎的新型病毒，即后来为人们所熟知的腺病毒。腺病毒是一种二十面体对称的无包膜的线性双链DNA病毒。腺病毒在自然界分布广泛，迄今为止已经分离出100多个血清型。80%以上的腺病毒感染5岁以下儿童，可引起人呼吸道、胃肠道、泌尿道及眼部感染，临床引起呼吸道和胃肠道感染多见。

根据病毒的生物学特性、核苷酸测序及氨基酸序列的不同，进一步将腺病毒分为A、B、C、D、E、F 6个亚群，目前已发现至少90个基因型。病毒有不同且广泛的嗜组织性，临床表现常多样，包括咽-结合膜炎、肺炎、脑炎、膀胱炎、肠炎等，以呼吸道感染、胃肠道感染和结合膜炎最常见。最常导致儿童急性呼吸道感染的亚型是腺病毒B亚群（3、7型）、C亚群（1、2、5及6型）和E亚群（4型）。腺病毒3型、7型常可导致重症肺炎，并且易产生各种严重并发症。另外，血清型11型、14型、21型及55型也常可引起急性下呼吸道感染。

【临床表现】

1. 普通病例　腺病毒所致的呼吸道感染临床表现严重程度不同，包括隐性感染、急性呼吸道感染、重症肺炎，甚至急性呼吸窘迫综合征、死亡等。虽然隐性感染患儿无临床表现，但有一定的传染性。急性呼吸道感染是最常见的表现类型，其中以上呼吸道感染更常见。主要临床症状表现为急性发热起病，同时咳嗽咳痰，部分患者可出现腹痛、腹泻等消化道症状。多数患儿病程为自限性。

2. 重症表现　少数患儿发展为重症肺炎，临床有持续高热，多为稽留热或不规则热型，以及呼吸困难、胸闷等临床症状。肺部体征出现相对较迟，大多于起病后3～4天出现，并逐渐增多，部分患者可闻及湿啰音。

诊断标准符合《儿童社区获得性肺炎诊疗规范（2019年版）》，具体包括：①一般情况差。②有意识障碍。③有低氧血症，包括发绀、呼吸增快，呼吸频率≥70次/分（婴儿）或呼吸频率≥50次/分（>1岁）；辅助呼吸（呻吟、鼻翼扇动、三凹征）；间歇性呼吸暂停；血氧饱和度低于92%。④脱水征或拒食。⑤胸部X线或胸部CT检查示多肺叶浸润、超过2/3肺浸润、胸腔积液、肺不张、气胸、肺脓肿、肺坏死。⑥存在肺外并发症。

重症腺病毒肺炎病情持续进展、病情危重，常有多系统受累，包括呼吸衰竭、休克、弥散性血管内凝血等。其原因可能与病毒血症的持续存在和严重的炎症因子失衡有关。在疾病的急性期会有免疫系统的激活和大量趋化因子与细胞因子的产生，包括TNF-α、IL-1、IL-6、IL-8、IL-10、IL-12、γ干扰素等。大量炎症因子导致细支气管上皮细胞坏死，细支气管周围渗出明显。气道上皮的不完全修复和过度纤维增生会导致细支气管局部的管腔狭窄、闭塞。

3. 重症高危因素　年龄小（6个月至2岁），发热持续时间长、感染HAdV-7型及HAdV载量高、免疫力低下、先天性心脏病、先天性气道发育异常、营养性贫血、反复肺部感染、既往有手术病史是儿童重症腺病毒肺炎（severe adenovirus pneumonia, SAP）的独立危险因素。

4. 并发症及后遗症　腺病毒肺炎可产生严重的并发症，而且常遗留严重后遗症。其长期的肺部后遗症包括闭塞性细支气管炎（bronchiolitis obliterans, BO）、Swyer-James综合征（Swyer-James syndrome, SJS）、支气管扩张、纤维化和持续性肺叶萎陷等，其中BO最为多见。

BO是一种由于病毒损伤导致细支气管炎性损伤，从而发生的一种慢性气道阻塞型疾病。临床常表现为反复咳嗽、气促、活动后喘息等非特异性呼吸道症状。实验室检查和胸部X线检查常无明显异常表现，容易被临床医师误诊为细支气管炎、支气管哮喘等疾病。其诊断的金标准为病理活检，但是鉴于该项检查为有创操作，且其病理分布呈补丁样的散在分布，组织取样时极易发生漏诊，临床很少开展该项操作。目前临床诊断BO主要依赖临床诊断，包括前驱腺病毒感染史、临床症状、影像学检查、肺功能检测，并排除其他引起咳喘的疾病。为了提高感染后BO诊断的特异性，国外学者提出了一个评分系统：①典型的临床病史（4分），既往健康患者患有严重的细支气管炎，慢性持续的低氧血症（血氧饱和度低于92%）超过60天；②腺病毒感染病史（3分）；③肺部高分辨率CT显示"马赛克"灌注征（4分）。当评分大于7分诊断BO的特异度为100%，敏感度为67%，而当评分小于7分时并不能完全排除BO。

Swyer-James综合征又称单侧透明肺综合征，临床上更为少见。临床症状为咳痰、气短和用力时呼吸困难等非特异性表现。然而，大多数患者是无症状的，其诊断往往是意外发现的。

【辅助检查】

1. 一般检查　轻型腺病毒感染炎症反应不突出，白细胞数正常或降低，以淋巴细胞为主，C反应蛋白含量正常，但重症患者白细胞计数增高，以中性粒细胞为主，部分血清型可引起血红蛋白及血小板下降，C反应蛋白、血小板压积升高易误诊为细菌感染；合并心肌损害时可见CK-MB、肌钙蛋白、肌红蛋白增高。

2. 病原学检查　腺病毒的病原学检测包括鼻咽拭子腺病毒抗原、血清腺病毒IgM抗体和鼻咽拭子腺病毒核酸检测及宏基因组二代测序技术（mNGS）。mNGS作为一种新型的DNA/RNA检测方式，可以快速、灵敏检测出病原体。可抽取患儿外周静脉血3ml或收集肺泡灌洗液1.5ml送检。

3. 影像学检查　腺病毒肺炎影像学改变较肺部体征出现得早，可见肺纹理增多，大小不等的病灶可融合成片，形成实变、肺不张、肺气肿等改变，部分患儿有大、小气道炎症改变，引起肺部通气不均匀、磨玻璃影或马赛克征，可以合并纵隔气肿、气胸和皮下气肿，肺部病灶吸收缓慢，可持续数周至数月。在病情危重患者中，影像学变化更为迅速，表现以肺实变为主，可呈絮状影、团簇状影、大叶实变影等。此外，胸腔积液、气胸等也不少见，加上患儿高热、炎症指标

高等表现，因此临床上极易和细菌性肺炎相混淆。当使用抗生素无效时需考虑到腺病毒感染。

腺病毒肺炎的影像学与新型冠状病毒肺炎（COVID-19）的影像学表现部分重合，均表现为双侧肺部多灶性病变。而且腺病毒肺炎和COVID-19均表现为发热与咳嗽，这让两者的鉴别更加困难。COVID-19病灶多分布在肺外周，以肺间质改变更为明显；而腺病毒肺炎的病灶则多呈向心性分布，以肺实变和胸腔积液多见。

【诊断】

根据流行病学史、发病年龄、临床表现及病原学可诊断本病，但需注意腺病毒感染的早期识别。

对于发病年龄小、起病急骤、持续高热的小婴幼儿，尤其合并基础疾病或其他情况，如先天性心脏病、慢性肺疾病、免疫力低下的患儿，伴有精神萎靡、面色发灰、肝脾大、持续喘息的表现时需警惕本病。影像学进展迅速，在肺部体征不相符时需积极检查、复查。重症病例患儿的白细胞数升高，血小板数及血红蛋白含量可下降，炎症指标升高明显，需注意排查有无心肌、中枢神经系统等脏器损害。

急性期要注意重症、危重症的早期识别，恢复期要注意与闭塞性细支气管炎相鉴别。

【治疗】

没有针对腺病毒肺炎的特效抗病毒治疗，临床治疗主要以对症支持、免疫调节和针对并发症的治疗为主。

1. 一般治疗　轻症患儿病程多为自限性，注意隔离，保持空气流通，及时清理呼吸道分泌物，加强营养，避免交叉感染。

2. 抗病毒治疗　干扰素、更昔洛韦、利巴韦林均有成功治疗重症腺病毒肺炎的报道，但是并没有大样本的队列研究。干扰素雾化方法为300万单位雾化吸入，每天2次，

根据患者病情酌情增减剂量及疗程，建议早期使用，可以明显降低肺部并发症的发生率。近年来，西多福韦用于治疗腺病毒肺炎的报道逐渐增多，但在儿童，尤其是婴幼儿中的应用仍需进一步研究。

3. 抗生素的使用 腺病毒肺炎易继发细菌感染，多在发病7天左右，表现为持续高热不退，症状恶化或好转后再次恶化，痰液由白色痰液转为黄色脓痰。也可混合其他病毒、真菌或支原体等，定期复查血常规、痰培养、感染指标，合理选用抗感染药物。

4. 重症患儿的治疗 保持气道通畅、氧疗、抑制过强的炎症反应和保护脏器功能、循环功能障碍，进行合理的液体疗法及支持方案，合并急性肾损害时需行血液净化。

（1）呼吸支持：根据病情需要可采用普通氧疗或无创辅助通气，当出现严重低氧血症、二氧化碳潴留、呼吸困难明显或频繁呼吸暂停时，需及早行气管插管机械通气。对于常频通气平台压较高的中-重度ARDS可行高频振荡通气治疗，必要时可用ECMO。

（2）静脉注射免疫球蛋白：静脉用免疫球蛋白可抑制和中和多种炎症因子，提高机体抗体功能。对于重症病例，推荐每天1.0g/kg，连续使用2天。

（3）糖皮质激素：可引起病毒排毒时间延长，抑制机体免疫功能，引起混合感染，使用时需严格掌握指征，具体如下：①中毒症状明显，有脑炎或脑病、噬血细胞综合征等并发症；②脓毒症；③有持续的喘息，影像学以细支气管炎为主。可选择甲泼尼龙，每天1～2mg/kg静脉注射，疗程为3～5天，或等量氢化可的松，部分炎症反应过强者可酌情加量。

5. 闭塞性细支气管炎的治疗 由于缺乏有效治疗方法，闭塞性细支气管炎的预后较差，严重影响患儿的日常生活。此外，闭塞性细支气管炎患儿以后的再入院风险也较正常儿童明显升高。

对有反复喘息、有马赛克灌注征等典型影像学改变的患者，诊断为闭塞性细支气管炎后给予激素雾化联合阿奇霉素、孟鲁司特治疗，必要时辅以口服激素治疗。当患儿病情稳定后给予吸入性糖皮质激素联合孟鲁司特治疗。治疗时间以病情缓解情况确定，一般在1年左右。建议腺病毒肺炎患者病情控制后喘息好转不明显时尽快做高分辨率CT和肺功能检查，一旦明确诊断，尽早按闭塞性细支气管炎治疗。大部分患者3～6个月临床症状缓解、胸部影像学及肺功能有好转，但不能达到完全恢复的标准。

【腺病毒肺炎和哮喘】

腺病毒肺炎患者治疗出现体温正常，咳嗽明显好转，炎症基本控制，而喘息持续存在，或出现氧依赖或运动量下降，体格检查存在三凹征，肺部听诊哮鸣音持续时，需考闭塞性细支气管炎，积极行肺部CT和肺功能检查。肺功能检测提示存在明显的小气道阻塞通气功能障碍，其阻塞程度明显比哮喘患儿严重。影像学上以细支气管炎为主，存在"马赛克"征。对于存在哮喘基础病的儿童，感染腺病毒后诱发哮喘急性发作，可发展成为重症病例，进一步加重肺部损伤，甚至危及生命。

（黄　昊　潘家华）

第4节 肠道病毒感染

肠道病毒属于小RNA病毒科，人类肠道病毒主要包括脊髓灰质炎病毒、柯萨奇病毒、埃可病毒及新型肠道病毒。肠道病毒对理化因素抵抗力较强，对酸有抵抗力，能耐受蛋白酶和胆汁。肠道病毒主要经粪-口传播，也可经呼吸道或眼部黏膜传播，以隐性感染多见。虽然此类病毒在肠道中繁殖，但引起的主要疾病却在肠道外。本节主要阐述疱疹性咽峡炎及手足口病。

一、疱疹性咽峡炎

疱疹性咽峡炎病原体为柯萨奇病毒A组的多种血清型，好发于夏秋季，患儿主要为1～7岁儿童，病程一般在1周左右，部分可至2周。

【临床表现】

患儿突发高热，热峰为38～40℃，偶可发生高热惊厥，可有呕吐、咽痛、流涎、厌食、拒食等表现。体格检查可见咽部充血，咽腭弓、软腭、腭垂上可见2～4mm大小灰白色疱疹，周围有红晕，1～2天后疱疹破溃出现溃疡。

【辅助检查】

患儿血常规白细胞计数正常或升高，淋巴细胞计数可升高，取疱疹液或咽拭子可检测病毒核酸。

【诊断和鉴别诊断】

根据患儿发病年龄及发病时间，起病急骤，体格检查在咽腭弓、软腭、腭垂上发现疱疹，部分破溃成溃疡可诊断。该病需特别注意与疱疹性口腔炎相鉴别，鉴别要点在于疱疹性口腔炎的患儿在舌、齿龈、颊黏膜及口周可见疱疹。与手足口病的鉴别点为手足口病患儿在手心、足心及臀部可见疱疹、丘疹。

【治疗】

1. 一般治疗　发热予以物理及口服药物降温，饮食以流质、半流质清淡食物为主，患儿因咽痛摄入不足时注意防止脱水及内环境紊乱。

2. 抗病毒治疗　以局部治疗为主，目前无特效抗病毒药物，可选用重组人干扰素α2b气雾剂、利巴韦林气雾剂喷涂。西瓜霜

气雾剂、开喉剑气雾剂也可用于疱疹处以缓解疼痛，每天2～3次。

二、手足口病

手足口病是儿童急性发热出疹性传染病，病原体以柯萨奇病毒A组16型（CV-A16）和肠道病毒71型（EV-A71）多见。本病多发生在5岁以下儿童，患者及隐性感染者是传播源，主要通过粪-口传播，也可通过呼吸道、疱疹分泌物等密切接触途径传播。潜伏期为2～10天，一般为3～5天。CV-A16感染者病情较轻，以皮疹为主，EV-A71感染者病情相对较重，部分可出现脑膜炎、脑炎、肺水肿、循环障碍等，致死原因主要为脑干脑炎和神经源性肺水肿。

【临床表现】

手足口病的临床表现复杂多变，根据病情轻重程度分为普通病例和重症病例。

1. 普通病例　患儿急性发病，可发热或不发热，伴有咳嗽、呕吐、流涕、食欲缺乏等非特异性症状，手、足、臀部可见散发性皮疹及疱疹，偶见于躯干部，皮疹具有"四不"特点，即不痛、不痒、不结痂、不留疤。口腔疱疹可与皮疹一同出现，或在皮疹出现前24小时出现，主要分布在腭垂及软、硬腭黏膜，起初为粟粒样红色斑丘疹或疱疹，边缘充血明显，1～2天后破溃形成溃疡，疼痛感剧烈，婴幼儿表现为哭闹不安、进食困难伴流涎。某些肠道病毒如柯萨奇病毒A组6型和10型引起的皮疹严重，可表现为大疱样改变，伴痛感及痒感，且不限于手、足、口部位。绝大部分病例可在1周内痊愈，无并发症表现，预后良好。

2. 重症病例　患儿除有手足口病的临床表现外，病情迅速进展，伴有中枢神经系统、呼吸系统、循环系统并发症。

（1）中枢神经系统：中枢神经系统损

伤是引起患儿死亡的主要原因，EV71累及神经系统多为5岁以下婴儿，1岁以下婴儿的发病率最高。临床主要表现为无菌性脑膜炎、脑炎、脑脊髓炎、脑干脑炎、急性弛缓性麻痹、吉兰-巴雷综合征等，病情进展快，病死率高。神经系统症状常在手足口病发病的2~5天出现，最常表现为精神差、易惊、肢体抖动、嗜睡、头痛、惊厥和肌张力增高，部分重症患儿，特别是脑干脑炎患儿，短期内病情急剧变化，出现烦躁、多汗、四肢末梢凉、花纹、心率增快、血压下降、严重呼吸困难，可突发死亡，存活者留下永久中枢神经系统后遗症。

（2）呼吸系统：呼吸系统并发症以神经源性肺水肿、肺出血为主。神经源性肺水肿是指在无原发性心、肺和肾等疾病的情况下，由于中枢神经系统损伤引起的肺水肿。临床表现以急性呼吸困难和持续性低氧血症为特征，早期无特异性改变，可有烦躁、血压升高、呼吸浅促，典型表现为起病的1~5天，突发心率增快、呼吸困难、鼻翼扇动、口唇发绀、咳白色、粉红色或血性分泌物，肺部可闻及湿啰音，救治成功率低，死亡率高。肺出血可在肺水肿基础上发生，也可直接出现，气道分泌物为血性，常有血压升高或下降、面色苍白、四肢末梢凉、毛细血管充盈时间延长、心率增快或减慢、脉搏细速等循环不良表现，从出现呼吸急促到出现气道血性分泌物的过程非常短暂，一般仅数小时，所以需要对重症病例进行严密监测及评估。

（3）循环系统：循环系统受累及可出现心率增快或减慢、面色灰白、四肢发绀、末梢凉、持续血压降低、心肌收缩力下降等心功能改变，临床上对有精神萎靡、胸闷气短、心前区不适及心音低钝的患儿应尽早进行心肌酶谱、心电图等检查以确定有无心肌损害。重症患儿可暴发心肌炎，表现为严重的心力衰竭、心源性休克，病死率高。

3. 患儿发展为重症病例的高危因素　①年龄＜3岁，尤其2岁以下；②体温高热不退（体温＞39℃，热程＞3天）；③外周血白细胞数明显增高，中性粒细胞同比例升高；④血糖显著升高。

4. 重症早期识别　当患儿存在以下临床表现时可能在短期内发展为危重症病例：①面色苍白，末梢循环不良，高血压或低血压；②呼吸急促或呼吸困难，心率增快或减慢；③精神差，吸吮无力、头痛、频繁呕吐、抽搐、肢体抖动或乏力；④高血糖，空腹血糖升高是早期发现危重症病例的线索之一，提示患儿中枢神经系统受累，交感神经兴奋，引起应激性高血糖，血糖＞8.3mmol/L，血糖升高程度与疾病轻重程度和预后有相关性；⑤乳酸升高，提示循环功能障碍，通常乳酸＞2.0mmol/L，升高程度可作为预后指标。

【辅助检查】

血常规白细胞计数多正常或降低，重症病例白细胞计数可升高；部分病例可出现肝酶、CK-MB升高，重症患者可出现肌钙蛋白及血糖升高；呼吸系统出现并发症时血气分析可出现Ⅰ型或Ⅱ型呼吸衰竭表现；神经系统受累时，脑脊液检查可见清亮脑脊液，压力升高，细胞计数升高，单核细胞为主（重症病例可以多核为主），蛋白含量正常或轻度升高，糖及氯化物含量不高。取患儿鼻咽拭子、呼吸道分泌物、疱疹液及粪便标本可进行病原学检查。

【诊断和鉴别诊断】

根据患儿起病有感冒样症状，查体可见口腔黏膜损害及皮疹即可进行临床诊断。当出现中枢神经系统、呼吸系统或循环系统损害表现时可诊断为重症病例，病毒成功分离或病毒核酸检出时可确诊。

1. 手足口病与其他出疹性疾病的鉴别

水痘由水痘-带状疱疹病毒感染引起，一般具有接触史，急性起病，发热与皮疹同时出现，皮疹先出现于头皮、面部或躯干，呈向心性分布，口腔黏膜及咽部亦可有疱疹，在身体同一部位可见斑疹、丘疹、水疱、破溃、结痂不同时期的皮疹，俗称"四世同堂"，皮疹结痂脱落后不留瘢痕。其他疾病如麻疹、幼儿急诊、猩红热、疱疹性口炎及溃疡性口炎详见前述。

2. 重症病例的鉴别　神经源性肺水肿和心源性肺水肿的区别，因两者临床表现和肺部体征极为相似。心源性肺水肿一般具有心脏基础疾病，在大量补液、感染、心律失常等因素下诱发，表现为明显呼吸困难、端坐呼吸，颈静脉怒张、肝脏迅速增大，吸气费力、呼气延长，无中枢神经系统损害。

【治疗】

1. 普通病例　注意隔离，避免交叉感染，适当休息，清淡饮食，做好口腔和皮肤护理，目前无特异抗病毒药物，可考虑选择利巴韦林或干扰素气雾剂进行局部喷雾治疗。

2. 对症治疗　降温采用物理降温及口服药物治疗，亦可采用亚低温疗法，药物选择布洛芬或对乙酰氨基酚。镇静药物可选择苯巴比妥、咪达唑仑、地西泮或10%水合氯醛。

3. 抗病毒治疗　干扰素α2b每天10万～20万U/kg，雾化或局部喷雾；利巴韦林注射液，每天10～15mg/kg，口服或静脉滴注；疗程为3～5天。利巴韦林气雾剂（信伟林）局部喷雾有效、安全，用药方便。

4. 重症病例　在降温、镇静止惊及抗病毒治疗同时，对于不同的系统并发症进行对症支持治疗。

（1）神经系统受累：①控制颅内高压，在不影响循环的前提下限制液体，每日液体量维持在60～80ml/kg，积极予以甘露醇，每次0.5～1.0g/kg，每4～8小时1次，20～30分钟静脉快速注射，根据病情变化调整药量及间隔时间，必要时可联合呋塞米使用。②免疫球蛋白应用，存在脑脊髓炎、脑功能障碍、呼吸循环衰竭或持续高热表现及危重病例可酌情使用，总量2.0g/kg，分两天连续静脉滴注。③糖皮质激素，可选用甲泼尼龙，每天1～2mg/kg，或氢化可的松，每天4～5mg/kg，或地塞米松，每天0.2～0.5mg/kg，分1～2次静脉滴注，一般使用3～5天。病情危重，特别是脑干脑炎可采用大剂量短疗程应用。

（2）呼吸、循环衰竭：镇静，保持呼吸道通畅，吸氧处理，在有以下表现时可予以气管插管辅助通气。①呼吸急促、减慢或节律改变；②气道分泌物呈淡红色或血性；③短期内肺部出现啰音；④胸部X线片提示肺部明显渗出；⑤持续低氧血症；⑥面色苍白、发绀、血压下降、末梢循环不佳；⑦频繁抽搐或昏迷。模式常选用压力控制模式，有气漏或顽固性低氧血症时可选用高频通气模式。实行保护性通气策略，即低潮气量、高呼吸频率、低气道压力，在存在神经源性肺水肿时，需要提高PEEP以控制肺水肿，追求在最低吸入氧浓度下最佳的PEEP值。在机械通气中，尽量减少吸痰，除非气道内痰液堵塞引起气道阻力明显增加，在吸痰过程中保持非脱机状态，以免骤降的PEEP加重肺水肿，每次吸痰不超过10～15秒，以免加重低氧血症。维持患儿血压稳定，防止心律失常、血压增高，在心肌收缩力正常的情况下，可选择酚妥拉明或硝普钠扩张血管；血压下降，可应用正性肌力药物及血管活性药物，如多巴酚丁胺持续静脉滴注，也可联合多巴胺使用；存在多巴酚丁胺抵抗时选择肾上腺素；儿茶酚胺抵抗时予以氨力农、米力农，米力农的不良反应较氨力农少见。心力衰竭者以强心、利尿为主，辅以血管活性药物，慎用洋地黄药物。在循环衰竭时需动态分析动力和阻力的平衡关系，根据不同情况调整药物使用。

（黄　昊　潘家华）

第5节　传染性单核细胞增多症

传染性单核细胞增多症（infectious mononucleosis，IM）是一种急性的单核-巨噬细胞系统增生性疾病，病程常具自限性。临床表现为不规则发热、淋巴结肿大、咽痛、周围血液单核细胞显著增多，并出现异常淋巴细胞、嗜异性凝集试验阳性，血清中可测得抗EB病毒的抗体等。

【诊断】

本病的诊断以临床表现、典型血象及阳性嗜异性凝集试验为主要依据，尤其后二者较为重要，当出现流行时，流行病学资料有重大参考价值。临床特点包括发热、咽峡炎、颈部淋巴结（可伴其他各处淋巴结）肿大，但压痛轻微，部分病例可出现肝脾大，少数病例可出现黄疸、皮疹、肺炎、脑膜炎等。

1. 临床表现　潜伏期为5~15天，一般为9~11天；起病急缓不一，约40%的患者有前驱症状，历时4~5天，如乏力、头痛、食欲缺乏、恶心、稀便、畏寒等；本病的症状虽多样化，但大多数可出现较典型的症状。

（1）发热：除极轻型病例外，均有发热，体温为38.5~40℃不等，可呈弛张热、不规则热或稽留热，热程自数日至数周，甚至数月；可伴有寒战和多汗；病程早期可有相对缓脉；中毒症状多不严重。

（2）淋巴结肿大：60%的患者有浅表淋巴结肿大，全身淋巴结皆可被累及，以颈淋巴结最为常见，腋下、腹股沟次之，胸廓、纵隔、肠系膜淋巴结亦偶可累及；直径为1~4cm，呈中等硬度，分散而不粘连，无明显压痛，不化脓，两侧不对称；肠系膜淋巴结肿大引起腹痛及压痛；肿大淋巴结消退需数周至数月。

（3）咽痛：约50%患者有咽痛，咽、腭垂、扁桃体等充血、水肿或肿大，腭部可见小出血点，少数有溃疡或假膜形成；齿龈也可肿胀，并有溃疡；喉和气管的水肿与阻塞少见。

（4）肝脾大：约10%的病例有肝大，肝功能异常者可达2/3，5%~15%的出现黄疸；几乎所有病例均有脾大，大多仅在肋缘下2~3cm，偶可发生脾破裂；检查时应轻按以防脾破裂。

（5）皮疹：约10%的病例出现皮疹，呈多形性，有斑丘疹、猩红热样皮疹、结节性红斑、荨麻疹等，偶呈出血性；多见于躯干部，较少波及肢体，常在起病后1~2周出现，3~7天消退，不留痕迹，未见脱屑；比较典型者为黏膜疹，表现为多发性针尖样瘀点，见于软、硬腭的交界处。

（6）神经系统症状：神经系统极少被累及，表现为急性无菌性脑膜炎、脑膜脑炎、脑干脑炎、周围神经炎等，临床上可出现相应的症状；脑脊液中可有中等度蛋白质和淋巴细胞增多，并可见异常淋巴细胞。预后大多良好，病情重危者痊愈后也多不留后遗症。

本病的病程自数日至6个月不等，多为1~3周，少数可迁延数月；偶有复发，复发时病程短、病情轻；少数病例的病程可迁延数月，甚至数年之久，称为慢性活动性EB病毒感染。

2. 并发症

（1）呼吸系统：约30%的患者可并发咽部细菌感染，5%左右的患者可出现间质性肺炎。

（2）泌尿系统：急性肾炎的发生率可高达13%，临床表现似一般肾炎，部分患者可出现水肿、蛋白尿、尿中管型及血尿素氮增高等变化，病变多为可逆性。

（3）心血管系统：并发心肌炎者约占6%，心电图示T波倒置、低平及PR间期延长。

（4）神经系统：可出现脑膜炎、脑膜脑炎、周围神经病变，发生率约为1%。

（5）脾破裂：发生率约为0.2%，通常多见于疾病的10～21天。

（6）巨噬细胞活化综合征（MAS）：是最严重的并发症，如诊断延误、处置不当常危及生命。临床有高热不退、肝脾大、淋巴结肿大、中枢神经系统功能紊乱（包括头痛、昏睡、乏力、激惹、定向障碍、惊厥、昏迷等）、出血症状（包括紫癜、皮下出血和黏膜出血）。实验室检查有贫血、血小板计数降低、白细胞计数降低、红细胞沉降率下降、ALT和LDH增高、黄疸指数增高、纤维蛋白原降低、降解产物（FDP）阳性、高三酰甘油、高铁蛋白血症、血钠降低、白蛋白降低。组织学表现：骨髓细胞学检查发现具有噬血特征的巨噬细胞或组织细胞浸润。

（7）其他：如溶血性贫血、胃肠道出血、腮腺肿大等。

3. 实验室检查

（1）血常规：外周血象改变是本病的重要特征。早期白细胞总数可正常或偏低，以后逐渐升高，$>10\times10^9/L$，高者可达$(30\sim50)\times10^9/L$。白细胞分类早期中性粒细胞增多，以后淋巴细胞数可达60%以上，并出现异型淋巴细胞。异型淋巴细胞超过10%或其绝对值超过$1.0\times10^9/L$时具有诊断意义。血小板计数常见减少，可能与病毒直接损伤或免疫复合物作用有关。

（2）血清嗜异性凝集试验（heterophil agglutination test，HAT）：患者血清中出现IgM嗜异性抗体，能凝集绵羊或马红细胞，阳性率达80%～90%。凝集效价在1∶64以上，经豚鼠肾吸收后仍阳性者具有诊断意义。5岁以下小儿试验多为阴性。

（3）EB病毒特异性抗体检测：间接免疫荧光法和酶联免疫吸附法检测血清中VCA-IgM和EA-IgG。VCA-IgM阳性是新近EBV感染的标志；EA-IgG一过性升高是近期感染或EB病毒复制活跃的标志，两者均具有诊断价值。

（4）EBV-DNA检测：采用PCR方法能快速、敏感、特异地检测患儿血清中含有高浓度EBV-DNA，提示存在病毒血症。

【鉴别诊断】

本病应与以下疾病相鉴别。

1. 巨细胞病毒病　其临床表现酷似本病，该病肝脾大是由于病毒对靶器官细胞的作用导致，传染性单核细胞增多症则与淋巴细胞增殖有关。巨细胞病毒病中咽痛和颈淋巴结肿大较少见，血清中无嗜异性凝集素及EB病毒抗体，确诊有赖于病毒分离及特异性抗体测定。

2. 急性淋巴细胞性白血病　骨髓细胞学检查有确诊价值。

3. 急性感染性淋巴细胞增多症　多见于幼儿，大多有上呼吸道症状，淋巴结肿大少见，无脾大；白细胞总数增多，主要为成熟淋巴细胞，异常血象可维持4～5周；嗜异性凝集试验阴性，血清中无EB病毒抗体出现。

4. 其他　本病应与甲型病毒性肝炎和链球菌所致的渗出性扁桃体炎相鉴别。

【治疗】

1. 对症治疗　因本病大多能自愈，治疗以对症治疗为主。高热患者酌情补液；休克者给予补充血容量及血管活性药物治疗；出血者给予止血药物；脑水肿者给予甘露醇脱水；急性期特别是并发肝炎时应卧床休息。

2. 药物治疗

（1）抗生素：对本病无效，仅在咽部、扁桃体继发细菌感染时可选用，一般采用青霉素为妥，疗程为7～10天。若给予氨苄西林，约95%的患者可出现皮疹，通常在给药后1周或停药后发生，可能与本病的免疫异常有关，故氨苄西林在本病中不宜使用。有学者认为甲硝唑及克林霉素对本病咽峡炎症可能有帮助，提示合并厌氧菌感染的可能，但克林霉素亦可导致皮疹。

（2）肾上腺皮质激素：可用于重症患者，如咽部、喉头有严重水肿，出现神经系统并发症、血小板减少性紫癜、心肌炎、心包炎等，可改善症状，消除炎症，及时应用尚可避免气管切开，但一般病例不宜采用。

（3）抗病毒药物：阿昔洛韦及其衍生物在体外试验中有拮抗EB病毒的作用，但此类药物不必常规地应用于一般的传染性单核细胞增多症患者，唯有伴口腔毛白斑病的艾滋病患者及有充分证据说明是慢性进行性EB病毒感染者可考虑应用此类制剂。干扰素的疗效不明确。

3. 观察　应随时警惕脾破裂发生的可能，及时确诊，迅速补充血容量，输血和进行脾切除常可使患者获救。

总之，对于突发高热，病原体未明确时，可以从以下方面甄别与选择。冬春流行季节，群体发病，发热难退，有卡他症状，多考虑流感，可用磷酸奥司他韦治疗。如效果不好，应考虑疱疹病毒感染，可用阿糖腺苷等治疗。发热难退，精神尚好，有或无口角疱疹、口腔或牙龈肿胀，一般为疱疹病毒感染，可给予伐昔洛韦、阿糖腺苷等治疗。温湿季节发病，出现咽峡疱疹和（或）手足疱疹，或躯干皮疹，考虑为肠道病毒感染，可用利巴韦林、干扰素治疗。出现发热、皮疹，肝脾大、淋巴结肿大，以及血淋巴细胞及异型淋巴细胞增多，考虑EB病毒感染，给予更昔洛韦治疗。

（陈名武　潘家华）

儿童易发生呼吸系统疾病，如肺炎、毛细支气管炎、哮喘等；同时，由于儿童呼吸道解剖结构的特点（儿童鼻腔较成人短，气管、支气管较成人短）和呼吸道免疫特点（特异性和非特异性免疫功能均较差），发生呼吸系统疾病的患儿，特别是病情严重的婴幼儿，存在咳嗽反应弱、纤毛运动功能差的情况时无法有效将气道分泌物排出，易导致气道阻塞，从而引起呼吸困难、睡眠障碍等症状，严重者导致通气及换气功能障碍，甚至危及生命。在选择合理祛痰药物的同时仍需使用非药物排痰辅助治疗，本章主要介绍儿童非药物排痰技术，以便临床工作者参考使用。

【吸入疗法】

吸入疗法是通过特定装置将药物变成细小的微粒悬浮于气体中，以达到浸润呼吸道黏膜、消炎祛痰的目的。目前的雾化装置主要有空气压缩泵雾化器、超声雾化器、氧驱动雾化器、振动筛孔雾化器、便携式吸入器等。

1. 空气压缩泵雾化器　是一种新型的雾化装置，根据文丘里（Venturi）效应，利用压缩气体高速运动通过狭小开口后突然减压，在局部产生负压，将气流出口旁的小管通过负压虹吸作用将容器内的液体吸出，被高压气流冲撞裂解成小气溶胶颗粒，特别是在高压气流前方遇到挡板时，液体被冲撞粉碎，形成无数药雾颗粒。其中大药雾微粒通过挡板回落至储药池，小药雾微粒则随气流输出。微粒的雾化颗粒一般在 0.5～10.0μm，

以 3.0～5.0μm 为佳，在颗粒足够小的情况下微粒才能抵达效应气管、毛细支气管及肺泡，从而有效消除水肿及炎症反应，解除气管痉挛。空气压缩泵为活瓣装置，患儿不用用力吸气，喷雾可自动控制与吸气同步，见图 20-1。

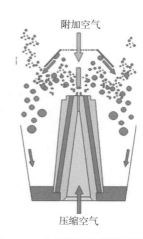

图 20-1　空气压缩泵雾化器原理

2. 超声雾化器　其原理是雾化器底部晶体换能器将电能转换为超声波声能，产生振动并透过雾化罐底部的透声膜，将容器内的液体振动传导至溶液表面，而使药液剧烈振动，破坏其表面张力和惯性，从而形成无数细小气溶胶颗粒释出，使液体变成小分子的气雾，以便进入细支气管及肺泡，从而达到化痰的目的。由于超声的剧烈振荡可使雾化容器内的液体加温，这对某些药物如含蛋白质或肽类化合物的稳定性可能不利。不同液体的物理特性（如水溶性和脂溶性）不同，对于这些液体的混合物（如糖皮质激素与水

的混悬液）的雾化释出比例和效果也不一样，因此超声雾化时可能导致溶液的浓缩，不建议用于治疗哮喘患儿。

3. 氧驱动雾化器 类似空气压缩泵雾化器，氧驱动雾化以高压氧气为驱动力，把雾化液撞击成细小微粒，配合患儿的呼吸运动快速到达呼吸道，对气道进行湿化并有效稀释痰液，快速扩张支气管，从而达到平喘、祛痰的作用。同时氧气的吸入有利于供氧，改善收缩的肺血管及降低肺动脉压，可明显改善低氧血症患儿的缺氧症状。氧驱动雾化吸入的药物微粒有合适的直径，在保持持久药物浓度的同时不会阻塞患儿气道，从而在病变部位快速发挥作用。研究表明，与超声雾化相比，氧驱动雾化吸入治疗小儿呼吸系统疾病对患儿的副作用小、安全性好，更适合临床推广。

4. 振动筛孔雾化器 结合了超声雾化的特点，其原理是采用超声振动薄膜使之剧烈振动，同时通过挤压技术使药液通过固定直径的微小筛孔，形成无数细小颗粒释出。产生的颗粒大小取决于筛孔的直径。该装置减少了超声振动液体产热的影响，对吸入药物的影响较少，是目前雾化效率最高的雾化器。与超声雾化器及喷射雾化器不同，振动筛孔雾化器的储药罐可位于呼吸管路的上方，与之相对隔绝，因此降低了雾化装置被管路污染的可能性，并且可以在雾化过程中随时增加药物剂量。

5. 其他 近年来，由于操作简单方便，便携式吸入装置如压力定量气雾吸入器、干粉气雾吸入器的应用越来越频繁，这类装置一般应用于喘息性疾病的缓解期以维持治疗。

对于不同的小儿呼吸道疾病需选择不同的雾化装置。哮喘急性发作时一般选择有驱动作用的雾化装置，有研究表明，在哮喘重度急性发作的雾化吸入治疗过程中，空气压缩泵雾化和氧驱动雾化的效果优于超声雾化。哮喘缓解期患儿一般选择压力定量气雾吸入器（小于4岁哮喘患儿）和干粉气雾吸入器（4岁以上哮喘患儿）。对于细支气管炎患儿，气道炎症导致气道分泌物较多，痰液黏稠不易排出，常选择超声雾化装置。

【机械振动排痰】

机械振动排痰仪采用物理学上的振动及叩击原理，通过机械自动的方法对患儿进行排痰治疗。其中，水平方向的力量有震颤和定向推挤的作用。垂直方向的力量有叩击、震动的功能，促使呼吸道黏膜表面的痰液松弛和液化，两种方向的力量共同作用使已液化的痰液排入主气道，也为吸引器吸痰创造良好的条件。机械振动排痰的低频作用力可到达细小支气管，无须患儿进行体位配合，节律、频率较恒定，可根据患儿的病情进行调节，操作简单，排痰效果十分显著。同时，振动排痰还可使患儿的肌肉松弛，刺激局部的血液循环，缓解平滑肌痉挛，增加咳嗽反射，有助于痰液排出。研究表明，机械振动排痰辅助治疗小儿肺炎的效果明显优于人工叩击排痰，且肺部啰音消失快。机械振动排痰在细支气管炎患儿的治疗中也有明显的作用，布地奈德雾化联合机械振动排痰可控制细支气管炎患儿的气道炎症，扩张气道，缓解喘憋症状，且操作方便，未见明显的不良反应。重症肺炎患儿使用机械通气时可导致黏膜干燥、痰液稠厚，导致痰液难以排出。而机械振动排痰可有效将气道分泌物排出，减少细菌在呼吸道的繁殖，促进肺部炎症吸收，从而改善肺的通气、换气功能和血气分析指标。有研究表明，重症肺炎患儿在使用机械振动排痰后，其机械通气时间、胸部X线片恢复时间、肺部啰音消失时间均明显缩短。在使用机械振动排痰时，应根据患儿的病情需要和耐受情况选择合适的振动频率，同时应密切观察患儿的生命体征，以

视频 20-1

无创吸痰技术

免发生不良事故。对于超低出生体重儿，机械通气前2～3天一般不建议进行机械振动排痰。

【肺部理疗排痰】

肺部理疗的作用原理是利用超短波将机器振动的能量传递到胸壁，使肺部的体温升高，增加肺血管的通透性，从而增加血流循环，加强组织新陈代谢，促使肺部炎症吸收。肺部理疗具有以下优点：通过减少炎症介质的释放，加速痰液的吸收和肺部啰音的消失；改善组织的通透性，从而提高肺部的药物浓度；改善肺部的血液回流及淋巴回流，促进水肿的吸收、炎症物质的排泄；直接杀灭病原微生物；激活机体的应激反应，提高机体抵抗病原体的能力，有利于病变组织的恢复。研究表明，肺部理疗结合胸部叩击法可引起胸壁振动，驱动痰液向气道近端移动，形成黏液球，同时胸壁振动使纤毛传递增加，促进痰液排出；同时，肺部理疗触及的面积广泛，操作匀速，患儿舒适度高，有利于促进气体交换，改善缺氧。肺炎患儿使用肺部理疗排痰后，有效排痰时间短，喘憋缓解快，解决了痰液阻塞引起的并发症，如低氧血症、酸碱平衡紊乱等。

【负压吸痰法】

负压吸痰是利用负压吸痰装置将口腔、鼻腔及下气道的分泌物吸出，以保持呼吸道通畅的一种吸痰方法。该方法主要适用于婴幼儿及接受机械通气的患儿。吸痰时应严格掌握无菌操作，注意观察患儿呼吸、面色等情况，及时吸出痰液。

1. 传统吸痰法　婴儿传统吸痰负压一般为0.01～0.02MPa，可经鼻腔缓慢滴入1～2ml生理盐水，经鼻插管达到鼻咽部，长度为10～12cm，每次吸痰时间应小于15秒。早产儿呼吸道黏膜柔嫩，吸痰刺激易导致小气道痉挛，引起气道阻力增加，加重缺氧症状，因此给早产儿吸痰时应注意，如选择合适的负压吸引，早产儿所需的负压较小，一般不超过0.01MPa；掌握适时的吸痰指征，按需吸痰，尽可能减少对呼吸道黏膜的刺激；要求操作者动作熟练、准确，避免反复插入；吸痰前后严格评估早产儿血氧饱和度、耐受情况等，吸痰后记录吸痰量，评估吸痰效果，确保呼吸道通畅。

传统的负压吸痰装置反复使用易造成院内感染，一次性负压吸痰管的使用解决了这一问题，单人即可操作，无须消毒，大大减少了院内感染的发生率；一次性负压吸痰管为无菌密封包装，由负压管、带刻度的透明储液瓶及吸痰管构成，储液瓶容量为20ml，储液瓶透明，有利于观察和记录吸痰量，负压管顶部有侧控，可调节负压；一次性负压吸痰管的压力小、负压小，避免负压过大引起呼吸道黏膜损伤。使用前应将吸痰管润湿以减少气道损伤，痰量多者应间断、分次吸痰。

2. 无创吸痰技术　传统吸痰法在解决小儿气道通畅、救治小儿危重症方面发挥了重要作用，但需要经鼻将吸痰管插入鼻咽部，易损伤鼻黏膜，患儿比较痛苦，家长难以接受。近年来，中国科学技术大学附属第一医院（安徽省立医院）开展的无创吸痰法，深受家长的好评，在全国范围广泛推广后，也得到同行的好评。具体操作方法可见视频20-1：①用无菌剪刀将成人一次性鼻塞式吸氧管橄榄头端的小细孔剪开，使其孔径增大并连接电动吸引器，然后用生理盐水润滑头端；②患儿取仰卧位或侧卧位、肩下垫枕，头偏向一侧；③一侧鼻腔滴入生理盐水0.5～1ml，将鼻塞橄榄头端堵住鼻孔，与鼻孔形成密闭通道，进行负压吸引（压力为0.02～0.04MPa），同时操作者指压另一侧鼻孔使该侧鼻孔关闭。每次抽吸1～2秒，如此反复6～8次，交替吸引两侧鼻咽部至干净，注意观察吸出分泌物的颜色及量。随着各地医疗机构开展无创吸痰技术的改进，如一侧鼻孔滴注生理盐水，对侧鼻孔持续吸引，也可达到很好的效果。对于痰液黏稠者，可先做N-乙酰半胱氨酸雾化或在生理盐水中加N-乙酰半胱氨酸，有利于黏液松解、痰液稀薄、容易吸出。临床实践发现，无创吸痰技术避免了插管的刺激，患儿无恶心、呛咳等不适，减少了哭闹和黏膜损伤，减轻了患儿痛苦，提高了患儿家属吸痰依从性，有效地清理了呼吸道，从而提高了吸痰效果，并且有效降低了吸痰对小儿呼吸道黏膜造成损伤的出血率。

3. 儿童纤维支气管镜（纤支镜）吸痰 小儿纤支镜具有管径小、柔软、易弯曲等特点，能直接插入小儿气管、支气管和部分亚段支气管中以观察病变情况及吸引分泌物，因此在小儿呼吸系统疾病诊治中该技术应用日趋广泛。呼吸系统疾病如肺部炎症、异物、结核感染等都会导致气道分泌物增加，且不易排出，引起呼吸道阻塞，加之儿童咳嗽反射弱，咳喘难以控制，可阻塞肺叶、肺段导致感染而反复及迁延不愈，最终发生肺不张。当发生肺不张时，小儿纤支镜能插入病变肺段吸出支气管内的黏稠痰液或痰栓，

使支气管通畅、肺复张，恢复肺通气功能。操作过程中可局部加入生理盐水灌洗肺泡，使分泌物稀释而易于吸出。对部分稠厚痰液还可局部加入N-乙酰半胱氨酸，使痰液溶解后排出；同时，肺泡灌洗液的细菌培养和药敏试验可为临床抗生素的选择提供较大的指导价值。与传统的吸痰管吸痰相比，纤支镜肺泡灌洗治疗可缩短肺复张时间，尤其是对痰栓造成的肺叶与肺段不张的治疗效果显著。

综上所述，机械振动排痰的方法多种多样，临床工作者应根据需要选择合适的排痰装置。雾化吸入排痰适合有喘息、频繁咳嗽的患儿，在无创吸痰后给予雾化吸入治疗对于肺部炎症的吸收具有明显的疗效。机械通气排痰对痰液稠厚者具有显著的排痰效果；肺部理疗尤其适用于小儿肺炎的辅助治疗，对促进痰液的吸收具有良好效果。而负压吸痰法操作简便，适合多种气道分泌物较多的疾病。无论选择哪一种排痰方法，都只是一种辅助治疗措施，临床工作者应多关注于选择合理的抗生素及排痰药物。

（张亚芥 潘家华）

参考文献

刘春峰，魏克伦，2019.儿科急危重症.北京：科学出版社

潘家华，2010.实用小儿手足口病诊疗指南.合肥：安徽科学技术出版社

潘家华，2016.儿科教学查房.合肥：安徽科学技术出版社

邵肖梅，叶鸿瑁，丘小汕，2019.实用新生儿学.5版.北京：人民卫生出版社

王天友，申昆玲，沈颖，2022.诸福棠实用儿科学.9版.北京：人民卫生出版社

王卫平，2019.儿科学.9版.北京：人民卫生出版社